Leicht & froh
abnehmen in 40 Tagen

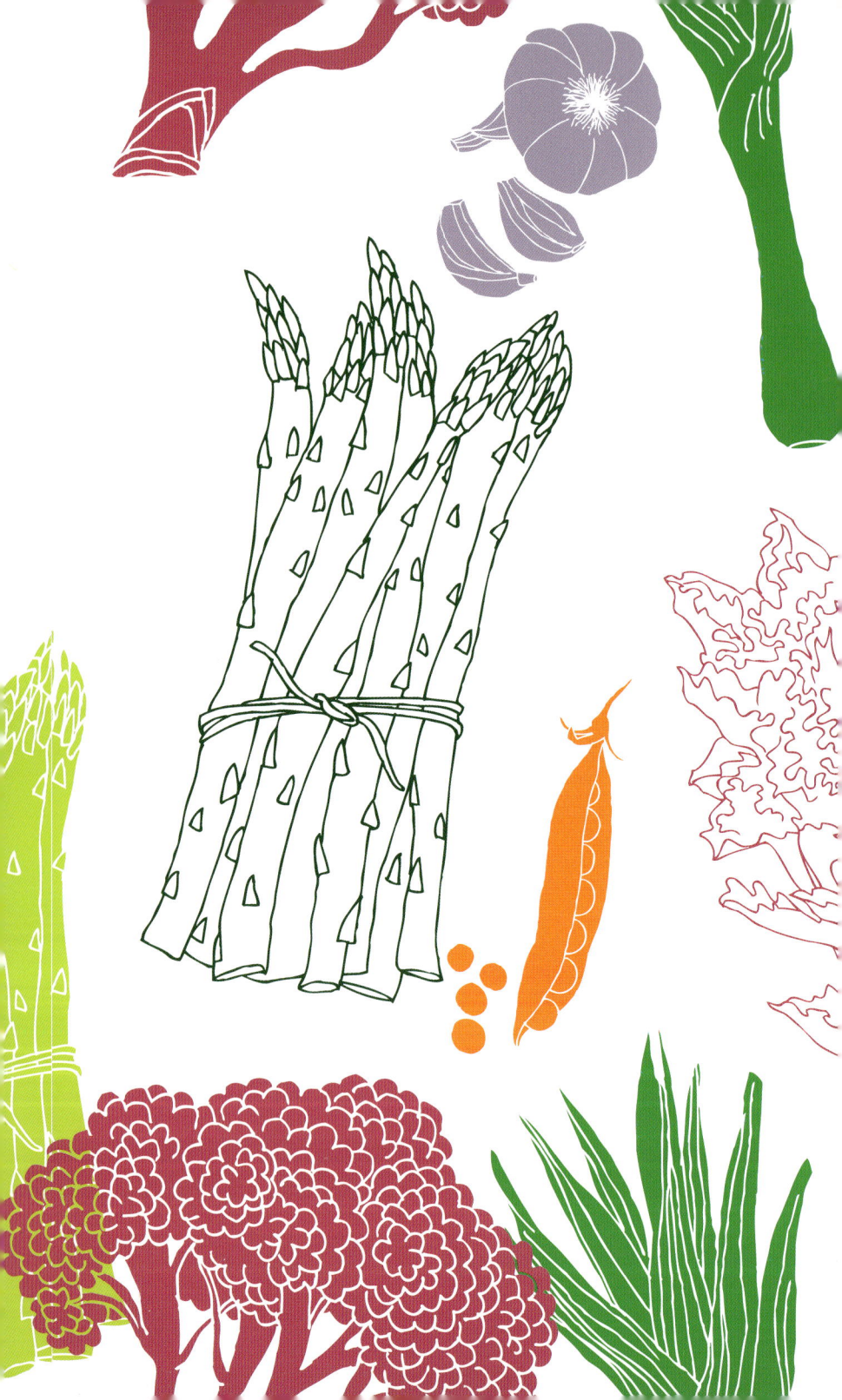

Gabriele Mauz

Leicht & froh abnehmen in 40 Tagen

Der rohköstliche Fahrplan zu Ihrem
Wohlfühlgewicht. Mit Einkaufsliste
und Rezepten für jeden Tag

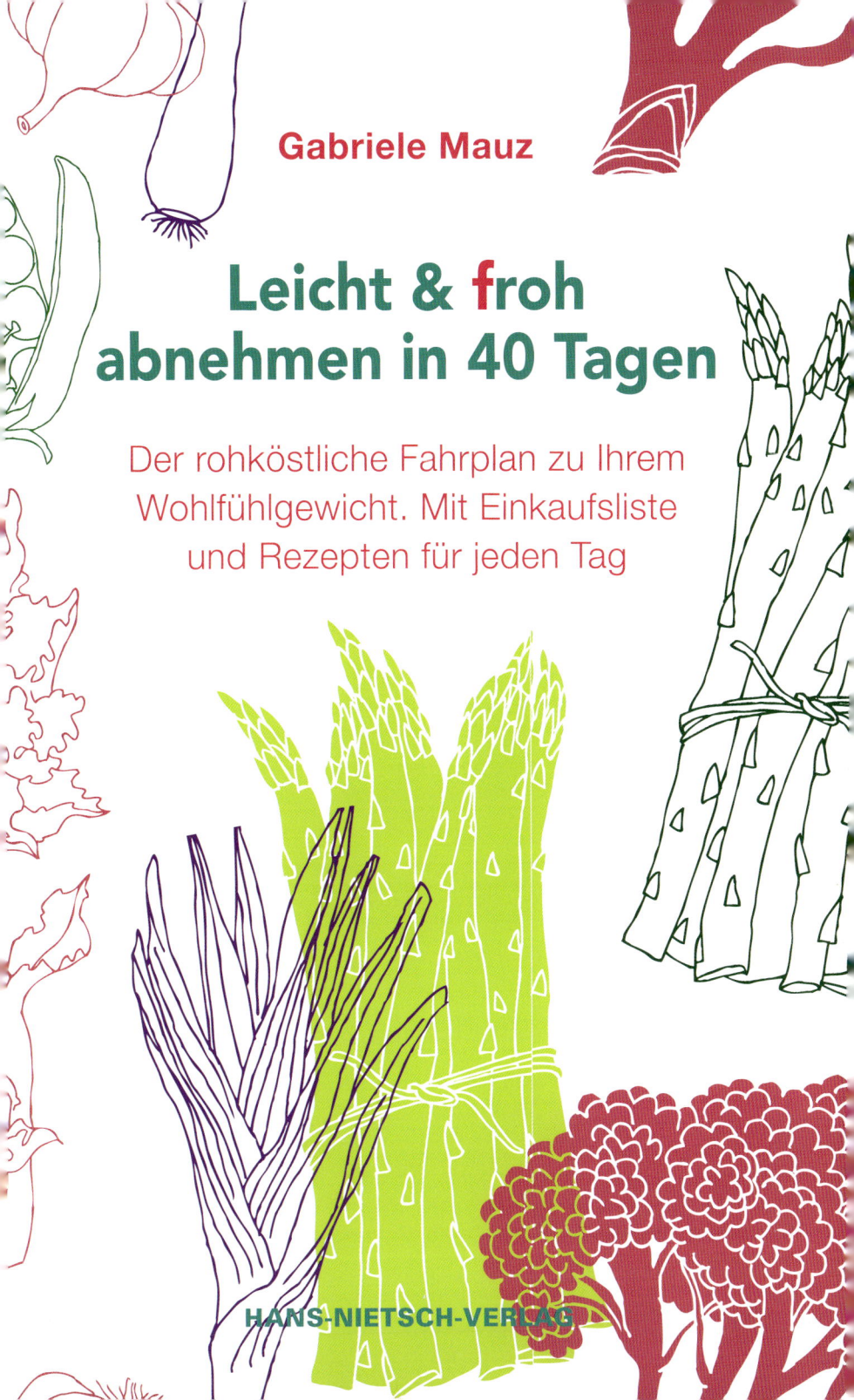

HANS-NIETSCH-VERLAG

© Hans-Nietsch-Verlag 2014
Alle Rechte vorbehalten.
Nachdruck, auch auszugsweise, nur mit ausdrücklicher Genehmigung des Verlages gestattet.

Redaktion und Lektorat: Ute Orth
Korrektorat: Ulrike Oberländer
Fotos der Rezepte: André Wagner
Foodstyling: Berlind Wagner
Sonstige Fotos und Illustrationen: Shutterstock
Umschlaggestaltung: Kurt Liebig
Layout und Satz: Kurt Liebig, Sandra Roth
Druck: Dimograf Druckerei GmbH, Bielsko-Biała/Polen

Hans-Nietsch-Verlag
Am Himmelreich 7
79312 Emmendingen

www.nietsch.de
info@nietsch.de

ISBN 978-3-86264-261-8

Inhalt

Einleitung 7

Gesund und mühelos zum Idealgewicht mit Rohkost 8
Wie Sie mit diesem Buch umgehen 9
Was Sie brauchen 11
Bevor Sie beginnen 16
Ein neues Körpergefühl 20

Leicht und froh abnehmen – Die Rezepte 23

Ihre Einkaufsliste für die 1. Woche 24
Rezepte 1.–7. Tag 26

Ihre Einkaufsliste für die 2. Woche 58
Rezepte 8.–14.Tag 59

Ihre Einkaufsliste für die 3. Woche 90
Rezepte 15.–21. Tag 92

Ihre Einkaufsliste für die 4. Woche 122
Rezepte 22.–28. Tag 123

Ihre Einkaufsliste für die 5. Woche 154
Rezepte 29.–35. Tag 155

Ihre Einkaufsliste für die letzten 5 Tage 186
Rezepte 36.–40. Tag 187

Anhang 209

Zubereitungsmethoden 210
Zutaten 214
Küchengeräte und Utensilien 225
Bezugsquellen 228
Literaturverzeichnis 230
Alle Rezepte auf einen Blick 232
Über die Autorin 235

Mengenangaben: EL – Esslöffel, TL – Teelöffel, Msp – Messerspitze, l – Liter, g – Gramm

Hinweis: Für die meisten Zutaten, Küchengeräte und Utensilien diesem Buch sind im Anhang (ab Seite 228) die Bezugsquellen angegeben.

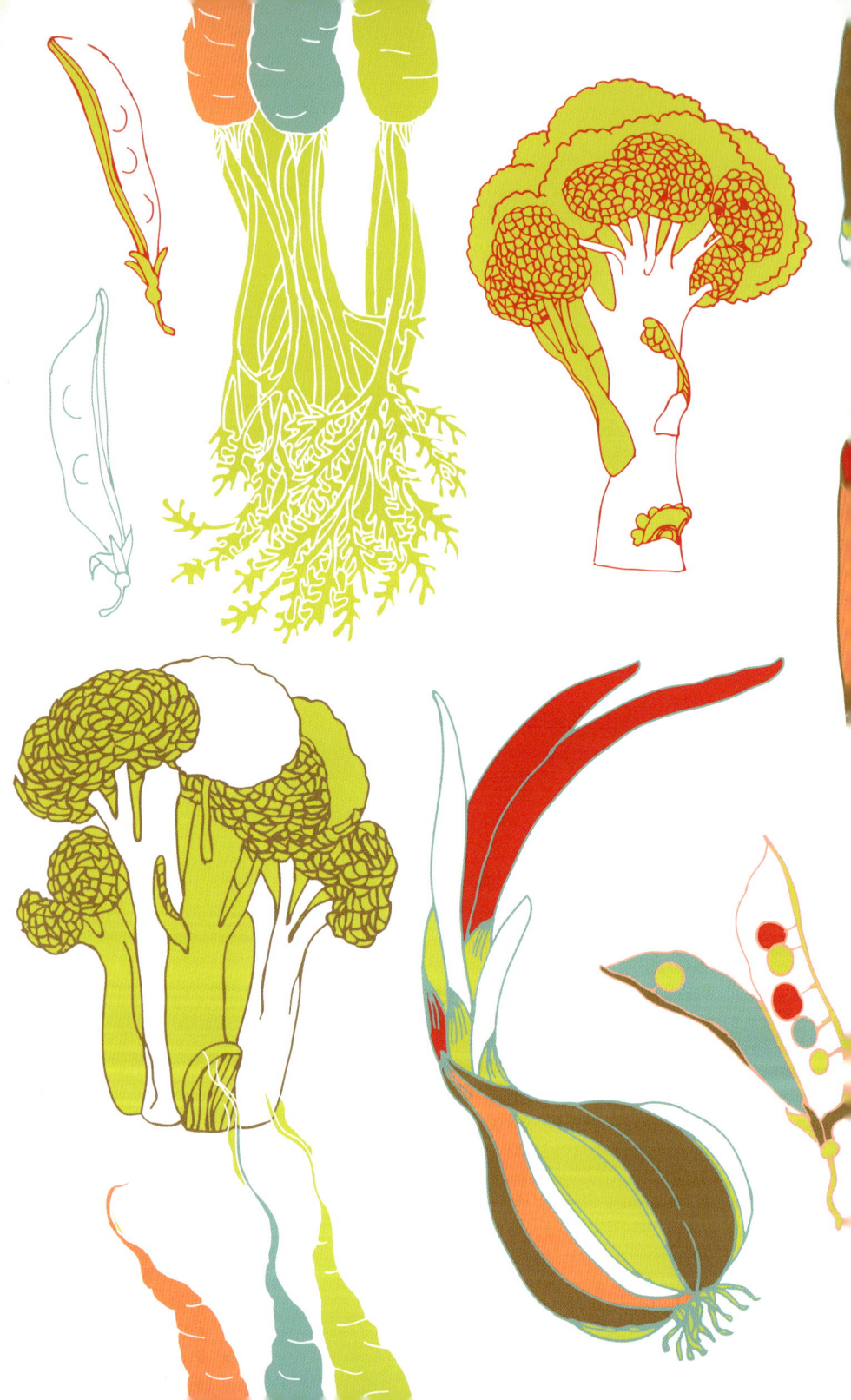

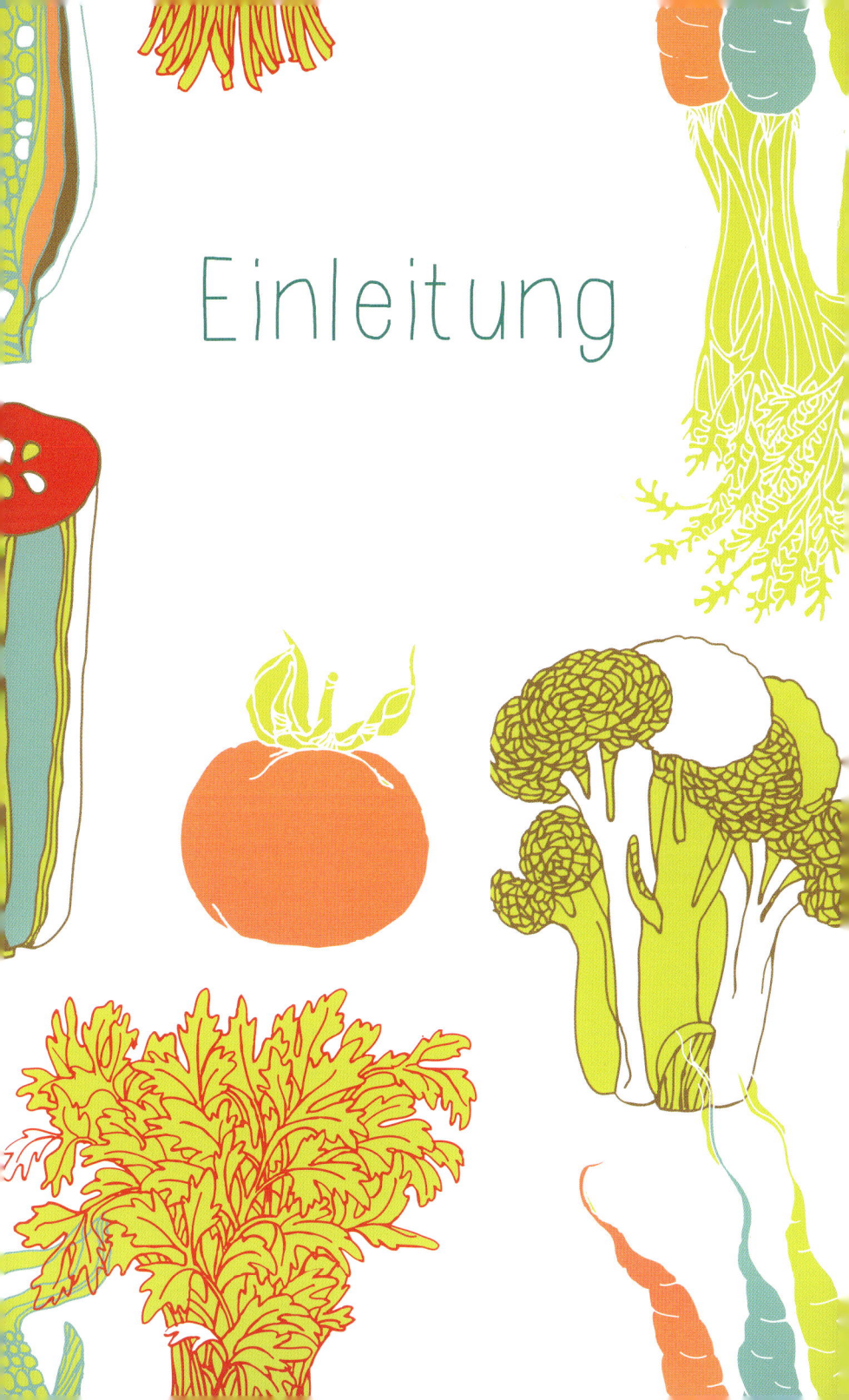

Einleitung

Gesund und mühelos zum Idealgewicht mit Rohkost

Mit roher, lebendiger Vitalkost können Sie abnehmen, ohne zu hungern. Das glauben Sie nicht? Es ist ganz einfach: Genießen Sie 40 Tage lang die in diesem Buch empfohlenen rohköstlichen Gerichte. Sie werden staunen, wie schnell und leicht Sie damit Ihr Gewicht reduzieren können. Dabei müssen Sie nicht hungern wie bei gewöhnlichen Diäten, Sie MÜSSEN sogar VIEL essen – hauptsächlich Obst –, um VIEL abzunehmen! Ja, ganz richtig: Je mehr Obst Sie essen, desto schneller und desto mehr werden Sie abnehmen!!

Da diese Form der Gewichtsreduzierung aber im Grunde sehr radikal ist, empfehle ich Ihnen, etwas moderater vorzugehen und auch Nüsse sowie andere gesunde Fette zu sich zu nehmen. Trotzdem werden Sie täglich bis zu 200 Gramm an Gewicht verlieren!

Und die Gewichtsreduzierung mit Rohkost hat im Vergleich zu einseitigen Diäten einen weiteren entscheidenden Vorteil: Mangelerscheinungen werden ausbleiben, da Sie alle wichtigen Makro- sowie Mikronährstoffe in ausreichender Menge zu sich nehmen! Fett, Eiweiß und Kohlehydrate werden auch als „Makro.nährstoffe" bezeichnet. Sie versorgen unseren Körper mit Energie. Mikronährstoffe wie Vitamine, Enzyme, Mineralstoffe, Spurenelemente und sekundäre Pflanzenstoffe liefern uns hingegen nicht unmittelbar Energie, sind aber dennoch lebenswichtige Bausteine für zahlreiche unserer Körperfunktionen. Mit Rohkost bekommt der menschliche Körper alles, was er benötigt, um schlank, gesund und bis ins hohe Alter vital zu bleiben. Und das aus einem ganz einfachen Grund: Wenn Sie Ihr Essen erhitzen, gehen die meisten Vitalstoffe und auch Inhaltsstoffe, die unsere Verdauung regulieren, verloren. So werden beispielsweise Enzyme ab einer Temperatur von 40 °C zerstört.

Dazu ein Beispiel: Wenn wir Fieber haben, das über 40 °C steigt, werden unsere körpereigenen Proteine denaturiert, d. h., sie gerinnen. Solange das hohe Fieber nicht allzu lange anhält, ist dieser Vorgang reversibel. Bei Temperaturen von über 42 °C ist er jedoch irreversibel. Zudem kann es nach etwa sechs Stunden bei der Wiederherstellung der nativen Struktur der Proteine zu Problemen kommen, selbst wenn eine Körpertemperatur von 42 °C nicht erreicht wurde. Arbeiten die Enzyme unseres Grundstoffwechsels nicht mehr, ist die ausreichende Versorgung des Körpers mit Energie nicht mehr möglich. Temperaturen von über 40 °C zerstören also Leben.

Wenn wir über 40 °C erhitzte Lebensmittel zu uns nehmen, passiert vereinfacht Folgendes: Durch den Mangel an Enzymen kann die Nahrung von unserem Stoffwechsel nicht richtig aufgeschlüsselt und verdaut werden. Der Körper verschlackt zunehmend und dadurch erhöht sich unser Gewicht. So macht Pizza mit ihrem hohen Anteil an erhitztem Fett und gekochter Stärke beispielsweise besonders schnell dick! Rohe Fette wie z. B. das Fett der Avocado oder von rohen Oliven können hingegen tatsächlich dazu beitragen, dass wir Gewicht verlieren, weil in diesen Fetten die Lipasen (Enzyme) noch vorhanden sind.

Fazit: Wenn Sie schnell abnehmen wollen, sollten Sie am besten ausschließlich Obst essen. Es reinigt den Körper und lässt überschüssige Pfunde extrem schnell dahinschmelzen. Und dabei müssen Sie nicht einmal auf die Menge achten, keine Kalorien zählen, geschweige denn die Regeln der Trennkost beherrschen. Essen Sie davon einfach, soviel Sie wollen und was Sie wollen! Ananas, Grapefruit, Weintrauben (mit Kernen) und Kiwis haben zudem eine entschlackende Wirkung.

Sie werden schon nach kurzer Zeit feststellen, wie schnell Ihre überschüssigen Pfunde purzeln! Dieser Erfolg ist auch einer guten Verdauung zuzuschreiben, denn wenn Sie sich mit rohem Obst und Gemüse ernähren, führen Sie Ihrem Darm extrem viele Ballast- bzw. Faserstoffe zu.

Probieren Sie es einfach aus! Sie werden staunen! Ich wünsche Ihnen viel Erfolg beim Abnehmen und viel Freude mit den leckeren rohköstlichen Gerichten in diesem Buch. Und vergessen Sie nicht: Essen Sie sich daran satt und vergessen Sie das Hungern!

Ihre *Gabriele Mauz*

Nicht alles, was Genuss bereitet, ist auch wohltuend,
aber alles, was wohltuend ist, bereitet auch Genuss.
Pythagoras von Samos (570–500 v. Chr.)

Wie Sie mit diesem Buch umgehen

Mithilfe der Rezepte in diesem Buch beschreiten Sie einen neuen Weg zu Ihrem Idealgewicht, auf dem ich Sie durch die detailgenau ausgearbeiteten Rezepte Schritt für Schritt begleiten möchte. Der rohköstliche 40-Tage-Fahrplan lässt sich mit wenig Zeitaufwand leicht in Ihre Tagesroutine integrieren. Die „Geheimnisse" der rohköstlichen Zubereitung sind schnell erlernt und Sie werden Ihnen schon bald routiniert von der Hand gehen. Die Rezepte sind leicht zuzubereiten, denn sie sollen es Ihnen erleichtern, Ihr Erfolgsprogramm täglich mit Freude in die Tat umzusetzen. Daher bietet Ihnen dieses Buch konkret vorgegebene Gerichte und Wochenpläne, die jeweils eine Einheit bilden.

Aber dieser Fahrplan soll Sie nicht einengen. Wenn Sie sich wohler dabei fühlen, Ihren Tag individuell zu gestalten – dann tun sie das! Variieren Sie die Zutaten, tauschen Sie Speiseabfolgen aus, lassen Sie Mahlzeiten aus oder essen Sie einfach mehr davon. Und falls Sie einmal Früchte übrig haben, können Sie diese auch für Ihre Zwischenmahlzeiten verwenden.

Kurzum, in diesen 40 Tagen können Sie nach Herzenslust variieren und genießen – mit einer einzigen Ausnahme: Alles, was Sie zu sich nehmen, MUSS roh sein, darf also nicht über 40°C erhitzt sein! Dann ist Ihnen der Erfolg garantiert.

Auswärts essen und trinken

Wenn Sie während „Ihrer 40 Tage" zum Essen in ein Restaurant gehen wollen, so ist das absolut kein Problem! Sie nehmen einfach Ihr eigenes Dressing mitsamt Pizzabrot oder Essener-Brot mit und bestellen sich dazu Rohkost mit (in etwa) folgenden Worten: „Aus gesundheitlichen Gründen darf ich heute nur Rohkost essen. Können Sie mir bitte einen schönen großen Salatteller ohne Soße zubereiten? Mein Dressing und rohköstliches Brot habe ich selbst mitgebracht. Ist das in Ordnung für Sie?"

Auf diese Weise habe ich *immer* bekommen, was ich wollte. Auch meine Bestellung für Leitungswasser wurde stets ausgeführt. Bitten Sie einfach um eine Karaffe Leitungswasser und betonen Sie, dass Sie auch gern dafür zahlen.

Ich wünsche Ihnen viel Selbstbewusstsein für Ihren Restaurantbesuch!

Was Sie brauchen

Im Folgenden habe ich eine Einkaufsliste mit den Grundzutaten für Ihr 40-Tage-Programm zusammengestellt. Diese Zutaten besorgen Sie am besten, bevor Sie mit dem Programm beginnen. Zu Beginn jeder Woche finden Sie eine Einkaufsliste für die kommenden 7 Tage. Die Bezugsquellen für die meisten Zutaten finden Sie im Anhang, Seite 228 ff.

Ein paar Tipps für Ihren Einkauf

Wenn Sie sich nicht an die angegebenen Bezugsquellen halten wollen oder können, sollten Sie beim Einkaufen zumindest darauf achten, dass

- Ihr Obst und Gemüse aus biologisch kontrolliertem Anbau stammt,
- Ihre Datteln keinen Glukosesirup enthalten,
- Ihre Rosinen nicht mit Öl behandelt wurden,
- Ihre Avocados nicht zu hart, aber auch nicht zu weich sind,
- Ihre Bananen reif und
- Ihre Tomaten aromatisch sind.

Was die Menge der Zutaten angeht, so können Sie Meerrettich und Ingwer gleich in der ausreichenden Menge kaufen. Und Zitronen kaufen Sie am besten gleich so viele, dass Sie immer welche zur Hand haben.

Ab und zu sind in den Rezepten halbe Früchte bzw. Gemüsezutaten oder auch ein Drittel oder Viertel davon angegeben. Die übrige Menge der Früchte bzw. Gemüsezutaten verwenden Sie dann für die nächsten Mahlzeiten oder als Zwischenmahlzeit (in den Rezepten jeweils genau angegeben). Sie können aber auch die ganzen Früchte bzw. Gemüsezutaten für ein Gericht nehmen und dann die für die nächsten Rezepte benötigten Mengen davon zu Ihrer Einkaufsliste addieren.

Hinweis: Falls Sie das Pizzabrot und die Zimt-Bananen-Kekse selbst herstellen wollen, addieren Sie bitte die Zutaten für beide Rezepte (Seite 17 und 19) zu Ihrer Einkaufsliste. Auch die im Abschnitt „… und ein paar Knabbereien für zwischendurch" (Seite 12) genannten Zutaten sind *nicht* in der Liste der Grundzutaten enthalten.

Die Grundzutaten für Ihr 40-Tage-Programm

150 g Braunhirsemehl
300 g Buchweizen
200 g Chiasamen (weiße und/ oder schwarze)
150 g Erdmandelmehl
300 g Haselnüsse
150 g Edelkastanien-Roh- kost-Pulver
200 g Macadamianüsse
800 g Mandeln
350 g Leinsamen
500 g Bio-Linsen
300 g Sesam
450 g Sonnenblumenkerne
450 g Walnüsse
500 g Bio-Weizen
200 g getrocknete Aprikosen
750 g rohes Mandelmus oder Mandelpüree in Rohkost- qualität von Urs Hochstrasser
1 Packung Chufa-Chia-Konfekt
1 kg Datteln (am besten die Sorte Halawi oder Khadrawi kristall)

100 ml Kokosfett
Nelkenpulver
700 g Rosinen
150 g Seiden-Carobpulver
Zimt, gemahlen
200 ml Kürbiskernöl
1 l Leinöl
1,5 l Olivenöl
1 Packung getrocknete Chilischoten
200 g Edelhefe (Naturhefe auf Melasse-Basis)
250 g Himalajasalz
Kardamom
Kümmelsamen
50 g Mexi Chili Miso
Muskatnusspulver
1 Flasche Nama Shoyu
Süßes Paprikapulver
Schabzigerklee
1 Packung Senfkörner
200 g getrocknete Tomaten
1 Packung Noriblätter
50 g Rotalgenflocken

… und ein paar Knabbereien für zwischendurch
750 g Erdmandeln (süß)
200 g *rohe* gesalzene Oliven (salzig)

Nun können Sie mit dem 40-Tage-Programm beginnen. Viel Erfolg!

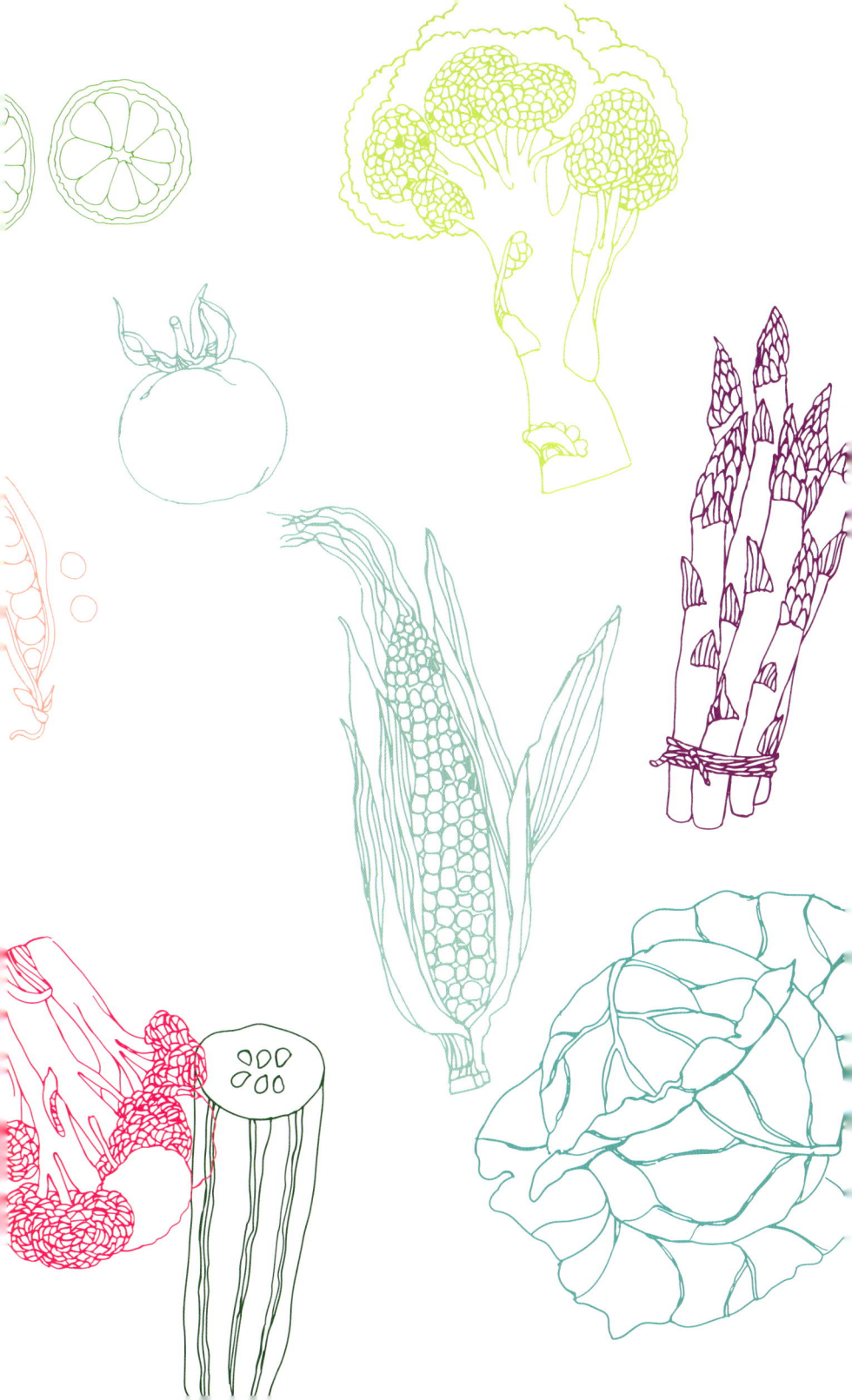

Nützliche Küchenhelfer

Für eine gesunde rohköstliche Ernährung empfehle ich Ihnen eine Grundausstattung an Küchengeräten und Utensilien (siehe unter „Bezugsquellen" im Anhang, Seite 228 ff.). Natürlich werden viele der im Anhang genannten Geräte auch von anderen Herstellern in funktionstüchtiger Qualität angeboten. Und bei einem Blick in Ihre Küche werden Sie feststellen, dass Sie das eine oder andere Gerät bereits besitzen. Dann verwenden Sie einfach, was Sie zur Verfügung haben! Die im Anhang aufgelisteten Küchengeräte und Hilfsmittel sind nach meiner Erfahrung jedoch am besten geeignet, da bei ihnen die Inhaltsstoffe von Gemüse, Früchten und anderen Nahrungsmitteln erhalten bleiben und so auch ihr natürlicher Geschmack. Ebenso hat mich ihre Handhabung überzeugt. Es lohnt sich, in qualitativ hochwertige Küchengeräte zu investieren.

Noch ein paar Empfehlungen, bevor Sie loslegen

1. Ich empfehle Ihnen, Ihren Durst durch Wasser zu stillen und *zusätzlich* safthaltige rohe, frische Früchte und Gemüse zu essen. Der amerikanische Ernährungspapst Dr. Walker, der bereits 1910 in New York ein Institut für Ernährung und Forschung gegründet hat und dessen Erkenntnisse entscheidend zur Entstehung der „Fit for Life"-Ernährungsbewegung beigetragen haben, ging in dem Dilemma um gesundes Trinkwasser sogar so weit, Folgendes zu empfehlen: Statt viel Wasser zu trinken, solle man lieber zu selbst hergestellten frisch gepressten Obst- und Gemüsesäften greifen, denn im pflanzlichen Zellwasser sind die Mineralien in einer Form enthalten, die der Körper leicht aufnehmen kann. Dies ist übrigens auch ein Grund für die Heilwirkung des Früchtefastens. Im Sommer können Sie viel kühlendes Obst und Gemüse wie Wassermelonen, Salatgurken oder Grapefruits essen. Im Winter trinken Sie naturreine Säfte von Tomaten, Äpfeln, Rettichen oder Radieschen.

Unseren Flüssigkeitsbedarf allein durch Früchte und Gemüse zu decken ist unmöglich, und so ist es wichtig, das *richtige* Wasser zu trinken. Gesundes, naturreines Wasser ist Quellwasser und eine günstige Alternative zu in Flaschen abgefülltem Wasser ist ein Wasserfilter (siehe dazu unter „Küchengeräte und Utensilien" und „Bezugsquellen" im Anhang, Seite 225 ff.).

Halten Sie sich täglich 2 Liter naturreines Wasser Ihrer Wahl bereit und trinken Sie es über den Tag verteilt.

Und beachten Sie bitte auch Folgendes: Getränke aus dem Kühlschrank verursachen Magenwandkontraktionen, wenn das Wasser (oder andere gekühlte Getränke sowie Gefrorenes) nicht mundwarm den Magen erreicht. Die Ausschüttung der notwendigen Verdauungssäfte kann bei einer Kontraktion jedoch nicht erfolgen. Flüssigkeitsaufnahme während des Essens oder direkt danach bewirkt eine Verwässerung der Magensäfte. Dadurch wird der Verdauungsprozess um Stunden verlängert und die Auswertung der Nahrung gemindert.

2. Nehmen Sie so oft wie möglich ein herrlich entschlackendes basisches Vollbad (siehe unter „Bezugsquellen" im Anhang, Seite 228 ff.). Es hilft Ihnen bei der Ausscheidung der gelösten Schlacken und Schadstoffe, die der Körper in großem Umfang über die Haut abgibt. Befreien Sie Ihre Haut von belastenden Säuren und Schadstoffen, um ihre natürliche Ausscheidungsfunktion zu aktivieren und den Weg für weitere Schlacken freizumachen. Mit einem basischen Vollbad reinigen Sie Ihren gesamten Organismus sanft und schonend. Danach fühlen Sie sich garantiert wie neu geboren! Ich werde Sie im Laufe der 40 Tage immer wieder zu solch einem Bad ermuntern.

Hinweis: Für eine normale Badewanne mit ca. 180 Litern Inhalt reichen 3 bis 4 Esslöffel eines basischen Badesalzes vollkommen aus. Streuen Sie dieses erst dann ins Wasser, wenn die Badewanne ausreichend gefüllt ist, da das Salz ansonsten verklumpt und sich nur schwer auflöst. Ihr Badewasser sollte nicht wärmer als Ihre Körpertemperatur sein. Zu hohe Badetemperaturen behindern die Ausscheidung von Schlacken und Schadstoffen eher, als dass sie sie fördern. Die Badezeit sollte zwischen 30 und 60 Minuten oder länger liegen. Eine entschlackende Massage mit einer Badebürste fördert den ausleitenden Effekt (zur Bürstenmassage in Ausscheidungsrichtung, siehe unter „Basenbäder" in den Bezugsquellen im Anhang, Seite 228 ff.).

3. Legen Sie sich einen Mondkalender zu (siehe unter „Bezugsquellen" im Anhang, Seite 228 ff.). Der natürliche Zyklus des Mondes kann Ihnen eine zusätzliche Hilfe bieten, wenn Sie auf wirkungsvolle, aber sanfte Art ihre überflüssigen Pfunde loswerden wollen. Dafür ist die Phase des abnehmenden Mondes am besten geeignet. Der Körper greift in diesen zwei Wochen überwiegend auf seine Reserven zurück und bietet Ihnen eine zusätzliche Möglichkeit, den Entschlackungsprozess effektiv zu unterstützen. Besonders wirksam ist eine Entgiftung, wenn der Mond in Tierkreiszeichen mit absteigender Kraft (Krebs, Löwe, Jungfrau, Waage oder Skorpion) steht. Eine Fastenzeit sollten Sie daher erst nach Vollmond beginnen und frühestens am Neumond beenden. In dieser Mondphase lassen sich Schadstoffe besser ausleiten. Anschließend werden Sie sich nicht nur großartig fühlen, Sie beugen damit auch vielen Krankheiten vor!

Bevor Sie beginnen

Vor dem eigentlichen Beginn Ihres 40-Tage-Programms bereiten Sie sich Ihr „Brot" zu. Es wird immer wieder Bestandteil Ihres Essens sein. Das nimmt zwar etwas Zeit in Anspruch, aber es lohnt sich. Wenn Sie nicht die Zeit dafür haben oder Sie keine Lust haben, in der Küche zu stehen, können Sie stattdessen auch fertiges Rohkostbrot oder Essener-Brot nehmen (siehe unter „Bezugsquellen" im Anhang, Seite 228 ff.).

Am Vorabend zubereiten:

Zunächst weichen Sie 250 Gramm Leinsamen ein. Dafür die Leinsamen in eine Glasschüssel füllen und so viel Quellwasser dazugeben, bis die Leinsamen vollständig mit Wasser bedeckt sind und etwa 2 Fingerbreit darüber. Zudem 10 halbe getrocknete Tomaten in so viel Quellwasser einweichen, sodass sie sich gut vollsaugen können.

Pizzabrot

Ergibt ungefähr 40 Brote

Zutaten

- 250 g Leinsamen (in Quellwasser eingeweicht und
  nicht abgetropft)
- 2 frische Tomaten
- 10 halbe getrocknete
  Tomaten (in Quellwasser
  eingeweicht und nicht
  abgetropft)
- 1 TL Himalajasalz
- 1 TL Oregano
- 1 TL Thymian
- 1 TL Majoran
- 6 Basilikumblätter

Zubereitung:

Die frischen Tomaten wie einen Apfel schälen, die harten Teile entfernen und im Mixer zu einer homogenen Masse verarbeiten. Die getrockneten Tomaten mit einem Teil des Einweichwassers ebenfalls im Mixer pürieren. Dann die Tomaten und die restlichen Zutaten zu dem Einweichwasser bzw. Schleim der Leinsamen geben. Gut durchmischen. Falls der Teig zu trocken werden sollte, fügen Sie noch etwas Einweichwasser der getrockneten Tomaten hinzu oder etwas Quellwasser, bis der Teig eine breiige Konsistenz annimmt. Den Teig löffelweise auf eine Dörrfolie geben und zu Dreiecken ausstreichen. Wenn Sie die Brote zu dünn ausstreichen, brechen sie leicht. Sind sie aber zu dick, dann werden sie nicht so knusprig. Im Dörrgerät bei 40° C etwa 8 Stunden trocknen. Das Brot lässt sich in einem luftdicht verschließbaren Glasbehälter lange lagern. Achten Sie darauf, dass es nicht feucht wird!

Dieses Brot können Sie während Ihres 40-Tage-Programms nach Herzenslust essen, ohne dabei ein schlechtes Gewissen haben zu müssen!

Einweichzeit: über Nacht
Zubereitungszeit: ca. 1½ Stunden
Trockenzeit: 8 Stunden
Haltbarkeit: luftdicht verschlossen einige
Wochen
Geräte: Mixer, Dörrgerät

Bereiten Sie sich auch etwas Süßes vor.

Das hilft Ihnen, wenn Sie große Lust auf Schokolade oder andere zucker-haltige Naschereien bekommen. Der Heißhunger darauf wird kommen, das kann ich Ihnen garantieren! Natürlich können Sie auch Datteln, Erd-mandeln oder Rosinen pur essen, um Ihr Zuckerdefizit auszugleichen. Das ist einfacher und schmeckt ebenso lecker. Diese sollten allerdings weder mit Glukose noch mit Öl behandelt sein!

Am Vorabend zubereiten:

200 Gramm Walnüsse in reichlich Quellwasser einweichen. Ebenso mit 100 Gramm Sonnenblumenkernen verfahren. Zudem 100 Gramm Rosinen und separat 20 zuvor entkernte Datteln in so viel Quellwasser einweichen, dass sie jeweils gerade bedeckt sind und sich gut vollsaugen können.

Zimt-Bananen-Kekse

Ergibt ca. 60 Stück

Zutaten

200 g Walnüsse (in Quell-
   wasser eingeweicht und
   gut abgetropft)
100 g Sonnenblumen-
   kerne (in Quellwasser
   eingeweicht und gut
   abgetropft)
100 g Rosinen (in Quell-
   wasser eingeweicht und
   nicht abgetropft)
20 Datteln (entkernt, in
   Quellwasser eingeweicht
   und nicht abgetropft)
2 Bananen
2 Äpfel
1 Vanilleschote
1 TL Zimt

Zubereitung:

Die Walnüsse grob hacken. Rosinen, Sonnenblumenkerne und Datteln in einer Küchenmaschine
zu einem weichen, grobkörnigen Teig verarbeiten. Die Äpfel fein reiben. Die Bananen schälen
und mit der Gabel zerdrücken. Die Vanilleschote
aufschlitzen und das Mark herauskratzen. Alle
Zutaten zu einem geschmeidigen Teig verarbeiten und diesen mit zwei kleinen Teelöffeln in
kleinen Häufchen auf eine Dörrfolie setzen. Die
Kekse im Dörrgerät bei 40° C etwa 16 Stunden
trocknen. In einem luftdicht verschließbaren
Glasbehälter halten die Zimt-Bananen-Kekse
etwa zwei Monate.

Einweichzeit: über Nacht
Zubereitungszeit: ca. 1½ Stunden
Trockenzeit: ca. 16 Stunden
Haltbarkeit: luftdicht verschlossen einige
Wochen
Geräte: Küchenmaschine, Glasreibe, Dörrgerät

Ein neues Körpergefühl

Möglicherweise wird Ihnen die rohköstliche Ernährung in den folgenden 40 Tagen so viel Freude und Wohlbefinden bereiten, dass Sie anschließend mit einem vollkommen neuen Körpergefühl durch den Tag gehen, auf das Sie nicht mehr verzichten wollen. Sie können langfristig mit vielen positiven Effekten rechnen:

- Sie sind und bleiben schlank.
- Sie können sich satt essen.
- Ihre Verdauung funktioniert bestens.
- Ihre Haut erhält ein jugendliches Aussehen.
- Ihre Haare werden kräftig.
- Haarausfall kann sich regulieren und bei einer Glatze können die Haare wieder nachwachsen.
- Graue Haare können wieder verschwinden.
- Ihre Fingernägel werden fester.
- Cellulite verschwindet.
- Sie nehmen keine giftigen Substanzen mehr zu sich, die beim Erhitzen entstehen.
- Sie sind leistungsfähiger und brauchen weniger Schlaf.
- Ihr Denken wird klarer.
- Es tritt keine Verdauungsleukozytose (eine vorübergehende Zunahme der weißen Blutkörperchen nach der Nahrungsaufnahme) mehr auf.
- Hämorrhoiden können wieder verschwinden.
- Rohe Lebensmittel enthalten alle natürlichen Inhaltsstoffe in unveränderter Form, die unsere Zellen benötigen, um gesund zu bleiben.
- Gelenkprobleme und Osteoporose mögen sich bessern.
- Rohkost macht den Körper basisch.
- Ihre Lebensqualität nimmt zu.
- Gesunde Zähne sowie festes Zahnfleisch bleiben erhalten. In der Mundhöhle leben ca. 50 Milliarden Bakterien. Sie gehören rund 300 verschiedenen Arten an, unter denen der sogenannte *Streptococcus mutans* als gefährlichster Karieserzeuger gilt. Im Grunde entsteht Karies vor allem dadurch, dass die Bakterien, die in der

warmen, feuchten Mundhöhle leben, durch unsere Zivilisationskost „gemästet" werden. Auch die gefürchtete Parodontitis ist zum Großteil auf bakteriell bedingte Vorgänge zurückzuführen.

- ⊙ Rohe Lebensmittel aktivieren unseren Stoffwechsel intensiver als erhitzte Nahrungsmittel, wodurch auch der Zellstoffwechsel um ein Vielfaches zunehmen kann (Anti-Aging-Wirkung).
- ⊙ Unangenehme Körpergerüche verschwinden.
- ⊙ Sie sind seltener krank und werden schneller wieder gesund.
- ⊙ Verletzungen heilen schneller und problemloser.
- ⊙ Sie haben ein längeres, gesünderes Leben vor sich.
- ⊙ Sie können sich vor Zivilisationskrankheiten wie Übergewicht, Bluthochdruck, Herz- und Gefäßerkrankungen, Allergien und Krebs schützen. Sie entstehen nur im sauren Milieu.
- ⊙ Menstruationsprobleme können verschwinden.
- ⊙ Sie erhöhen Ihre Fruchtbarkeit.
- ⊙ Rohe Lebensmittel stärken das feinstoffliche Energiesystem und haben eine positive Wirkung auf unser seelisches Befinden.
- ⊙ Ihr Geschmackssinn verfeinert sich.
- ⊙ Alle Ihre Sinne erfahren eine höhere Sensibilität.
- ⊙ Sie sparen Zeit.
- ⊙ Sie brauchen keinen Herd mehr und sparen auf diese Weise Strom – und Geld.
- ⊙ Sie sind nicht länger Mitverursacher von Leid, das Masttieren zugefügt wird.
- ⊙ Sie leben in Harmonie mit der Natur und der Schöpfung.
- ⊙ Sie leisten einen wertvollen Beitrag zum Umweltschutz und verbessern Ihre CO_2-Bilanz.
- ⊙ Sie gefährden Ihre Gesundheit nicht mehr durch immer wieder auftretende Lebensmittelskandale.

Falls Sie aber anschließend wieder gekochte Nahrung zu sich nehmen wollen, hilft schon ein Smoothie am Tag, um ihr Gewicht zu stabilisieren. Zu den von Victoria Boutenko entdeckten grünen Smoothies gibt es mittlerweile fantastische Rezeptbücher (siehe unter „Literaturverzeichnis" im Anhang, Seite 230 ff.).

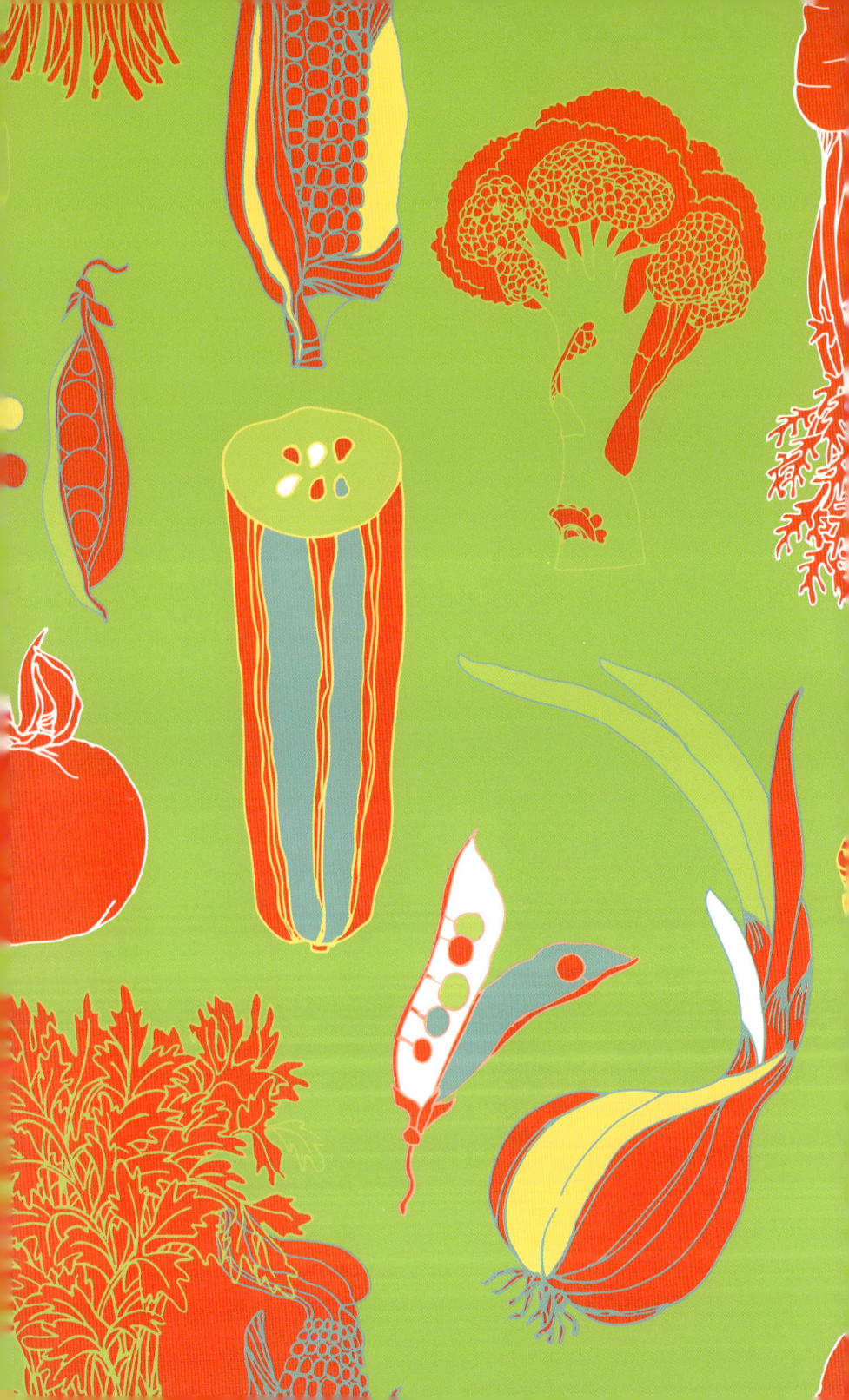

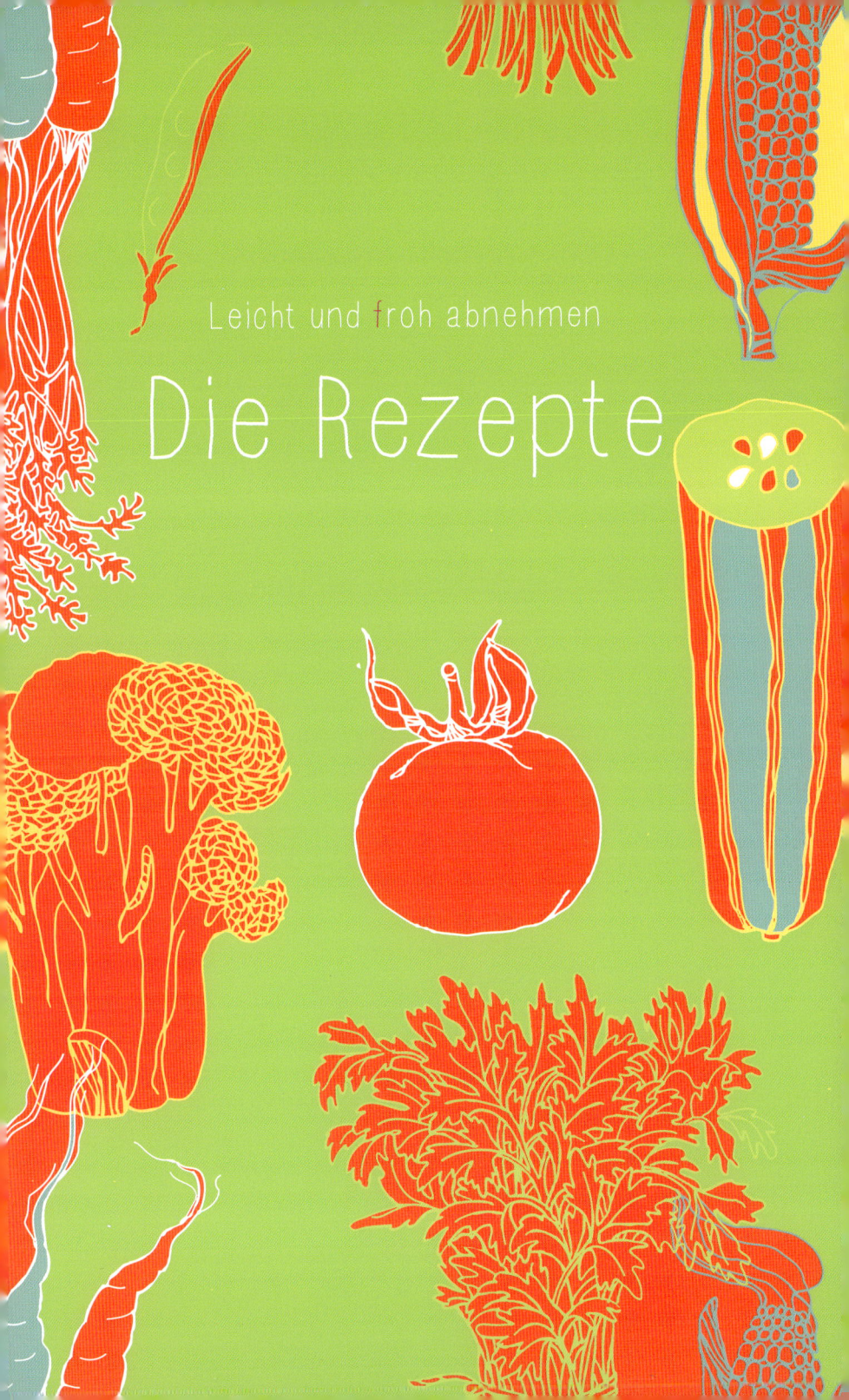

Leicht und froh abnehmen

Die Rezepte

Ihre Einkaufsliste für die 1. Woche

2 Packungen „Sprossenmix" (am besten gleich ansetzen und keimen lassen! – alternativ 1 Packung verzehrfertige Kresse-sprossen in Bio-Qualität)

12 Äpfel
1 Ananas
5 Bananen
5 Birnen
5 frische Feigen (am besten die Sorte Black Mission)
2 Kiwis
1 Limone
2 Mangos
10 Orangen
300 g rote Weintrauben mit Kernen
6 Zitronen
1 Limette
2 Avocados (am besten die Sorte Hass)
1 Röschen Brokkoli
1 Butternutkürbis
1 Fenchelknolle
1 Stück frische Ingwerwurzel
15 Karotten

1 frische Meerrettichwurzel (bitte gut verpackt im Kühlschrank aufbewahren – Sie benötigen den Meerrettich auch in den kommenden Wochen)
1 rote und 1 orangefarbene Paprika
1 weißer Rettich
2 Rote Bete (1 kleine, 1 mittelgroße)
2 Salatgurken
2 Fleischtomaten
13 Tomaten
1 runde Zucchini (klein)
1 Bio-Basilikum im Topf
1 Bund glatte Petersilie
6 Pfefferminzblätter

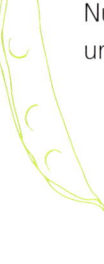

Nun haben Sie alles für Ihr rohköstliches 40-Tage-Programm vorbereitet und können damit beginnen. Ich wünsche Ihnen viel Erfolg!

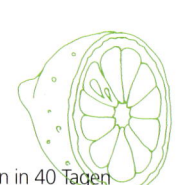
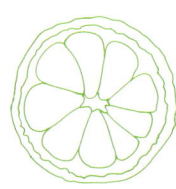

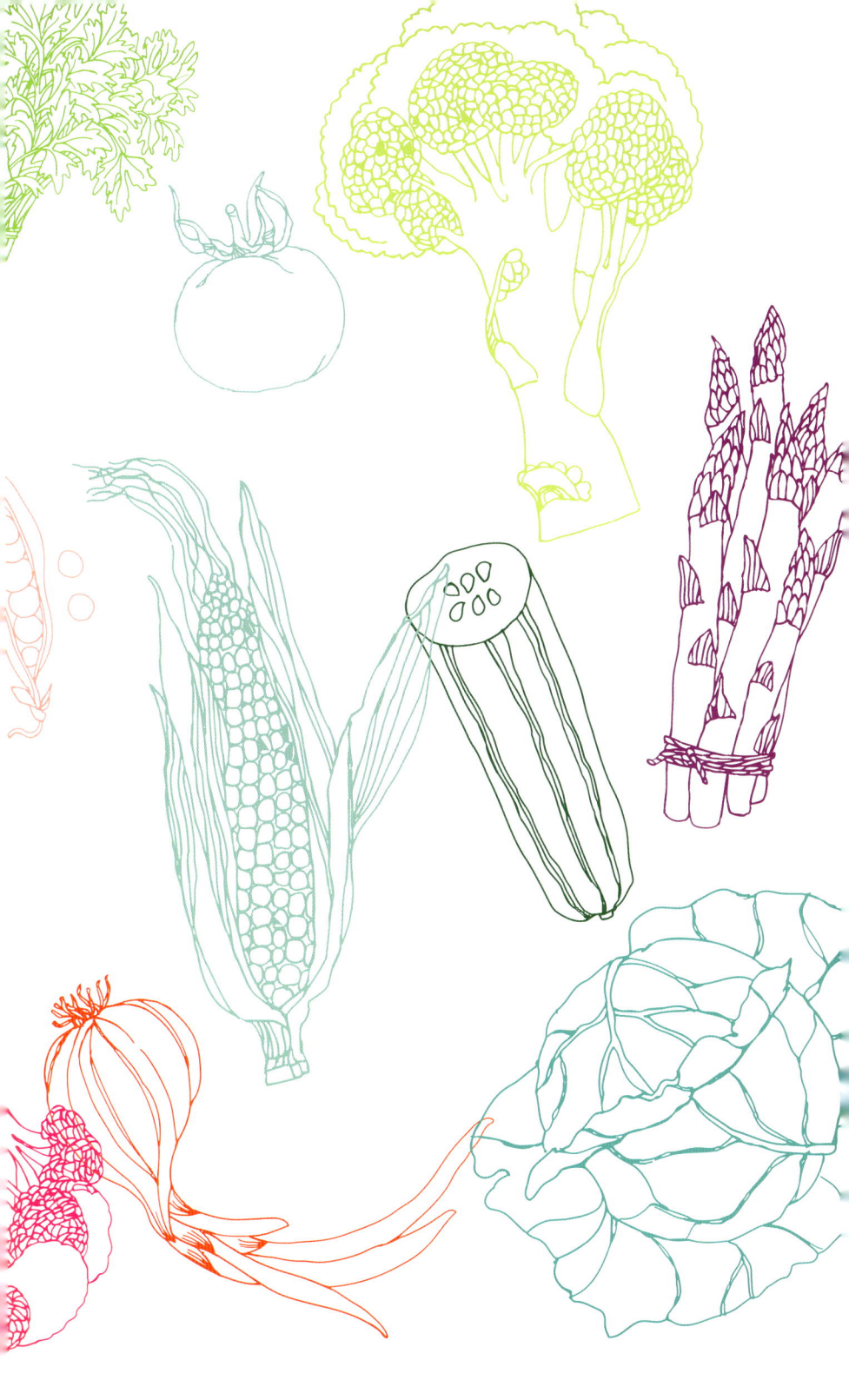

Rote-Bete-Smoothie

Zutaten

2 EL Chiasamen (in Quell-
wasser eingeweicht)
4 Äpfel
3 Karotten
⅓ Salatgurke (den Rest
für das morgige Mittag-
und Abendessen auf-
bewahren)
1 kleine Rote Bete
1 Stück frische Ingwer-
wurzel (je nach
Geschmack)

Vorbereitung

Bevor Sie mit der Zubereitung Ihres Frühstücks
(Rote-Bete-Smoothie) beginnen, weichen Sie die
2 Esslöffel Chiasamen in 20 Esslöffeln Quellwasser ein.

Zubereitung

Die Äpfel entkernen und in grobe Stücke
schneiden. Die Karotten putzen und die Enden
abschneiden. Die Gurke und die Rote Bete ebenso putzen, die Enden abschneiden und in grobe
Stücke schneiden. Dann alle Obst- und Gemüsestücke sowie den Ingwer entsaften. Wenn Sie
auch die Blätter der Roten Bete entsaften und
dazugeben, wird Ihr Smoothie noch gehaltvoller.
Die eingeweichten Chiasamen unterrühren und
genießen.

Vorbereitungszeit: 0
Zubereitungszeit: 15 Minuten
Haltbarkeit: 0
Geräte: Entsafter

Vorbereitung: Für Ihr *Abendessen* (SowieLe mit Pizzabrot) die 30 Gramm
Walnüsse in reichlich Quellwasser einweichen.

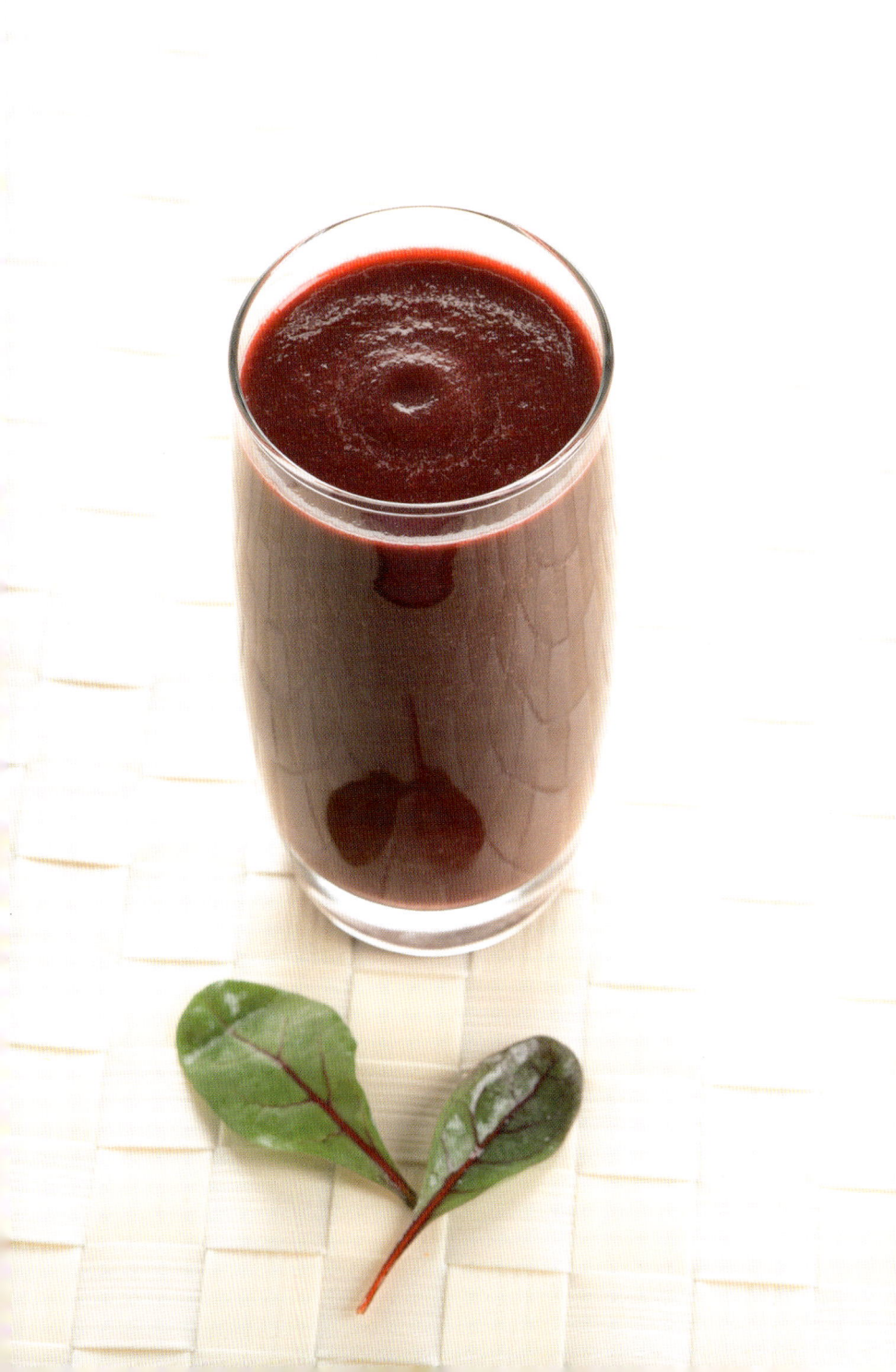

Fenchel-Pfefferminzsalat mit frischen Feigen

Zutaten

Für den Salat:
1 Fenchelknolle
5 frische Feigen

Für das Dressing:
6 Pfefferminzblätter
1 Orange
1 Msp. Himalajasalz
1 Msp. gemahlener Karda-
mom
1 TL Zitronensaft
3 EL Olivenöl

Zubereitung

Salat: Von der Fenchelknolle die äußeren Blätter entfernen, da sie harte Blattrippen haben. Das untere harte Ende ebenfalls abschneiden. Die Knolle in dünne Scheiben schneiden. Die Feigen waschen, den Stil entfernen und vierteln. Eine halbe Feige zum Dekorieren aufbewahren. Die Fenchelscheiben und die geviertelten Feigen auf einem großen Teller dekorativ anrichten.

Dressing: Die Orange auspressen. Die Pfefferminzblätter fein schneiden und in den Saft der Orange dazugeben. Zitronensaft, Salz und Kardamom hinzufügen. Das Ganze ½ Stunde ziehen lassen. Dann das Olivenöl dazugeben und die Soße ein paar Minuten mit der Gabel schlagen, bis sie cremig wird.

Die Fenchelscheiben mit dem Dressing beträufeln. Das Fenchelgrün hacken und darüberstreuen, mit der halben Feige dekorieren und auf den Tisch bringen.

Vorbereitungszeit: 0
Zubereitungszeit: 20 Minuten
Haltbarkeit: 0
Geräte: scharfes Messer

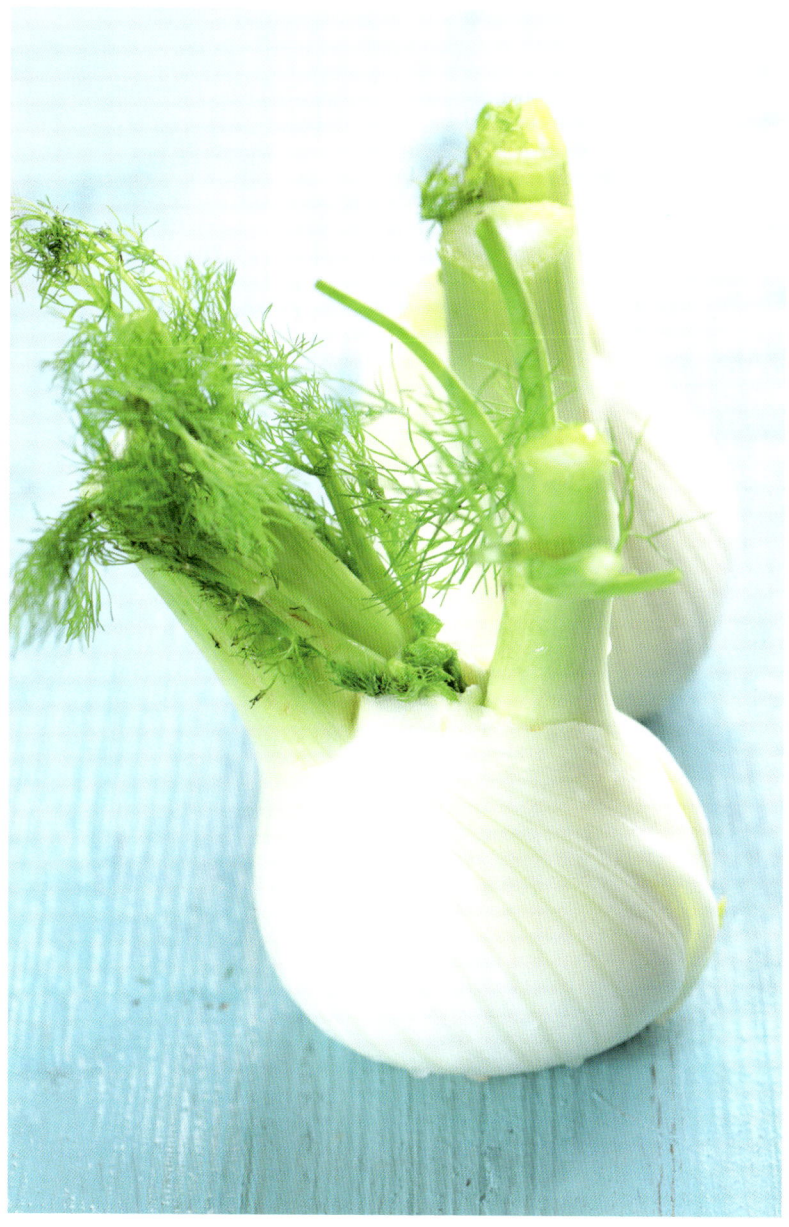

SowieLe mit Pizzabrot
(So wie Leberwurst)

Zutaten

30 g Walnüsse (in Quell-
  wasser eingeweicht und
  gut abgetropft)
1 Fleischtomate
1 TL Nama Shoyu
10 Basilikumblätter
⅓ weißer Rettich (die
  restlichen Drittel für das
  morgige Abendessen und
  für das Abendessen am
  7. Tag aufbewahren)
1 Tomate
Pizzabrot (Rezept Seite 17,
  Menge nach Belieben)

Zubereitung

Die Walnüsse in der Küchenmaschine – je nach
Geschmack – fein bis grob hacken. (Ergibt feine
oder grobe „SowieLe".) Die Fleischtomate wie
einen Apfel schälen, die harten Teile entfernen
und das Fleisch in kleine Würfel (Brunoise)
schneiden. Das Tomatenwasser, so gut es geht,
abtropfen lassen. Die Nussmasse mit Shoyu und
der Brunoise gut vermischen. Dann die Basilikumblätter fein hacken und unter die „Sowie-
Le"-Masse mischen. Die Tomate von den harten
Teilen befreien, in dicke Scheiben schneiden und
wie eine Rosette in einer dekorativen Schüssel
auslegen. Den weißen Rettich schälen, rädeln
und in der Mitte der Tomatenrosette platzieren.
Ein Schälchen mit SowieLe danebenstellen und
mit Pizzabrot genießen.

Einweichzeit: über Nacht
Zubereitungszeit: 15 Minuten
Haltbarkeit: 1 Tag
Geräte: Küchenmaschine oder Mixer

Für den nächsten Tag vorbereiten: *Frühstück* (Müsli „Birne Helene"): Zunächst
30 Gramm Macadamianüsse und separat 30 Gramm Sonnenblumenkerne in reichlich Quellwasser einweichen. Dann 3 zuvor entkernte Datteln in so viel Quellwasser
einweichen, dass sie gerade bedeckt sind und sich gut vollsaugen können.

Müsli „Birne Helene"

Zutaten

Für das Müsli:

2 süße Birnen
30 g Macadamianüsse (in
   Quellwasser eingeweicht
   und gut abgetropft)
30 g Sonnenblumen-
   kerne (in Quellwasser
   eingeweicht und gut
   abgetropft)
5 Datteln

Für die Soße:

3 Datteln (entkernt, in
   Quellwasser eingeweicht
   und nicht abgetropft)
2 EL Seiden-Carobpulver
2 Orangen
1 Zitrone
1 TL rohes Mandelmus

Zubereitung

Müsli: Die Birnen entkernen und mit Schale in mundgerechte Stücke schneiden. Die Macadamianüsse in der Küchenmaschine fein hacken. Die Datteln entkernen, klein schneiden und mit den Sonnenblumenkernen und den Nüssen unter die Birnenstücke heben.

Soße: Die Zitrone und die Orangen auspressen. Dann die Datteln mit dem Einweichwasser, dem Carobpulver, dem Mandelmus und dem Saft der Zitrusfrüchte im Mixer zu einer feinen „Schokoladencreme" pürieren.

Die Schokoladencreme über das Müsli geben und genießen.

Einweichzeit: über Nacht
Zubereitungszeit: 15 Minuten
Haltbarkeit: 0
Geräte: Küchenmaschine oder Mixer

Tomatensuppe mit Chufa-Chia-Konfekt

Zutaten

4 Tomaten
⅓ Salatgurke
1 EL Olivenöl
Saft von ½ Zitrone
1 Msp. Himalajasalz
1 TL Edelhefe
1 Handvoll glatte Petersilie
Chufa-Chia-Konfekt
   (Menge nach Belieben)

Zubereitung

Drei der Tomaten wie einen Apfel schälen und die harten Teile entfernen. Die Salatgurke ebenso schälen. Dann alle Zutaten außer der Petersilie und der übrigen Tomate im Mixer zu einer homogenen Masse verarbeiten. Evtl. etwas Quellwasser dazugeben, falls die Suppe zu dick sein sollte. Die Petersilie fein wiegen. Die Tomate waschen, die harten Teile entfernen und in Scheiben schneiden.

In einer Schale anrichten und die Petersilie darüberstreuen. Mit Chufa-Chia-Konfekt und Tomatenscheiben dekorieren.

Vorbereitungszeit: 0
Zubereitungszeit: 10 Minuten
Haltbarkeit: 0
Geräte: Mixer

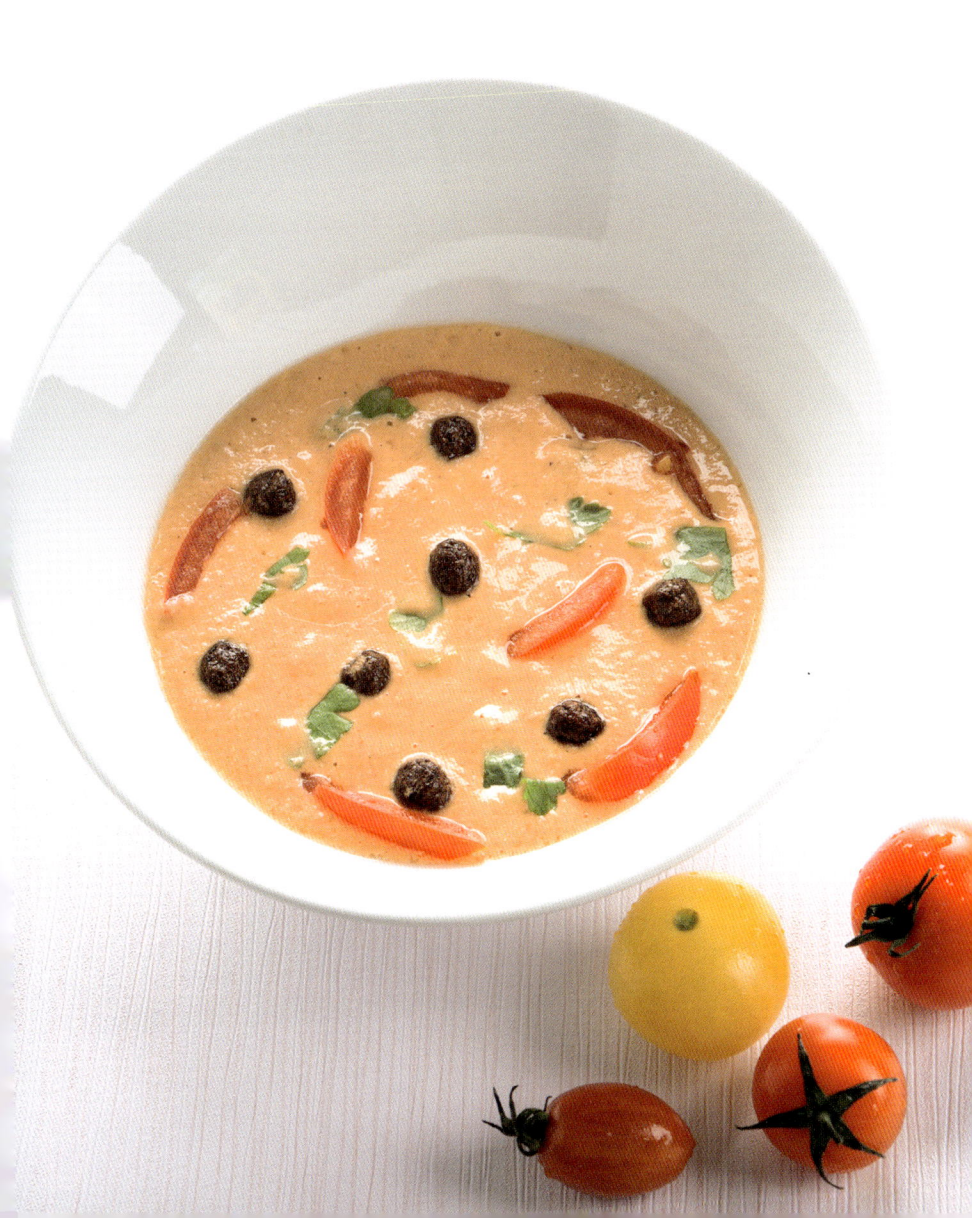

Gemischter Salat mit Sprossen

Zutaten

Für den Salat:

1 Tomate
1 Röschen Brokkoli
⅓ Salatgurke
⅓ weißer Rettich
1 kleine Karotte
½ Packung Kressesprossen
 in Bio-Qualität (falls Sie
 Ihre Lieblingssprossen
 nicht selbst gezogen
 haben)
1 Handvoll glatte Petersilie

Für die Salatsoße:

3 EL Olivenöl
½ TL Himalajasalz
Saft von 1 Zitrone
1 EL Edelhefe

Zubereitung

Salat: Die Tomate wie einen Apfel schälen, die harten Teile entfernen und in mundgerechte Stücke schneiden. Den Rettich schälen, die Enden abschneiden und in mundgerechte Stücke schneiden. Von der Gurke ebenso die Enden abschneiden und in mundgerechte Stücke schneiden. Die Karotte waschen, putzen, die Enden abschneiden und mit Schale in dünne Scheiben schneiden. Die Petersilie fein wiegen.

Soße: Alle Zutaten in eine Glasschüssel geben und mit der Gabel gut verrühren.

Die Gemüsestücke und die Brokkoliröschen untermischen, mit der Petersilie bestreuen und die Sprossen dekorativ darauf anrichten.

Vorbereitungszeit: 0
Zubereitungszeit: 20 Minuten
Haltbarkeit: 0
Geräte: scharfes Messer

Für den nächsten Tag vorbereiten: *Mittagessen* (Paprika mit Nusskäse und Buchweizen): Zunächst 250 Gramm Buchweizen in reichlich Quellwasser einweichen. Dafür die Körner in eine Glasschüssel füllen und so viel Quellwasser dazugeben, bis diese vollständig mit Wasser bedeckt sind und auch einige Fingerbreit darüber. Die Buchweizenkörner müssen sich gut vollsaugen können. Anschließend noch 40 Gramm Mandeln in reichlich Quellwasser einweichen.

Erdmandel-Smoothie

Zutaten

3 Äpfel
5 Karotten
2 Orangen
1 Banane
4 EL Erdmandelmehl

Zubereitung

Die Banane schälen und mit einer Gabel so lange zerdrücken, bis sie saftig wird. Die Äpfel entkernen und in grobe Stücke schneiden. Karotten waschen, putzen, die Enden abschneiden und ebenfalls in grobe Stücke schneiden. Die Orangen schälen (bitte nur die orangefarbene Schale entfernen und die weiße Haut dranlassen) und in grobe Stücke schneiden. Dann die Karotten- und Orangenstücke entsaften und die zerdrückte Banane sowie das Erdmandelmehl untermischen.

Vorbereitungszeit: 0
Zubereitungszeit: 15 Minuten
Haltbarkeit: 0
Geräte: Entsafter

Paprika mit Nusskäse und Buchweizen

Zutaten

1 orangefarbene Paprika
40 g Mandeln (in Quell-
   wasser eingeweicht
   und gut abgetropft)
1 EL Edelhefe
Saft von ½ Zitrone
1 Msp. Himalajasalz
2 EL Leinöl
1 Handvoll Buchweizen-
   körner (in Quellwasser
   eingeweicht und gut
   abgetropft)
ein paar Basilikumblätter

Zubereitung

Die Paprikaschote waschen und entkernen. In dünne Streifen schneiden und dekorativ auf einem Teller anrichten. Dann im Mixer die Mandeln, den Zitronensaft, die Edelhefe und das Salz sowie das Leinöl zu einer kompakten Mandelmasse pürieren. Diese in der Mitte der Paprikastreifen platzieren, nach Geschmack mit Buchweizenkörnern bestreuen und mit Basilikumblättern dekorieren.

Einweichzeit: über Nacht
Zubereitungszeit: 10 Minuten (Wer sich die Zeit nehmen möchte, kann die Mandeln auch häuten, was natürlich etwas mehr Zeit in Anspruch nimmt, aber nicht unbedingt erforderlich ist.)
Haltbarkeit: 0
Geräte: Mixer

Für die folgenden Tage vorbereiten: Den Rest der Buchweizenkörner mit dem Einweichwasser auf einer Dörrfolie verteilen und im Dörrgerät bei 40 °C etwa 24 Stunden trocknen! Anschließend in einen luftdicht verschließbaren Glasbehälter füllen und für die spätere Verwendung aufbewahren.

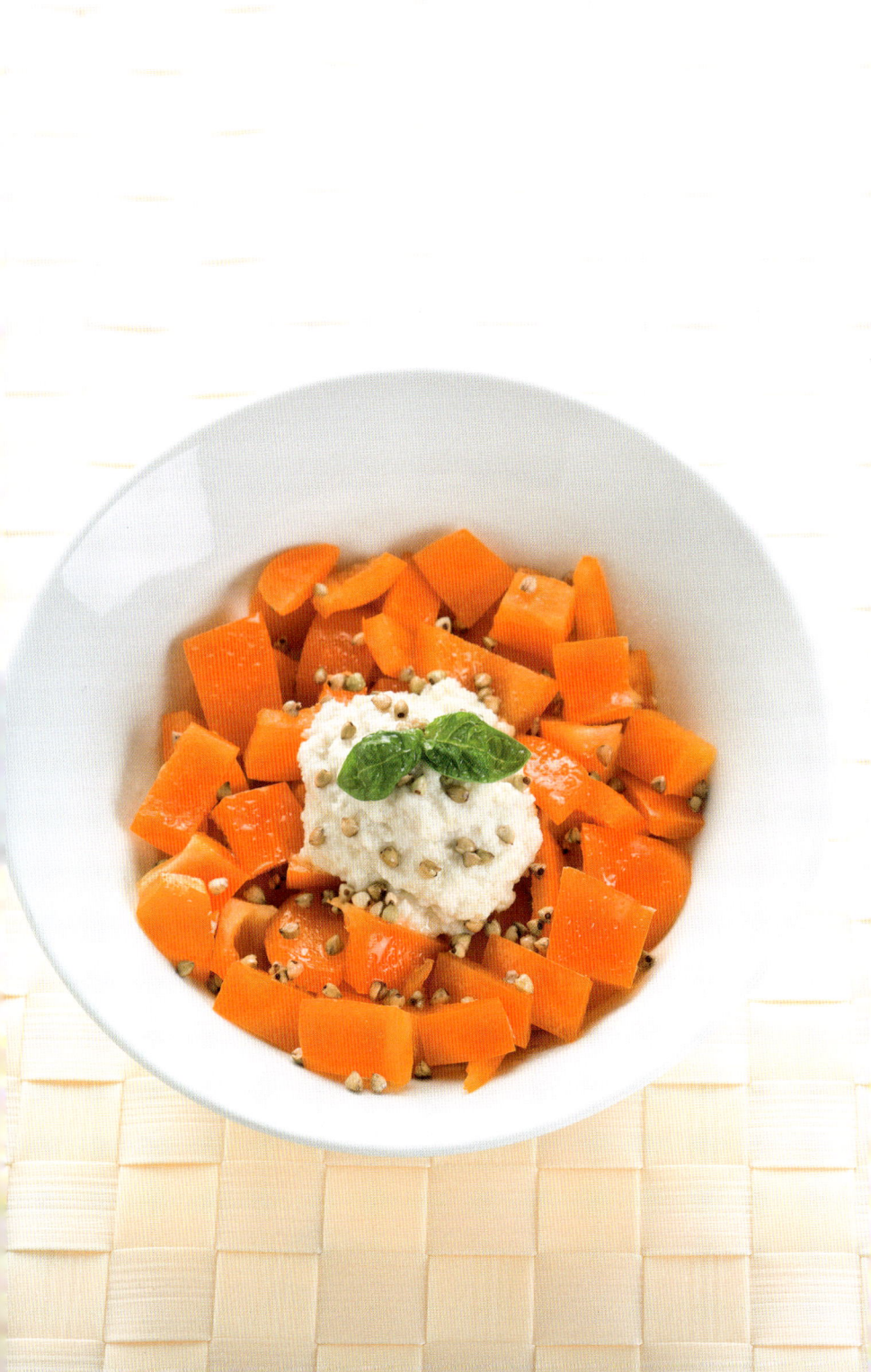

Obstsalat

Zutaten

1 Banane

½ Ananas (die andere
   Hälfte können Sie als
   Zwischenmahlzeit
   verwenden)

1 Apfel

2 Kiwis

100 g rote Weintrauben mit
   Kernen

Saft von 1 Orange

2 EL getrocknete Buch-
   weizenkörner (siehe
   3. Tag, Seite 36 unten)

Zubereitung

Die Ananas halbieren, schälen, den Strunk
herauslösen und in mundgerechte Stücke
schneiden. Die Stücke in eine dekorative
Glasschüssel geben. Den Apfel waschen,
entkernen und ebenso in mundgerechte Stücke
schneiden. Die Banane schälen und in Scheiben
schneiden. Die Trauben abzupfen. Dann auch
die Kiwis schälen und in mundgerechte Stücke
scheiden. Die Fruchtstücke in die Glasschüssel
geben und vorsichtig durchmischen. Mit dem
Saft der Orange übergießen und die knusprigen
Buchweizenkörner darüberstreuen.

Vorbereitungszeit: 0
Zubereitungszeit: 15 Minuten
Haltbarkeit: 0
Geräte: 0

Für den nächsten Tag vorbereiten: *Frühstück* (Avocadomüsli mit geriebenem
Apfel): 5 zuvor entkernte Datteln in so viel Quellwasser einweichen, dass sie gerade
bedeckt sind und sich gut vollsaugen können.

Avocadomüsli mit geriebenem Apfel

Zutaten

1 Avocado
1 Limone (Mit Zitronen
    schmeckt das Müsli
    nicht!)
1 TL rohes Mandelmus
3 EL Quellwasser
5 Datteln (entkernt, in
    Quellwasser eingeweicht
    und nicht abgetropft)
1 Apfel
1 Dattel, entkernt
    (zum Dekorieren)

Zubereitung

Die Avocado halbieren, entkernen und das
Fruchtfleisch mit einem Löffel aus der Schale
heben. Die Limone auspressen. Dann das
Avocadofleisch, die Datteln mit dem Einweichwasser, das Mandelmus, den Limonensaft und
das Quellwasser im Mixer zu einer feinen Creme
pürieren. Den Apfel waschen und fein reiben.

Das Avocadomüsli in eine hübsche Schale füllen
und den Apfel dazu auf den Tisch bringen. Mit
Dattelstücken garnieren.

Einweichzeit: über Nacht
Zubereitungszeit: 15 Minuten
Haltbarkeit: 0
Geräte: Mixer, Glasreibe

Siehe Foto auf Seite 115.

Mangosalat mit Tomaten und Chili

Zutaten

1 weiche Mango
3 Tomaten
etwa 2 cm frische Ingwer-
    wurzel
3 getrocknete Chilischoten
1 Msp. Himalajasalz
1 TL Zitronensaft
3 EL Olivenöl

Zubereitung

Die Mango schälen und das Fruchtfleisch in Streifen vom Kern abschneiden. Die Streifen in mundgerechte Stücke teilen. Dann die Tomaten wie einen Apfel schälen, die harten Teile entfernen und ebenfalls in mundgerechte Stücke schneiden. Den Ingwer schälen und fein wiegen. Die Chilischote mit den Fingern fein zerdrücken. (*Vorsicht!* Die Finger dabei nicht in die Augen bringen!)

Die Mango- und Tomatenstücke dekorativ auf einem Teller anrichten. Den Zitronensaft und das Olivenöl darübergießen. Mit Salz, Ingwer und den Chilikrümeln abschmecken.

Vorbereitungszeit: 0
Zubereitungszeit: 15 Minuten
Haltbarkeit: 0
Geräte: scharfes Messer

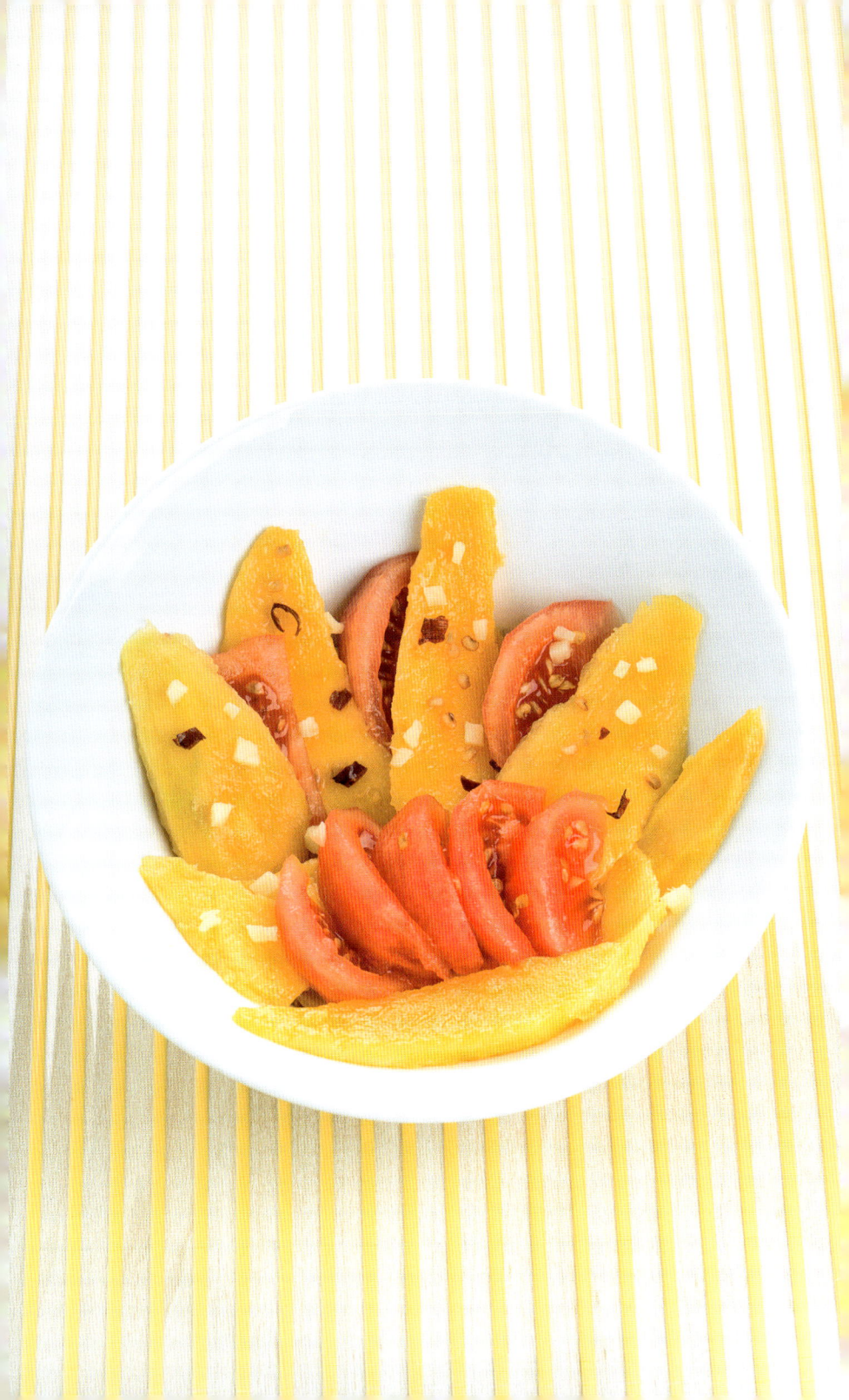

Warmer Kastanienbrei mit Früchtesoße

Zutaten

Für den Kastanienbrei:

2 EL Edelkastanien-Rohkost-Pulver

2–3 EL Quellwasser

1 Banane

1 säuerlicher Apfel

2 EL rohes Mandelmus

½ TL Zimt

Für die Soße:

200 g rote Weintrauben

1 Birne

Zubereitung

Kastanienbrei: Das Edelkastanien-Pulver in das handwarme Quellwasser einstreuen und mit dem Schneebesen glatt rühren. Die Banane schälen und mit einer Gabel zerdrücken. Den Apfel waschen und auf einer Glasreibe fein reiben. Dann den Kastanienbrei gut mit dem Bananenmus, dem geriebenen Apfel und dem Mandelmus vermengen.

Früchtesoße: Die Birne entkernen und mit den roten Weintrauben im Mixer pürieren. Die Soße kurze Zeit ruhen lassen, damit sich das Pektin der Birne entfalten kann. (Es dickt die Soße an.)

Die Früchtesoße über den Kastanienbrei gießen, etwas Zimt darüberstreuen und genießen!

Vorbreitungszeit: 0
Zubereitungszeit: 10 Minuten
Haltbarkeit: 0
Geräte: Mixer, Glasreibe

Für die nächsten Tage vorbereiten: Für den 6. Tag und zur weiteren Verwendung 250 Gramm Haselnüsse in reichlich Quellwasser einweichen.

Leinsamen-Orangen-Müsli

Zutaten

70 g Leinsamen
50 g Braunhirsemehl
1 Banane
1 Birne
3 Orangen
2 EL Leinöl

Zubereitung

Eine der Orangen auspressen, die Leinsamen dazugeben und quellen lassen. In der Zwischenzeit eine weitere Orange auspressen. Dann die Banane schälen und die Birne entkernen. Beide Früchte mit dem Saft der Orange und dem Leinöl im Mixer zu einer glatten Creme verarbeiten. Die dritte Orange schälen, in Scheiben schneiden und wie eine Rosette auf dem Frühstücksteller anrichten. Die Bananen-Birnen-Creme zu dem Leinsamengemisch geben und gut verrühren. Das Braunhirsemehl unterrühren.

Das Müsli in ein flaches Glasschälchen füllen, diesen in der Mitte der Orangenrosette platzieren und das Müsli genießen.

Vorbereitungszeit: 0
Zubereitungszeit: 20 Minuten
Haltbarkeit: 0
Geräte: Mixer

Kürbiscremesuppe mit frisch geriebenem Meerrettich

Zutaten

¼ **Butternutkürbis**
 (die restlichen Viertel
 für das Abendessen am
 6. Tag sowie für das Mit-
 tagessen am 7. Tag auf-
 bewahren)
4 Karotten
3 Tomaten
1 EL rohes Mandelmus
1 Msp. Himalajasalz
1 Stück Meerrettichwurzel
Pizzabrot (Rezept Seite 17,
 Menge nach Belieben)

Zubereitung

Den Kürbis waschen, entkernen und in grobe Stücke schneiden. Karotten waschen, putzen und die Enden abschneiden. Dann die Gemüsestücke entsaften. Die Tomaten wie einen Apfel schälen und die harten Teile entfernen. Alle Zutaten mit dem Kürbis-Karottensaft in einen Mixer geben und gut durchmixen. Ein kleines Stück vom Meerrettich fein reiben und über die Suppe geben. Dazu Pizzabrot essen.

Vorbereitungszeit: 0
Zubereitungszeit: 20 Minuten
Haltbarkeit: 0
Geräte: Entsafter, Mixer, Gemüsereibe

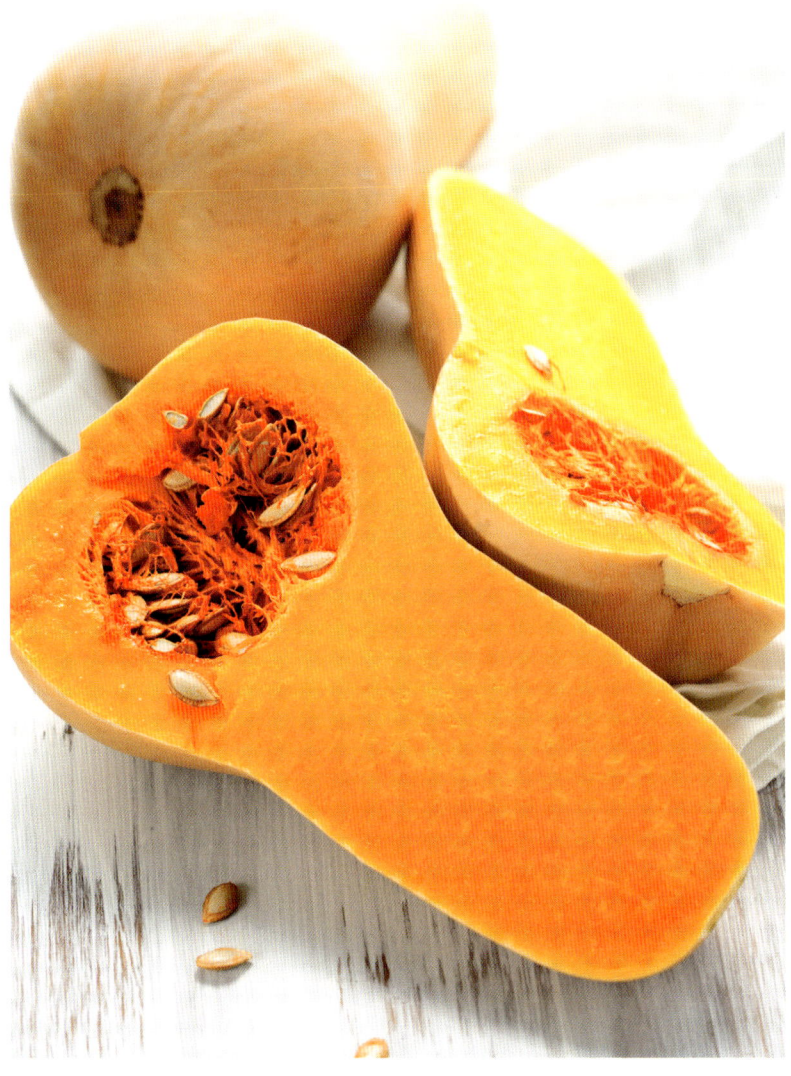

Carpaccio von der Roten Bete mit Ingwerapfel

Zutaten

1 mittelgroße Rote Bete
1 Apfel
Saft von ½ Zitrone
ein kleines Stück frische
    Ingwerwurzel
1 Msp. Nelkenpulver
1 Msp. Himalajasalz
2 EL Leinöl

Zubereitung

Die Rote Bete schälen und mit einem Gemüsehobel in hauchdünne Scheiben schneiden. Dekorativ auf einem Teller anrichten. Salz und Nelkenpulver zu dem Leinöl geben, mit der Gabel gut durchmischen und auf den Rote-Bete-Scheiben verteilen.

Den Apfel fein reiben und mit dem Zitronensaft beträufeln, damit er nicht braun wird. Den Ingwer sehr fein wiegen und unter den geriebenen Apfel mischen. Die Apfel-Ingwer-Mischung in die Mitte der Carpaccioscheiben anrichten.

Vorbereitungszeit: 0
Zubereitungszeit: 15 Minuten
Haltbarkeit: 0
Geräte: Gemüsehobel, Glasreibe

Für den nächsten Tag vorbereiten: Die eingeweichten Haselnüsse vom Vortag abtropfen lassen und gut abspülen. Dann die Nüsse jeweils in kleinen Mengen in eine feste Zellophantüte geben und mit einem Hammer in kleine Stücke klopfen. Die Nussmasse im Dörrgerät bei 40° C über Nacht trocknen. *Frühstück* (Mangomüsli): Wenn Sie das Mangomüsli im Herbst zubereiten, nehmen Sie 50 Gramm frische Walnüsse und weichen diese in reichlich Quellwasser ein. Andernfalls 30 Gramm getrocknete Walnüsse ebenso einweichen. 5 zuvor entkernte Datteln in so viel Quellwasser einweichen, dass sie gerade bedeckt sind und sich gut vollsaugen können *Mittagessen* (Gurkenschnitte): 1 Handvoll Rosinen in so viel Quellwasser einweichen, dass sie gerade bedeckt sind und sich gut vollsaugen können.

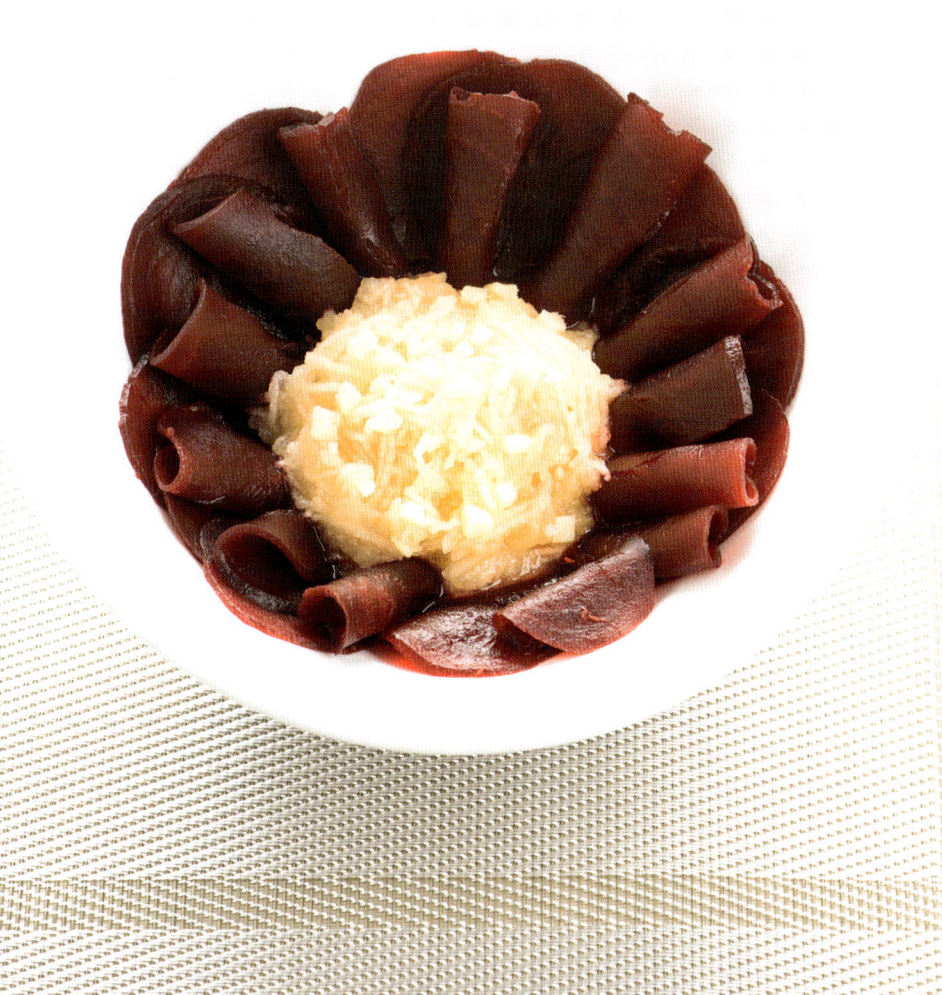

Mangomüsli

Zutaten

1 reife Mango

30 g getrocknete Walnüsse
(alternativ 50 g frische
Walnüsse; in Quellwasser
eingeweicht und gut
abgetropft)

5 Datteln (entkernt, in
Quellwasser eingeweicht
und nicht abgetropft)

Saft von ½ Zitrone

2 EL getrocknete Buch-
weizenkörner (siehe
3. Tag, Seite 36 unten)

Zubereitung

Die Datteln mit dem Einweichwasser, dem Zitronensaft und den Walnüssen im Mixer zu einer glatten Masse verarbeiten. Die Mango schälen und das Fruchtfleisch in Streifen vom Kern abschneiden. Das zerkleinerte Mangofleisch unter die Walnussmasse heben und gut vermischen. Die knusprigen Buchweizenkörner darüberstreuen und das Mangomüsli genießen.

Einweichzeit: über Nacht
Zubereitungszeit: 10 Minuten
Haltbarkeit: 0
Geräte: Mixer

Gurkenschnitte

Zutaten

Für die Schnitte:

- ⅓ Salatgurke (ein restliches Drittel für das morgige Mittag- und Abendessen aufbewahren)
- 1 Avocado
- 1 Karotte
- 1 Fleischtomate
- ½ rote Paprika (die andere Hälfte für das morgige Abendessen aufbewahren)
- ½ Packung Kressesprossen in Bio-Qualität
- 1 Handvoll getrocknete Haselnussstücke (siehe 5. Tag, Seite 46 unten)

Für das Dressing:

- 4 EL Nama Shoyu
- 1 TL Zitronensaft
- 1 Scheibe frische Ingwerwurzel (je nach Geschmack)
- 1 Handvoll Rosinen (in Quellwasser eingeweicht und nicht abgetropft)
- 1 Msp. Himalajasalz
- 4 EL Olivenöl

Zubereitung

Schnitte: Mit einem Gemüsehobel die Gurke und die gewaschene Karotte der Länge nach in feine Streifen schneiden. Die Tomate wie einen Apfel schälen, die harten Teile entfernen und das Fruchtfleisch in Scheiben schneiden. Die Avocado halbieren, entkernen, das Fruchtfleisch mit einem Löffel aus der Schale heben und mit einer Gabel zerdrücken. Den größten Teil der Haselnussstücke zu der Avocadomasse geben und gut untermischen. Den Rest zum Dekorieren aufbewahren. Die Paprika waschen, halbieren, entkernen und in kleine Würfel schneiden.

Dressing: Alle Zutaten im Mixer zu einer homogenen Mischung pürieren.

Die Gurkenschnitte zusammenstellen: Zunächst die Karottenstreifen auf einem flachen Teller so anordnen, dass sie ein Rechteck bilden. Die Gurkenstreifen darauflegen und anschließend auch die Tomatenscheiben. Die Avocado-Nuss-Masse daraufstreichen. Alle Schichten noch einmal wiederholen. Die letzte Schicht sollte die Avocadomasse bilden. Paprikawürfel, Sprossen und die restlichen Haselnüsse dekorativ um die Gurkenschnitte anrichten und mit Dressing beträufeln.

Einweichzeit: über Nacht
Zubereitungszeit: 25 Minuten
Haltbarkeit: 0
Geräte: Gemüsehobel, Mixer

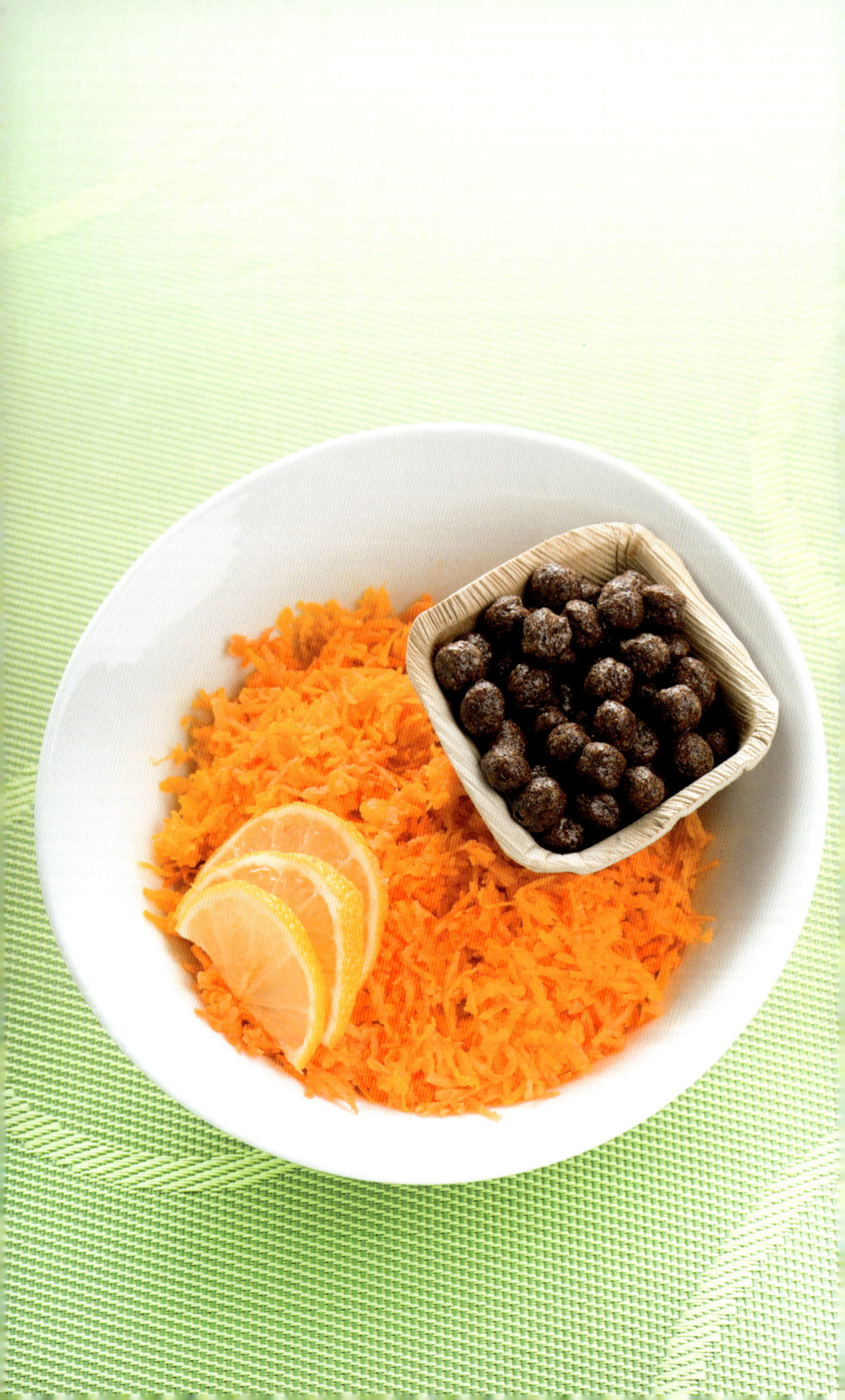

Kürbissalat mit Chufa-Chia-Konfekt

Zutaten

Für den Salat:

¼ **Butternutkürbis**

Für das Dressing:

Saft von 1 Zitrone

2 EL Edelhefe

1 TL Himalajasalz

6 EL Leinöl

Chufa-Chia-Konfekt
  (Menge nach Belieben)

Limettenscheiben zum
  Dekorieren

Zubereitung

Den Kürbis schälen und entkernen. Das Kürbisfleisch auf einer Gemüsereibe fein reiben. Alle Dressingzutaten im Mixer zu einer homogenen Masse verarbeiten. Über den geriebenen Kürbis geben und gut vermischen. Den Kürbissalat mit ein paar Limettenscheiben dekorieren und das Chufa-Chia-Konfekt dazu genießen.

Vorbereitungszeit: 0
Zubereitungszeit: 15 Minuten
Haltbarkeit: 0
Geräte: Mixer, Gemüsereibe

Für den nächsten Tag vorbereiten: *Frühstück* (Mandelmüsli): 30 Gramm Mandeln und separat 30 Gramm Sonnenblumenkerne in reichlich Quellwasser einweichen. Zudem 20 Gramm Rosinen in so viel Quellwasser einweichen, dass sie gerade bedeckt sind und sich gut vollsaugen können. *Mittagessen* (Zucchini mit Walnussfüllung und Soße vom Butternutkürbis): 30 Gramm Walnüsse in reichlich Quellwasser einweichen und 20 Gramm Rosinen in so viel Quellwasser einweichen, dass sie gerade bedeckt sind und sich gut vollsaugen können.

Mandelmüsli

Zutaten

30 g Mandeln (in Quellwasser eingeweicht und gut abgetropft)

30 g Sonnenblumenkerne (in Quellwasser eingeweicht und gut abgetropft)

20 g Rosinen (in Quellwasser eingeweicht und nicht abgetropft)

1 Banane

1 Apfel

1 Birne

1 Orange

½ Zitrone

2 EL getrocknete Buchweizenkörner (siehe 3. Tag, Seite 36 unten)

Zubereitung

Die Banane schälen und in mundgerechte Stücke schneiden. Den Apfel und die Birne entkernen und ebenso in mundgerechte Stücke schneiden. Die Orange und die Zitrone auspressen. Dann den Orangen- und Zitronensaft mit den Rosinen samt Einweichwasser, den abgetropften Sonnenblumenkernen und den abgetropften Walnüssen im Mixer zu einer cremigen Masse verarbeiten. Die Fruchtstücke in eine flache Schüssel füllen, die Creme darübergeben, mit knusprigen Buchweizenkörnern bestreuen und genießen.

Einweichzeit: über Nacht
Zubereitungszeit: 20 Minuten
Haltbarkeit: 0
Geräte: Mixer

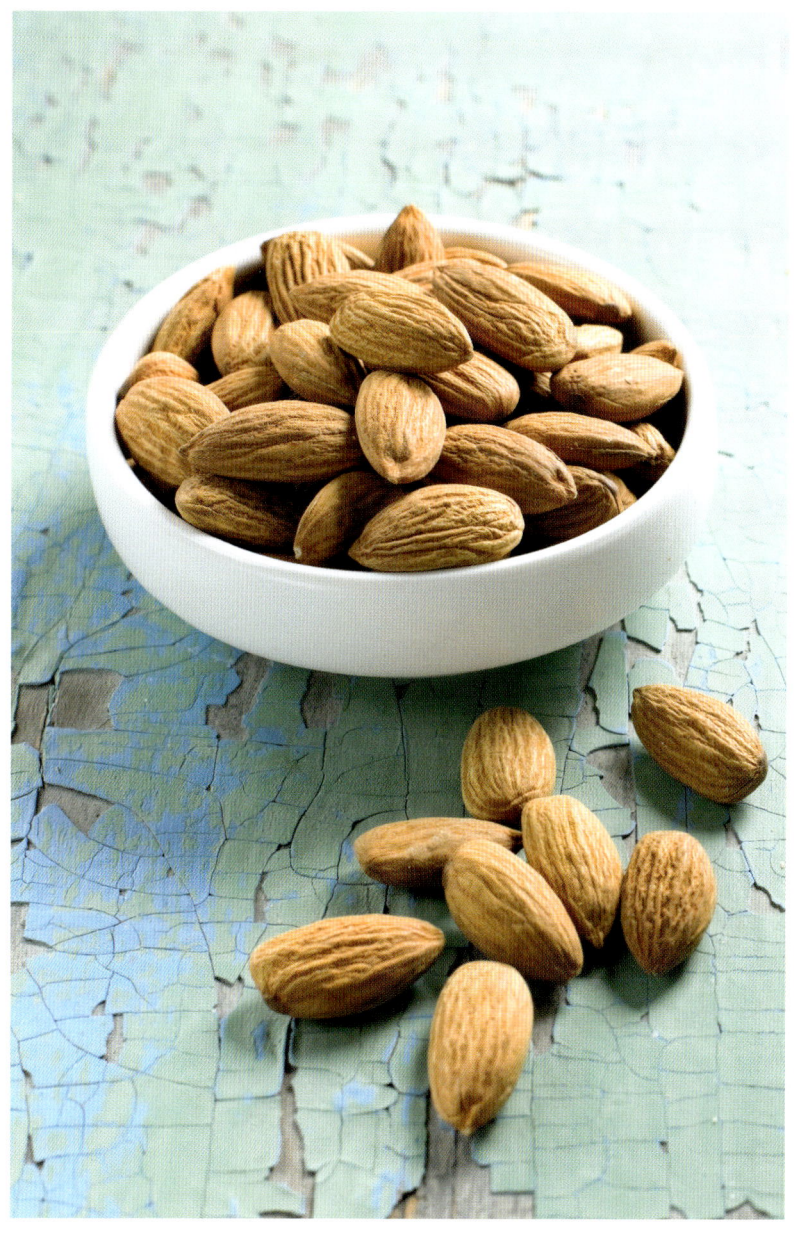

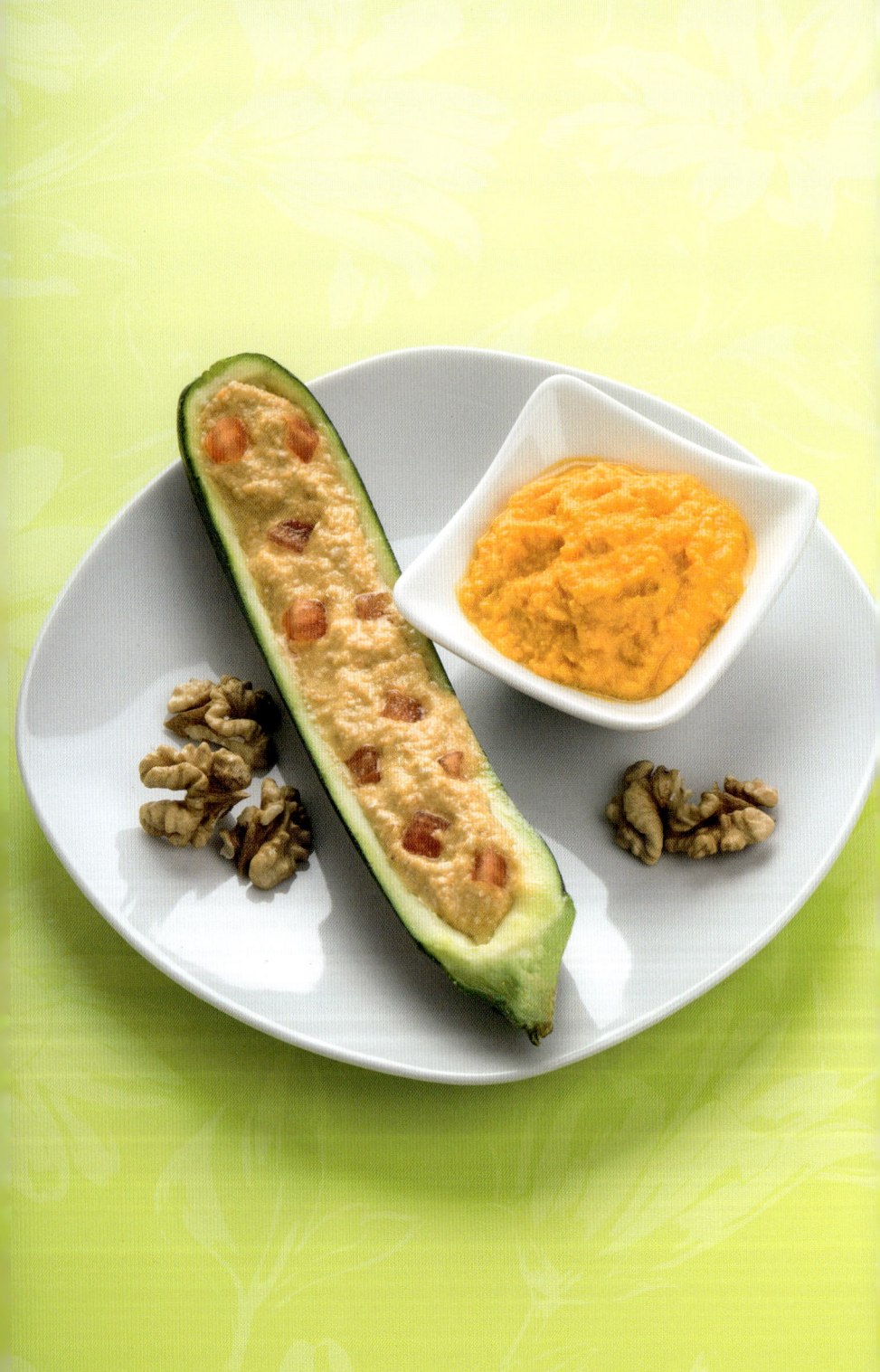

Zucchini mit Walnussfüllung und Soße vom Butternutkürbis

Zutaten

Für die Zucchini:

1 kleine runde Zucchini
1 kleine Karotte
¼ Butternutkürbis
30 g Walnüsse (in Quellwasser eingeweicht und gut abgetropft)
1 Tomate (am besten eine aromatische Sorte wie „Berner Rose")
1 TL Mexi Chili Miso
½ TL Himalajasalz

Für die Soße:

¼ Butternutkürbis
20 g Rosinen (in Quellwasser eingeweicht und nicht abgetropft)
1 TL rohes Mandelmus
1 EL Olivenöl
1 TL Zitronensaft
ein paar getrocknete Walnüsse zum Dekorieren

Zubereitung

Zucchini: Die Zucchini gut waschen, längs durchschneiden und aushöhlen. Dazu das Fruchtfleisch mit einem kleinen Löffel herausschälen. Die Karotte waschen und die Enden abschneiden. Zunächst die Karotte mit dem Fleisch vom Butternutkürbis und den abgetropften Walnüssen im Mixer fein pürieren, dann das Zucchinifleisch dazugeben und noch einmal pürieren. Die Tomate wie einen Apfel schälen und in feine Stückchen schneiden. Alle Zutaten in einer Glasschüssel gut vermischen und die ausgehöhlten Zucchinihälften damit füllen.

Soße: Das Kürbisfleisch entsaften. Die Rosinen mit dem Einweichwasser im Mixer gut pürieren. Den Kürbissaft und die restlichen Zutaten dazugeben und zu einer cremigen Soße verarbeiten.

Die Soße in ein kleines Schälchen geben und mit der gefüllten Zucchini auf den Tisch bringen. Dazu ein paar getrocknete Walnüsse naschen.

Einweichzeit: über Nacht
Zubereitungszeit: 30 Minuten
Haltbarkeit: 0
Geräte: Mixer, Entsafter

Gazpacho

Zutaten

Für die Gazpacho:

4 halbe getrocknete Tomaten
1 große Tomate
⅓ Salatgurke
4 TL rohes Mandelmus
1 EL Edelhefe
etwas Quellwasser
2 EL Olivenöl
1 TL Himalajasalz

Für die Einlage:

½ rote Paprika
⅓ Salatgurke
⅓ weißer Rettich
1 Handvoll glatte Petersilie

Zubereitung

Gazpacho: Die getrockneten Tomaten im Mixer zu „Mehl" verarbeiten. Die Tomate wie einen Apfel schälen und die harten Teile entfernen. Die Gurke schälen und in Stücke schneiden. Alle Zutaten im Mixer zu einer cremigen Suppe verarbeiten.

Einlage: Die ½ Paprikaschote entkernen, den Rettich schälen. Beides in kleine Stücke schneiden und in je ein Schälchen geben. Die Petersilie fein wiegen und ebenfalls in ein Schälchen geben.

Die drei Schälchen zu der Gazpacho auf den Tisch bringen.

Vorbereitungszeit: 0
Zubereitungszeit: 30 Minuten
Haltbarkeit: 0
Geräte: Mixer

Für die nächsten Tage vorbereiten: *Mittagessen morgen* (Gemüsesticks mit Ketchup und Mayonnaise): 10 Gramm Rosinen in so viel Quellwasser einweichen, dass sie gerade bedeckt und sich gut vollsaugen können. Dann 3 halbe getrocknete Tomaten in so viel Quellwasser einweichen, dass sie sich gut vollsaugen können. Für den *10. Tag:* 1 Handvoll Bio-Weizen in ein Keimgerät geben und keimen lassen.

Tipp: Wenn Sie den Weizen auch ohne Keimgerät zum Keimen bringen wollen, gehen Sie so vor: Weichen Sie die oben angegebene Menge Bio-Weizen über Nacht in reichlich Quellwasser ein und setzen diese am nächsten Tag an. Dafür die am Vorabend eingeweichten Weizenkörner abtropfen lassen und auf einem Teller verteilen, den Sie zuvor mit 3 Lagen Küchenkrepp ausgelegt haben. An einen warmen, hellen Ort stellen und so viel Wasser darüber gießen, dass das Küchenkrepp gut feucht ist. Nach 2 Tagen können Sie die Keimlinge ernten. Sie sollten etwa so lang sein wie das Weizenkorn selbst. Allerdings dürfen Sie das Küchenkrepp in den 2 Tage nicht austrocknen lassen!

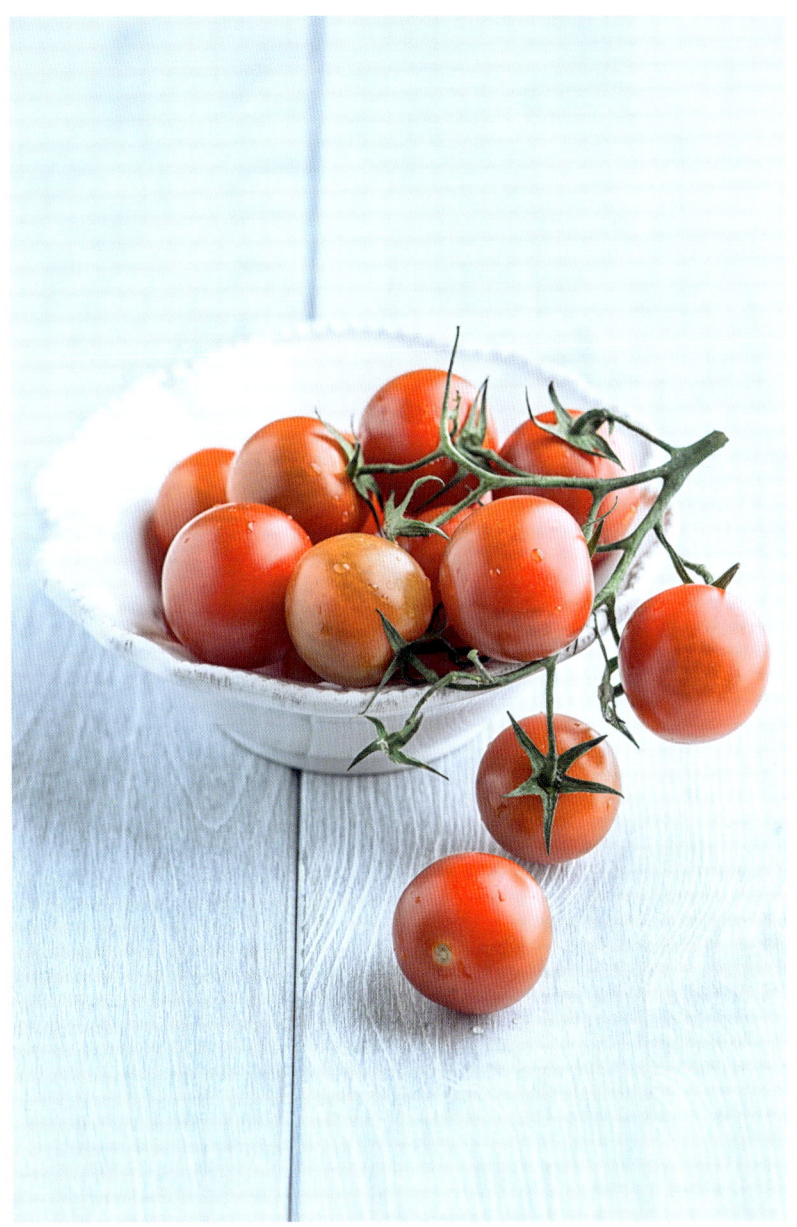

Ihre Einkaufsliste für die 2. Woche

9 Äpfel
1 Ananas
8 Bananen
1 Birne
100 g Brombeeren
100 g Erdbeeren
100 g Himbeeren
1 Kiwi
9 Orangen
100 g rote Weintrauben
7 Zitronen
5 Zwetschgen
4 Avocados (am besten
   die Sorte Hass)
10 Karotten
3 kleine Kohlrabi
1 Stück frische
   Meerrettichwurzel
1 Kopf Radicchio
1 Bund Radieschen
1 weißer Rettich
2 Salatgurken
3 Steinpilze

1 kleine Süßkartoffel
   (am besten die Sorte Batate)
1 Stangensellerie
6 Tomaten
1 kleine Zucchini
2 frische Zuckermaiskolben
frische Kräuter (zum Beispiel
   Majoran und Basilikum)
1 Bund glatte Petersilie
evtl. 1 Packung Kressesprossen
   in Bio-Qualität (falls Sie Ihre
   Sprossen nicht selbst ziehen
   wollen)
Packung Rucola in
   Bio-Qualität
2 Vanilleschoten
200 g frischen Spinat (für den
   12. und den 14. Tag – even-
   tuell erst später kaufen)
oder alternativ Grünkohl-
   blätter, Mangoldblätter
   oder sonstige dunkelgrünen
   Blätter

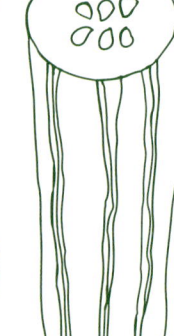
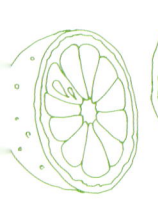
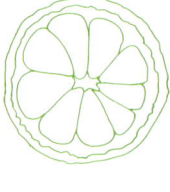
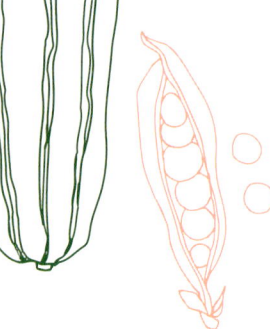
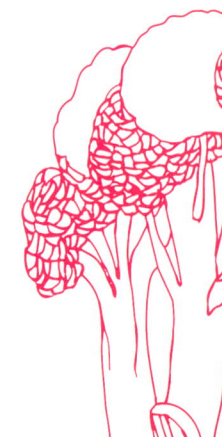

Smoothie mit Stangensellerie

Zutaten

½ **Salatgurke (die zweite Hälfte für den 14. Tag aufbewahren)**

3 **Äpfel**

2 **Selleriestangen mit Grün (die restlichen Stangen für das Mittagessen und die nächsten Tage aufbewahren)**

1 **TL rohes Mandelmus**

1 **Banane**

Zubereitung

Die Gurke und die Selleriestangen waschen und in grobe Stücke schneiden. Die Äpfel waschen, entkernen und ebenso in grobe Stücke schneiden. Dann die Sellerie- und Apfelstücke mit den Sellerieblättern entsaften. Das Mandelmus und die geschälte sowie in Stücke geschnittene Banane mit einem Teil des Saftes im Mixer zu einer glatten Flüssigkeit verarbeiten. Die Mischung in den verbliebenen Sellerie-Apfel-Saft gießen, gut umrühren und genießen.

Vorbereitungszeit: 0
Zubereitungszeit: 15 Minuten
Haltbarkeit: 0
Geräte: Entsafter, Mixer

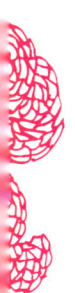

Gemüsesticks mit Ketchup und Mayonnaise

Zutaten

Für die Gemüsesticks:
2 Selleriestangen mit Grün
2 Karotten
⅓ weißer Rettich
 (⅔ aufbewahren)
1 kleiner Kohlrabi

Für den Ketchup:
3 halbe getrocknete
 Tomaten
10 g Rosinen (beides: in
 Quellwasser eingeweicht
 und nicht abgetropft)
1 Tomate
2 EL Leinöl
1 EL Edelhefe
1 TL Zitronensaft
1 Msp. Himalajasalz

Für die Mayonnaise:
2 EL rohes Mandelmus
1 TL Zitronensaft
Saft von ½ Orange
 (½ Orange aufbewahren)
⅛ l Quellwasser
3 EL Leinöl
2 Msp. Himalajasalz
2 Msp. süßes Paprikapulver
 oder Muskatnusspulver

Zubereitung

Ketchup: Die Rosinen und die getrockneten Tomaten jeweils mit dem Einweichwasser, mit Zitronensaft, Edelhefe, das Salz und Leinöl im Mixer gut durchpürieren. Dann die Tomate wie einen Apfel schälen und die harten Teile entfernen. Zu der Masse im Mixer geben und noch einmal kräftig mixen.

Mayonnaise: Mandelmus, Zitronen- und Orangensaft sowie einen Teil des Wassers im Mixer zu einer glatten Creme verarbeiten. Dann bei laufendem Motor langsam das Leinöl und das restliche Wasser einlaufen lassen. (Die Menge der Flüssigkeit im Verhältnis zum Öl bestimmt die Festigkeit der Mayonnaise.) Zum Schluss die Gewürze untermischen. (Die Gewürze immer zum Schluss beimengen, da ansonsten die Bindekraft des Lezithins in dem Mandelmus abgeschwächt wird.)

Gemüsesticks: Das Gemüse putzen und in mundgerechte Stifte schneiden. Mit Ketchup und Mayonnaise aufMayonnaise auf den Tisch bringen. Mit einem Sellerieblatt garnieren.

Einweichzeit: über Nacht
Zubereitungszeit: 30 Minuten
Haltbarkeit: 0, Mayonnaise: luftdicht verschlossen im Kühlschrank etwa 2 Wochen
Geräte: Mixer

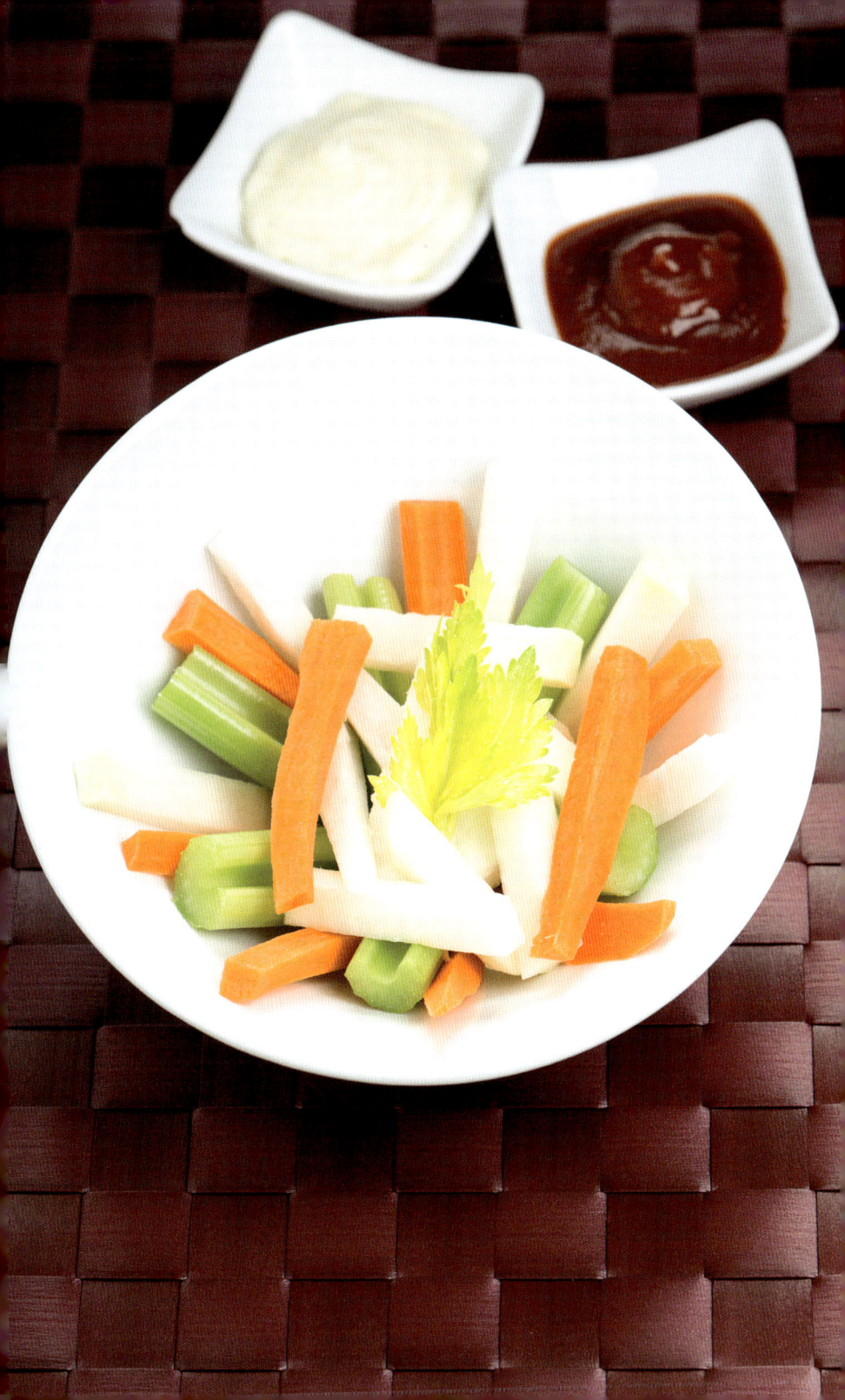

Guacamole nach Art des Hauses

Zutaten

½ Avocado
(½ mit Zitronensaft beträufelt aufbewahren)
1 Kopf Radicchio (3–4 Blätter davon verwenden – den restlichen Salat aufbewahren)
1 Karotte
1 kleine Selleriestange
⅓ weißer Rettich
1 EL Edelhefe
1 TL Nama Shoyu
1 Msp. Himalajasalz
2 Handvoll glatte Petersilie
1 EL Olivenöl
1 TL Zitronensaft
½ Packung Kressesprossen in Bio-Qualität (die zweite Hälfte für das Abendessen am 14. Tag aufbewahren)

Zubereitung

Die Avocado halbieren, entkernen und das Fruchtfleisch mit dem Löffel aus der Schale heben, dann mit einer Gabel zerdrücken. Die Selleriestange putzen und in kleine Stücke schneiden. Den Rettich schälen und ebenso in kleine Stücke schneiden. Die Karotte waschen, putzen und in kleine Würfel schneiden. Die Petersilienblätter abzupfen und fein wiegen. Alle Zutaten gut vermengen und die Guacamole mit einem Bouquet Kressesprossen verzieren. Auf drei Blättern vom Radicchio anrichten, die Sie natürlich mitessen können.

Vorbereitungszeit: 0
Zubereitungszeit: 20 Minuten
Haltbarkeit: 0
Geräte: 0

Für den nächsten Tag vorbereiten: *Frühstück* (Rote Grütze mit Vanillesoße): Zunächst 7 zuvor entkernte Datteln in so viel Quellwasser einweichen, dass sie gerade bedeckt sind und sich gut vollsaugen können. Dann 3 Esslöffel Chiasamen in 30 Esslöffeln Quellwasser einweichen. Nehmen Sie dafür am besten eine etwas größere Glasschüssel. Zudem für die Vanillesoße 2 zuvor entkernte Datteln in so viel Quellwasser einweichen, dass sie gerade bedeckt sind und sich gut vollsaugen können.

Rote Grütze mit Vanillesoße

Zutaten

Für die rote Grütze

100 g Brombeeren
100 g Weintrauben
100 g Erdbeeren
100 g Himbeeren
7 Datteln (entkernt, in
    Quellwasser eingeweicht
    und nicht abgetropft)
¼ l Quellwasser
3 EL Chiasamen (in Quell-
    wasser eingeweicht)
½ Zitrone

Für die Vanillesoße:

2 EL rohes Mandelmus
Saft von 1 Orange
2 Datteln (entkernt, in
    Quellwasser eingeweicht
    und nicht abgetropft)
1 Vanilleschote

Zubereitung

Rote Grütze: Den Zitronensaft mit den Datteln samt Einweichwasser im Mixer gut pürieren. Die Mischung zu den eingeweichten Chiasamen geben. (Bitte entscheiden Sie selbst, ob diese Mischung Ihrem Geschmack entspricht. Falls sie zu fest sein sollte, einfach noch etwas mehr Quellwasser dazugeben.)

Die Beeren waschen, entstielen, klein schneiden (falls gewünscht) und unter die „Grütze" heben.

Vanillesoße: Das Mandelmus mit den Datteln und dem Orangensaft im Mixer zu einer cremigen Soße pürieren. Die Vanilleschote mit einem scharfen Messer aufschlitzen und auskratzen. Das Mark unter die Soße rühren.

Einweichzeit: über Nacht
Zubereitungszeit: 20 Minuten
Haltbarkeit: 0
Geräte: Mixer

Tipp: Die Grütze schmeckt auch mit anderen Früchten lecker.

Für die nächsten Tage vorbereiten: Für das *Mittagessen am 12. Tag* (Gurkensuppe mit Essener-Brot) brauchen Sie 100 Gramm Essener-Brot. Sie erhalten es in gut sortierten Naturkostläden, Bio-Supermärkten oder können es in Internetshops bestellen (siehe unter „Bezugsquellen" im Anhang, Seite 228 ff.). Stattdessen können Sie aber auch Ihr Pizzabrot (Rezept auf Seite 17) zu der Gurkensuppe essen.

Rucolasalat mit Zuckermais

Zutaten

Für den Salat:

**1 frischen Zuckermais-
  kolben**
½ Packung Rucola
2 Tomaten
3 Radieschen

Für das Dressing:

Saft von ½ Zitrone
2 EL Edelhefe
1 Msp. Himalajasalz
4 EL Olivenöl

Zubereitung

Salat: Die Maiskörner vom Kolben schneiden.

Dressing: Alle Zutaten in eine Glasschüssel geben und mit der Gabel gut verrühren. Die Soße zu der Mais-Radieschenmischung geben und gut untermischen.

Die Tomaten wie einen Apfel schälen, die harten Teile entfernen, das Tomatenfleisch in mundgerechte Stücke schneiden und in eine dekorative Schale füllen. Die Radieschen waschen, putzen, in dünne Scheiben schneiden und darübergeben. Den Mais unter die Rucolablätter heben und den Salat auf den Tomatenstücken und Radieschenscheiben anrichten.

Dazu passt Pizzabrot (Rezept auf Seite 17).

Vorbereitungszeit: 0
Zubereitungszeit: 15 Minuten
Haltbarkeit: 0
Geräte: 0

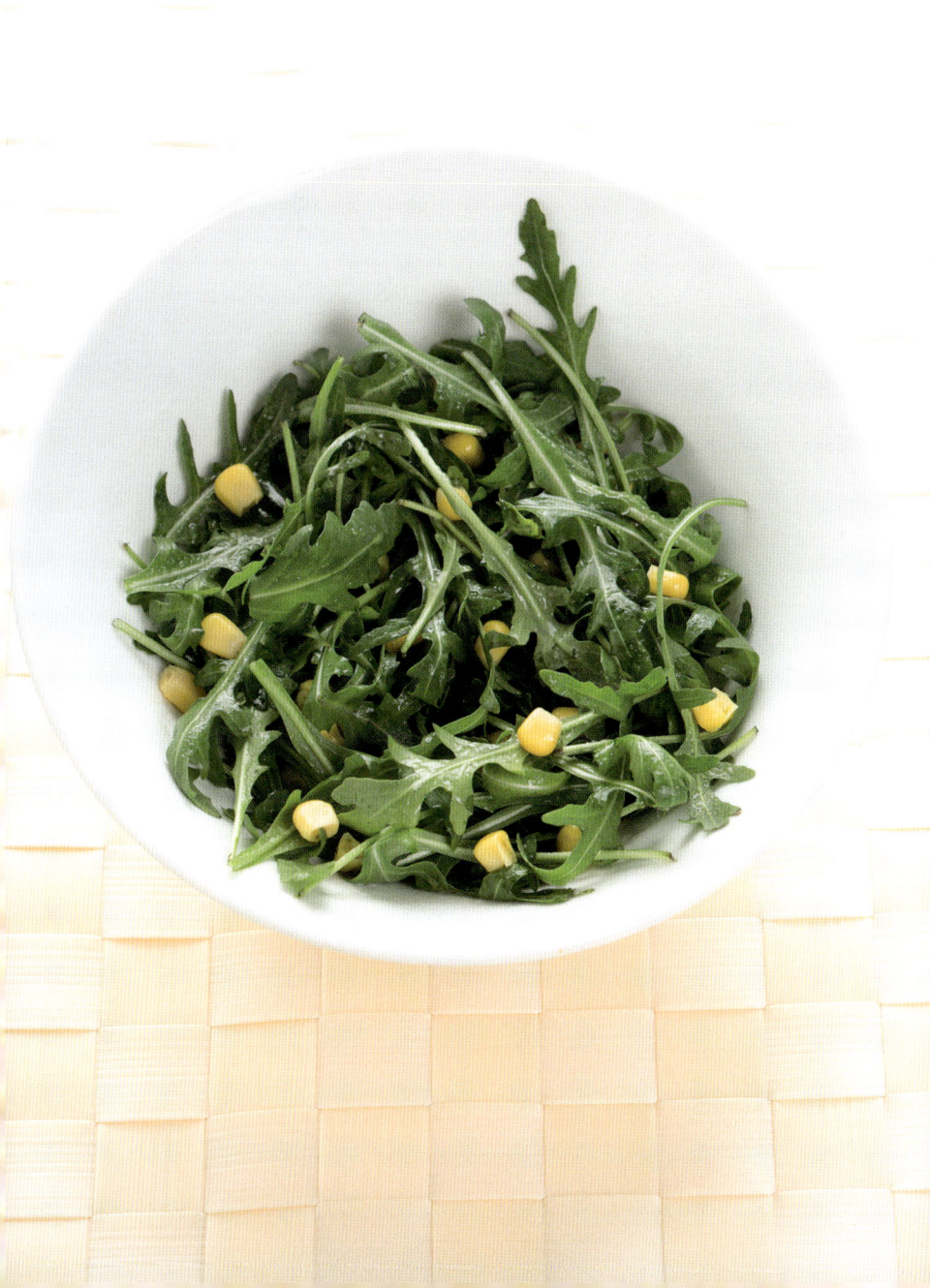

Gemüse-Apfel-Ratatouille

Zutaten

Für die Ratatouille:
½ Avocado
1 Selleriestange
1 süßer Apfel
1 Karotte

Für das Dressing:
Saft von ½ Zitrone
1 EL Edelhefe
3 EL Kürbiskernöl
1 Msp. Himalajasalz

Zubereitung

Ratatouille: Die Selleriestange waschen, putzen und mit dem Grün klein schneiden. Die Karotte waschen, putzen und in kleine Würfel schneiden. Den Apfel ebenso waschen, entkernen und in kleine Würfel schneiden. Das Fruchtfleisch der Avocadohälfte in kleine Würfel schneiden.

Dressing: Alle Zutaten in eine Glasschüssel geben und mit der Gabel gut verrühren.

Das Dressing über die Obst- und Gemüsestücke geben und gut unterheben.

Dazu passt Pizzabrot (Rezept auf Seite 17).

Vorbereitungszeit: 0
Zubereitungszeit: 15 Minuten
Haltbarkeit: 0
Geräte: 0

Für den nächsten Tag vorbereiten: *Frühstück* (Avocado-Carob-Creme): 5 zuvor entkernte Datteln in so viel Quellwasser einweichen, dass sie gerade bedeckt sind und sich gut vollsaugen können. *Mittagessen*: („Thuna" von der Sonnenblume mit gemischtem Salat): 30 Gramm Sonnenblumenkerne und separat 30 Gramm Macadamianüsse in reichlich Quellwasser einweichen. *Abendessen* (Karottensalat mit Keimlingen): 2 zuvor entkernte Datteln in so viel Quellwasser einweichen, dass sie gerade bedeckt sind und sich gut vollsaugen können.

Avocado-Carob-Creme

Zutaten

½ Avocado (die andere
  Hälfte gut mit Zitronensaft beträufeln und für
  das morgige Mittagessen
  aufbewahren)
1 Banane
3 EL Seiden-Carobpulver
1 EL Kokosfett
5 Datteln (in Quellwasser
  eingeweicht und nicht
  abgetropft)
1 Vanilleschote
1 Orange
1 Msp. Himalajasalz
1 TL Zitronensaft

Vorbereiten

Mittagessen („Thuna" von der Sonnenblume
mit gemischtem Salat): Die Zucchini waschen,
die Enden abschneiden und den Rest in etwa
3 Millimeter dicke Scheiben schneiden. Die
Zucchinischeiben im Dörrgerät bei 40° C etwa
4 bis 6 Stunden trocknen. Alternativ können
Sie die Zucchinistreifen auch frisch verwenden,
wenn Ihnen die Zeit zum Trocknen fehlt. Sie
schmecken dann aber nicht so intensiv.

Zubereitung

Die Orange auspressen. Die Avocado halbieren,
entkernen, das Fruchtfleisch der Hälfte ohne
Kern mit einem Löffel aus der Schale heben
und in den Mixer geben. Die Banane schälen, in
grobe Stücke schneiden und mit dem Orangensaft, den Datteln mit dem Einweichwasser, dem
Kokosfett und dem Carobpulver ebenfalls in den
Mixer geben. Die restlichen Zutaten dazugeben
und die Creme gut durchmixen. Die Vanilleschote aufschlitzen, das Mark herauskratzen
und unter die Creme rühren.

Vorbereitungszeit: 0
Zubereitungszeit: 15 Minuten
Haltbarkeit: 0
Geräte: Mixer

„Thuna" von der Sonnenblume mit gemischtem Salat

Zutaten für 4 Portionen

Für den „Thuna":

30 g Sonnenblumenkerne (in Quellwasser eingeweicht und gut abgetropft)

30 g Macadamianüsse (in Quellwasser eingeweicht und gut abgetropft)

1 TL Rotalgenflocken

1 kleine Zucchini

1 Selleriestange

1 TL rohes Mandelmus

½ TL Senfkörner

1 TL Zitronensaft

1 TL Nama Shoyu

1 EL Leinöl

Für den Salat:

Rucolablätter

Radicchio

Radieschen

Für das Dressing:

Saft von ½ Zitrone

1 EL Edelhefe

1 Msp. Himalajasalz

4 EL Olivenöl

Zubereitung

„Thuna": Die Sonnenblumenkerne in der Küchenmaschine zu feinem Pulver verarbeiten. Die Senfkörner im Mörser fein zerdrücken. Die Macadamianüsse mit dem Zitronensaft, dem Mandelmus und dem Leinöl im Mixer zu einer homogenen Masse pürieren. Mit dem Shoyu zu dem Sonnenblumenkernmehl geben und die Zutaten gut vermengen. Die getrockneten Zucchinistreifen und Rotalgenflocken dazugeben und ebenfalls gut untermischen. Die Selleriestange putzen, in dünne Scheiben schneiden und unter die „Thuna"-Masse mischen.

Salat: Für den gemischten Salat nehmen Sie die am 9. Tag übrig gebliebenen Rucolablätter, den Radicchio vom 8. Tag und die Radieschen vom 9. Tag.

Dressing: Alle Zutaten in eine Glasschüssel geben und mit der Gabel gut verrühren.

Die „Thuna"-Masse und den gemischten Salat dekorativ auf einem Teller anrichten. Genießen Sie dieses Gericht mit Pizzabrot (Rezept auf Seite 17).

Einweichzeit: über Nacht
Zubereitungszeit: 20 Minuten
Trockenzeit: 4 bis 6 Stunden
Haltbarkeit: im Kühlschrank etwa 2 Tage
Geräte: Dörrgerät, Mixer, Küchenmaschine

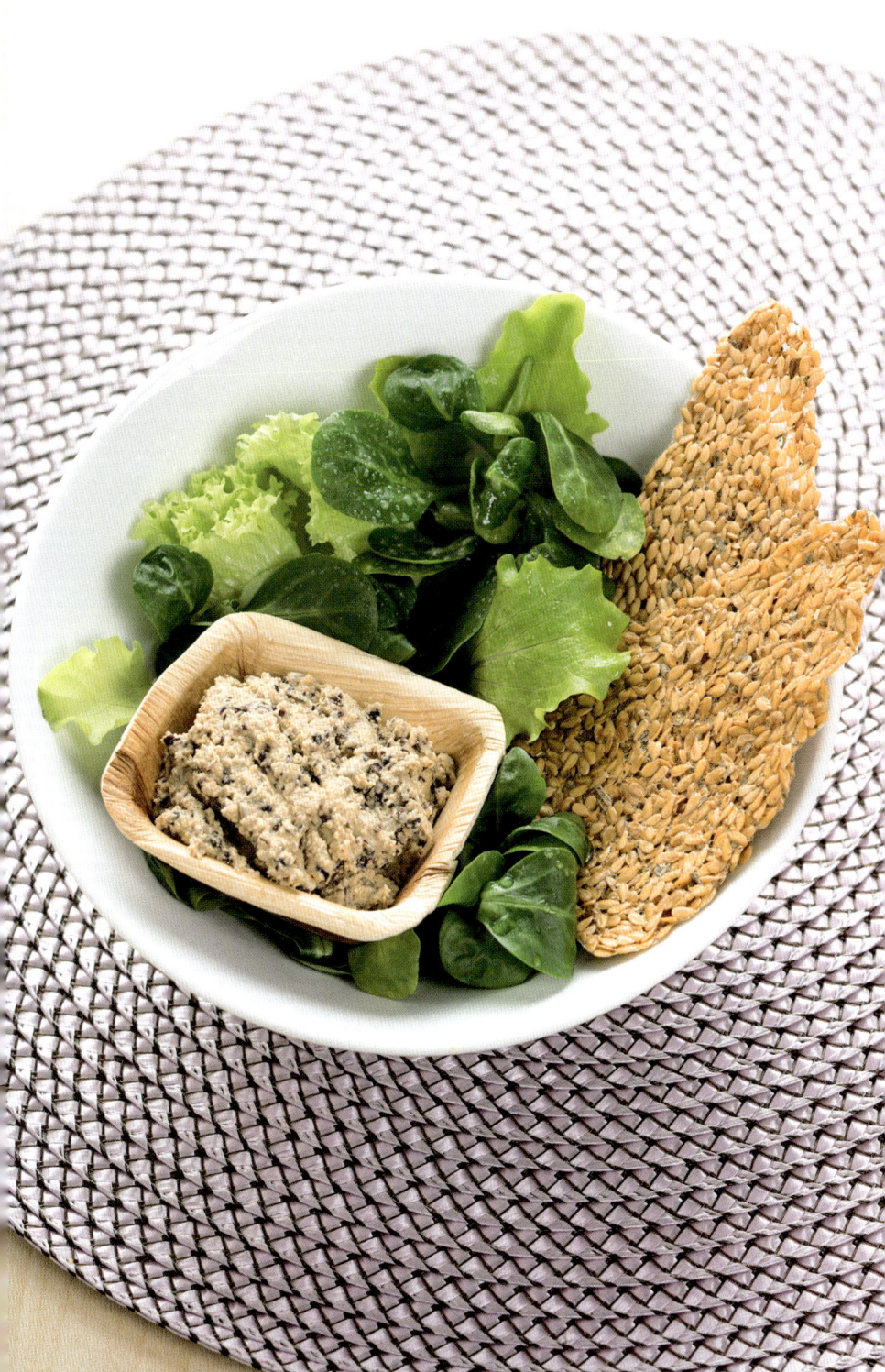

Karottensalat mit Keimlingen

Zutaten

Für den Salat:

**2 EL Keimlinge (am
besten Weizenkeimlinge;
siehe 7. Tag, Seite 56
unten)**
3 mittelgroße Karotten
1 Handvoll Petersilie
einige Basilikumblätter

Für das Dressing:

**2 Datteln (entkernt, in
Quellwasser eingeweicht
und nicht abgetropft)**
1 Msp. Himalajasalz
Saft von ½ Zitrone
4 EL Olivenöl
1 Msp. süßes Paprikapulver
1 Msp. Nelkenpulver
1 Msp. Muskatnusspulver

Zubereitung

Salat: Die Karotten waschen, die Enden
abschneiden und in grobe Stifte hobeln. Die
Kräuter fein wiegen. Dann die Karottenstifte
mit den Kräutern und den Weizenkeimen
vermischen.

Dressing: Die Datteln mit dem Einweichwasser
und den restlichen Zutaten im Mixer zu einer
glatten Soße verarbeiten.

Das Dressing über den angerichteten Salat
träufeln.

Einweichzeit: über Nacht
Zubereitungszeit: 15 Minuten
Haltbarkeit: 0
Geräte: Gemüsehobel, Mixer

Für den nächsten Tag vorbereiten: *Frühstück* (Mandelmüsli): 30 Gramm
Mandeln und separat 30 Gramm Sonnenblumenkerne in reichlich Quellwasser
einweichen. Zudem 20 Gramm Rosinen in so viel Quellwasser einweichen, dass sie
sich gut vollsaugen können.

Mandelmüsli

Entspricht Frühstück, 7. Tag

Zutaten

30 g Mandeln (in Quell-
wasser eingeweicht und
gut abgetropft)

30 g Sonnenblumen-
kerne (in Quellwasser
eingeweicht und gut
abgetropft)

20 g Rosinen (in Quell-
wasser eingeweicht
und nicht abgetropft)

1 Banane

1 Apfel

1 Birne

1 Orange

½ Zitrone

2 EL getrocknete Buch-
weizenkörner (siehe
3. Tag, Seite 36 unten)

Zubereitung

Die Banane schälen und in mundgerechte
Stücke schneiden. Den Apfel und die Birne
entkernen und ebenso in mundgerechte Stücke
schneiden. Die Orange und die Zitrone auspressen. Dann den Orangen- und Zitronensaft
mit den Rosinen samt Einweichwasser, den
abgetropften Sonnenblumenkernen und den
abgetropften Walnüssen im Mixer zu einer
cremigen Masse verarbeiten. Die Fruchtstücke in
eine flache Schüssel füllen, die Creme darübergeben, die knusprigen Buchweizenkörner
darüberstreuen und genießen.

Einweichzeit: über Nacht
Zubereitungszeit: 20 Minuten
Haltbarkeit: 0
Geräte: Mixer

Kohlrabispaghetti mit Avocadosoße

Zutaten

Für die Kohlrabispaghetti:
1 kleiner Kohlrabi

Für die Avocadosoße:
½ Avocado
Saft von ½ Zitrone
1 TL rohes Mandelmus
4 EL Leinöl
1 Msp. Himalajasalz
1 TL Nama Shoyu

Zubereitung

Kohlrabispaghetti: Den Kohlrabi schälen. Die Blätter entfernen und die jungen Blätter fein wiegen. Dann den Kohlrabi halbieren und mit dem Julienne Slicer in feine Spaghetti schneiden.

Avocadosoße: Dafür die halbe Avocado vom 10. Tag nehmen. Das Fruchtfleisch mit einem Löffel herauslösen und in den Mixer geben. Mandelmus, Zitronensaft, Leinöl, Salz und Shoyu dazugeben und zu einer homogenen Soße pürieren.

Die Avocadosoße in eine hübsche Schale geben und die Kohlrabispaghetti dekorativ darauf verteilen. Wenn gewünscht, mit den gewiegten Kohlrabiblättern dekorieren.

Vorbereitungszeit: 0
Zubereitungszeit: 15 Minuten
Haltbarkeit: 0
Geräte: Mixer, Julienne Slicer

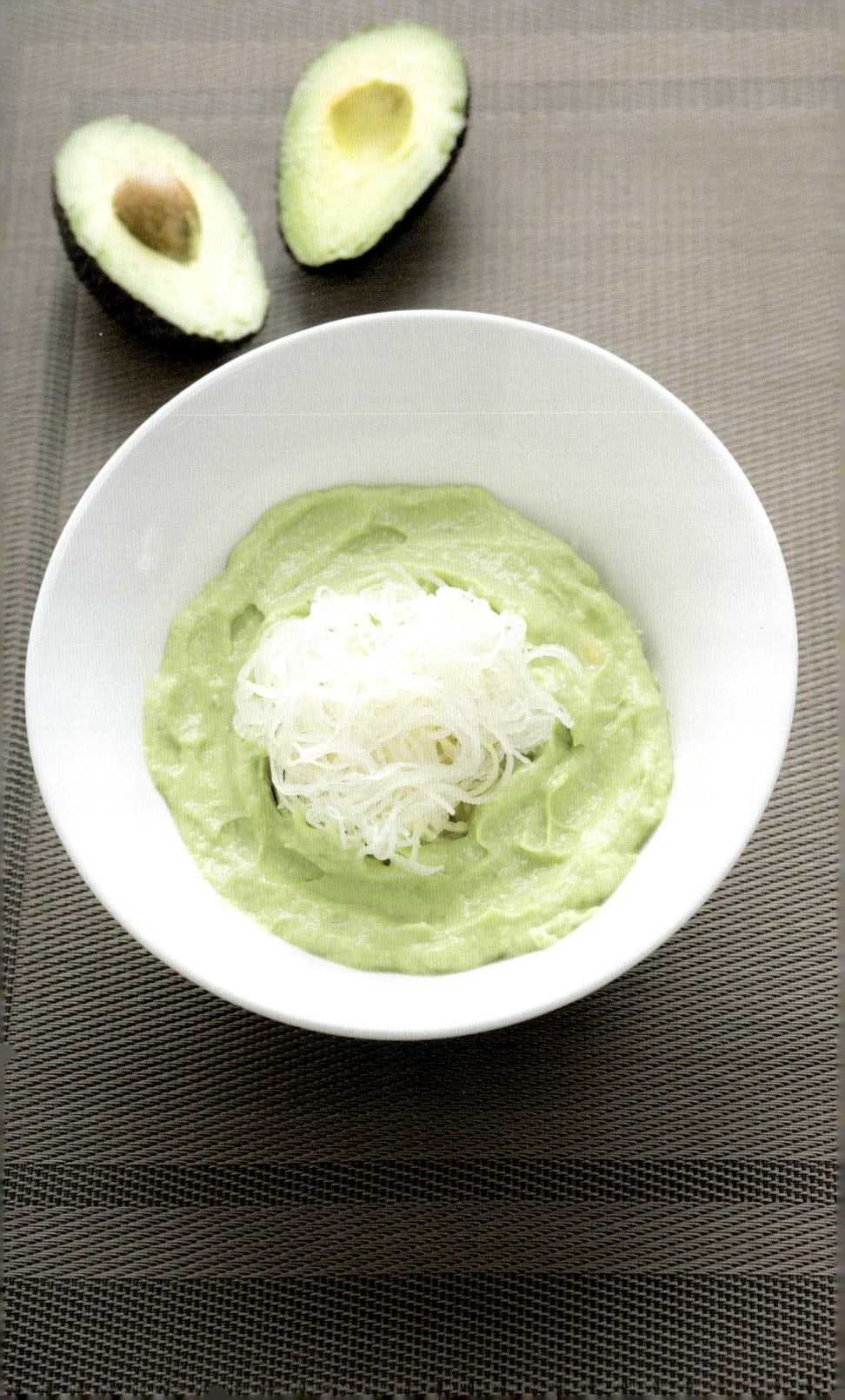

Maissuppe mit Borretschblüten

Zutaten

1 frischen Zuckermais-
   kolben
⅓ l Quellwasser
1 TL Zitronensaft
1 TL Nama Shoyu
1 TL Mexi Chili Miso
3 EL Olivenöl
3 Borretschblüten (oder
   andere frische Kräuter)

Zubereitung

Die Maiskörner vom Kolben schneiden und
¾ davon mit dem Wasser im Mixer so lange
pürieren, bis die Körner zerkleinert sind. Wenn
Ihre Suppe eine sehr feine Konsistenz haben
soll, können Sie die Masse zusätzlich durch ein
feines Sieb passieren. Dann Zitronensaft, Shoyu,
Mexi Chili Miso und das Olivenöl dazugeben
und noch einmal kurz pürieren. Die Suppe mit
Borretschblüten garnieren.

Vorbereitungszeit: 0
Zubereitungszeit: 10 Minuten
Haltbarkeit: 0
Geräte: Mixer

Für die nächsten Tage vorbereiten: *Mittagessen am 13. Tag* (Sushi): Den
Ingwer „marinieren": Dafür etwa 50 Gramm frische Ingwerwurzel (Menge nach
Belieben) unter fließendem Wasser gut waschen (wer möchte, kann ihn auch
schälen) und in dünne Scheiben hobeln. Dann die Ingwerscheiben in eine Glasschüssel geben und „weinen" lassen, das heißt mit Salz bestreuen und etwa
2 Stunden beiseitestellen, bis sie Wasser gezogen haben. Dann die Scheiben auf
einer glatten Arbeitsfläche einzeln auslegen. Eine Abdeckung darauf legen und mit
einem Gegenstand beschweren. (Hilfreich sind dafür beispielsweise zwei saubere
Kacheln, zwei Glasplatten oder zwei Teller, die aufeinandergelegt werden können.)
Zwei Tage lang an einem kühlen Ort ruhen lassen.

Spinatsmoothie

Zutaten

4 süße Äpfel
2 Karotten
1 Banane
100 g Spinat

Zubereitung

Die Äpfel waschen, entkernen und in grobe Stücke schneiden. Die Karotten waschen, putzen, die Enden abschneiden und in grobe Stücke schneiden. Die Apfel- und Karottenstücke entsaften. Dann die Banane schälen und ebenso in grobe Stücke schneiden. Die Spinatblätter waschen. Den vorbereiteten Saft mit der Banane und den Spinatblättern im Mixer zu einem cremigen Smoothie verarbeiten.

Vorbereitungszeit: 0
Zubereitungszeit: 10 Minuten
Haltbarkeit: 0
Geräte: Entsafter, Mixer

Gurkensuppe mit Essener-Brot

Zutaten

1 Salatgurke
½ Avocado (die andere
   Hälfte gut mit Zitronensaft beträufeln und für
   das morgige Mittagessen
   aufbewahren)
1 EL Edelhefe
1 TL Nama Shoyu
1 Msp. Himalajasalz
1 Msp. süßes Paprikapulver
1 EL Leinöl

Zubereitung

Die Gurke waschen, die Enden abschneiden und in grobe Stücke schneiden. Eine Scheibe für die Dekoration aufbewahren. Die Avocado halbieren, entkernen und das Fruchtfleisch mit dem Löffel aus der Schale heben. Dann alle Zutaten im Mixer zu einer cremigen Suppe pürieren. Die Gurkensuppe in eine dekorative Schüssel füllen und hübsch mit einer Gurkenscheibe dekorieren.

Dazu passt Essener-Brot (siehe unter „Bezugsquellen" im Anhang, Seite 228 ff.) oder Pizzabrot (Rezept auf Seite 17).

Vorbereitungszeit: 0
Zubereitungszeit: 10 Minuten
Haltbarkeit: 0
Geräte: Mixer

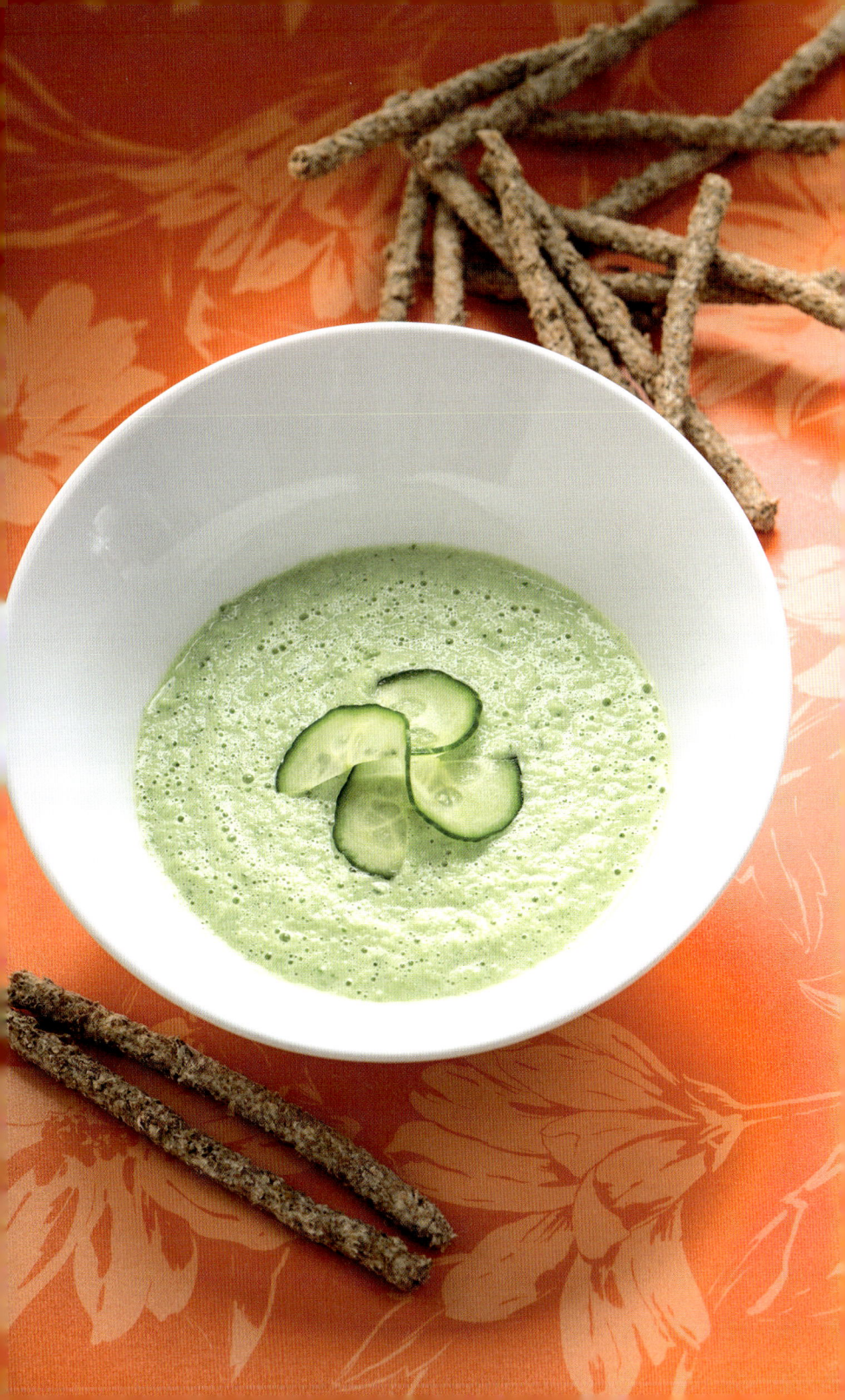

Kohlrabispaghetti mit Steinpilzragout

Zutaten

Für die Kohlrabispaghetti:
1 kleiner Kohlrabi

Für das Steinpilzragout:
3 Steinpilze
Saft von ½ Zitrone
Saft von 1 Orange
1 Msp. Himalajasalz
1 TL Nama Shoyu
5 EL Kürbiskernöl

Zubereitung

Kohlrabispaghetti: Den Kohlrabi schälen und mit dem Julienne Slicer in feine Spaghetti schneiden.

Steinpilzragout: Die Pilze putzen und in kleine Würfel schneiden. Die restlichen Ragoutzutaten in eine Glasschüssel geben und mit der Gabel gut verrühren. Die Pilzwürfel dazugeben.

Die Spaghetti auf einem Teller anrichten und das Steinpilzragout dekorativ darauf verteilen.

Dazu passt Pizzabrot (Rezept auf Seite 17).

Vorbereitungszeit: 0
Zubereitungszeit: 15 Minuten
Haltbarkeit: 0
Geräte: 0

Für den nächsten Tag vorbereiten: *Frühstück* (Chiamüsli à la Dr. Budwig): 30 Gramm Macadamianüsse in reichlich Quellwasser einweichen. Dann 3 zuvor entkernte Datteln in so viel Quellwasser einweichen, dass sie gerade bedeckt sind und sich gut vollsaugen können.

Chiamüsli à la Dr. Budwig

Zutaten

30 g Macadamianüsse (in
  Quellwasser eingeweicht
  und gut abgetropft)
3 Datteln (entkernt, in
  Quellwasser eingeweicht
  und nicht abgetropft)
3 EL Chiasamen
1 reife Banane
3 EL Leinöl
5 Zwetschgen
evtl. etwas Quellwasser
  oder frisch gepresster
  Orangensaft

Zubereitung

Die Datteln aus dem Einweichwasser nehmen
und anschließend die Chiasamen darin aufquellen lassen. In der Zwischenzeit die Budwig-
creme herstellen: Dafür die klein geschnittenen
Datteln, die geschälte und in grobe Stücke
geschnittene Banane, die abgetropften Macadamianüsse und das Leinöl im Mixer zu einem
„veganen Quark" verarbeiten. Wenn Ihnen die
Creme zu fest ist, können Sie einfach etwas
Quellwasser oder frisch gepressten Orangensaft
dazugeben. Dann die Zwetschgen entkernen,
klein schneiden und unter die aufgequollenen
Chiasamen mischen. Die „Quarkcreme" darauf
verteilen und genießen.

Einweichzeit: über Nacht
Zubereitungszeit: 15 Minuten
Haltbarkeit: 0
Geräte: Mixer

Sushi

Zutaten

Für das Sushi:

⅓ weißer Rettich
2 nicht geröstete Nori-
blätter
1 kleine Süßkartoffel
½ Avocado
1 Tomate
1 Stück frische Meer-
rettichwurzel
1 EL Nama Shoyu

Für die Sushi-Mayonnaise:

2 EL rohes Mandelmus
1 TL Zitronensaft
Saft von ½ Orange (die
andere Hälfte für das
morgige Abendessen
aufbewahren)
⅛ l Quellwasser
3 EL Leinöl
1 EL Edelhefe
1 Msp. Himalajasalz
1 Msp. süßes Paprikapulver
oder Muskatnusspulver

Zubereitung

Holen Sie den am 11. Tag eingelegten Ingwer aus dem Kühlschrank und geben Sie ihn in ein hübsches Schälchen.

Sushi-Mayonnaise: Das Mandelmus, den Zitronensaft, den Orangensaft und einen Teil des Wassers im Mixer zu einer Creme verarbeiten. Dann bei laufendem Motor langsam das Leinöl und das restliche Wasser einlaufen lassen. (Sie können den Motor aber auch kurz abschalten, einen Teil des Leinöls und das Wasser dazugießen und dann erneut den Motor laufen lassen. Auf diese Weise verfahren, bis Sie das gesamte Öl und Wasser eingearbeitet haben. Dabei bestimmt die Menge der Flüssigkeit im Verhältnis zum Öl die Festigkeit der Mayonnaise.) Zum Schluss die Gewürze untermischen. (Die Gewürze immer zum Schluss beimengen, da ansonsten die Bindekraft des Lezithins in dem Mandelmus abgeschwächt wird.)

Die Mayonnaise können Sie auch auf Vorrat herstellen. Sie hält sich in einem luftdicht verschließbaren Glasbehälter etwa 2 Wochen im Kühlschrank.

Sushi: Den Meerrettich und den weißen Rettich jeweils schälen und fein reiben. Anschließend beide jeweils separat in ein dekoratives Schälchen geben.

Fortsetzung auf Seite 82

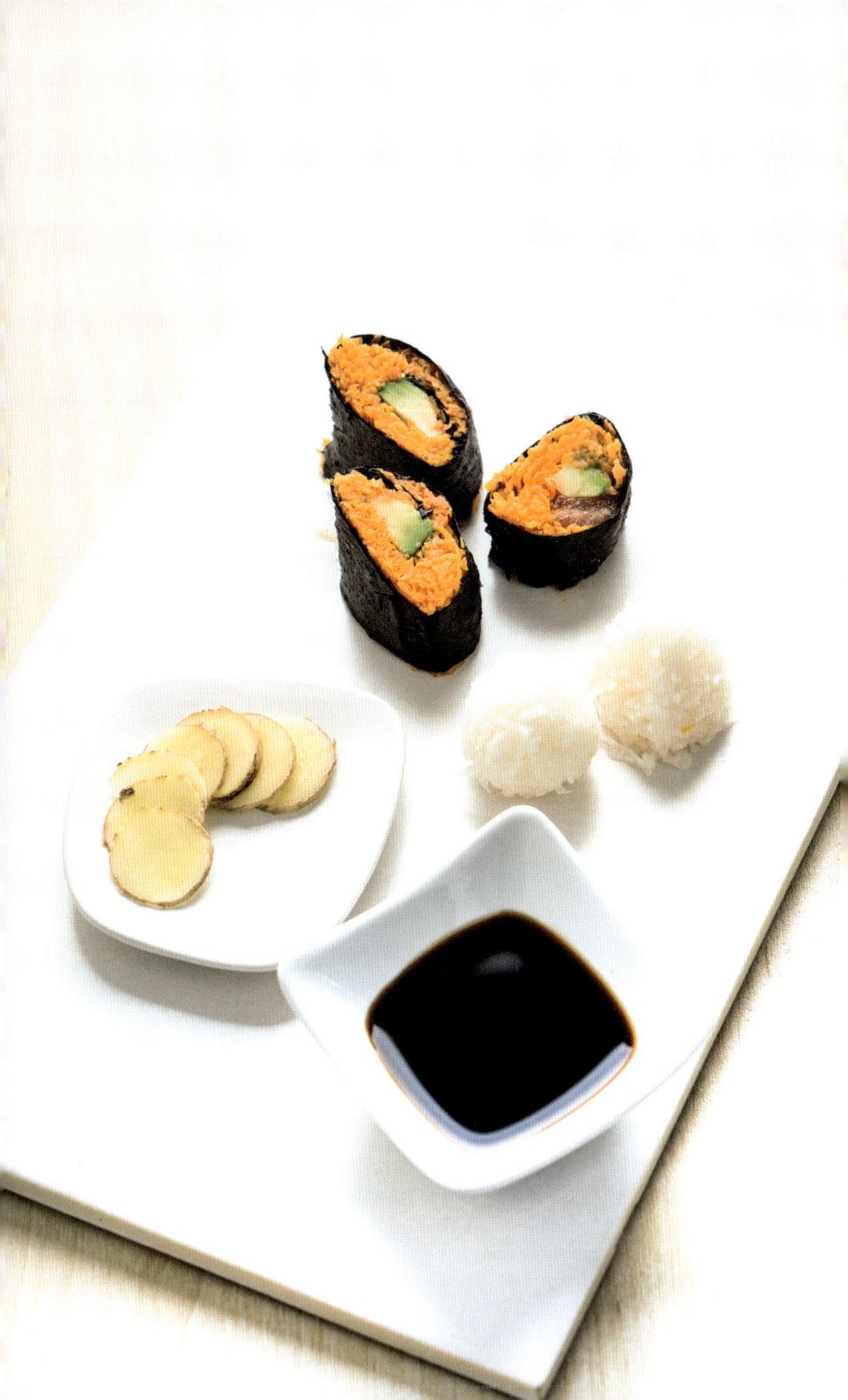

Dann die Süßkartoffel schälen und mit einer Gemüsereibe sehr fein reiben. Die Tomate wie einen Apfel schälen und der Länge nach in Achtel schneiden. Die Avocadohälfte schälen und das Fruchtfleisch in etwa 1 Zentimeter dicke Streifen schneiden. Jetzt so viel Sushi-Mayonnaise unter die geriebene Süßkartoffel mischen, dass eine weiche (nicht zu feuchte) Masse entsteht.

Die Noriblätter auslegen, die Süßkartoffelmasse circa ½ Zentimeter dick auf jedes Noriblatt auftragen und gleichmäßig über das gesamte Blatt verstreichen. Auf dem vorderen Teil der Masse der Länge nach Tomatenachtel und Avocadostreifen auslegen. Die Noriblätter einrollen, das heißt, so um die Tomaten- und Avocadostücke wickeln, dass gefüllte Rollen entstehen. Die Norirollen mit einem sehr scharfen Messer in mundgerechte Stücke (6 Stücke pro Norirolle) schneiden. Wenn Sie es scharf mögen, können Sie zu den Avocadostücken und Tomaten etwas von dem Meerrettich geben.

Nun die Sushistücke dekorativ auf einem Teller oder einer Suhsiplatte anrichten. Dazu marinierten Ingwer (Seite 74 unten), Meerrettich und Rettich anrichten und die Sojasoße (Shoyu) in einer kleinen Schale auf den Tisch bringen. Meerrettich, Rettich und die Sushistücke mit Stäbchen fassen und in die Sojasoße tunken.

Vorbereitung: 2 Tage
Zubereitung: 30 Minuten
Haltbarkeit: 0
Geräte: Mixer, Gemüsereibe, scharfes Messer

Bananenbrei

Zutaten

2 Bananen
1½ Orangen
1 Zitrone
1 EL Leinöl
3 EL Braunhirsemehl
2 EL getrocknete Buch-
 weizenkörner (siehe
 3. Tag, Seite 36 unten)

Zubereitung

Die Bananen schälen und mit einer Gabel so lange zerdrücken, bis sie saftig werden. Das Braunhirsemehl dazugeben und gut vermischen. Dann die Orangen und die Zitrone auspressen und den Saft mit dem Leinöl im Mixer zu einer homogenen Flüssigkeit verarbeiten. Diese über den Bananenbrei gießen. Mit den knusprigen Buchweizenkörnern verfeinern und genießen.

Vorbereitungszeit: 0
Zubereitungszeit: 10 Minuten
Haltbarkeit: 0
Geräte: 0

Für den nächsten Tag vorbereiten: *Mittagessen* (Prinzenrolle von der Gurke mit Avocadocreme): 30 Gramm Mandeln in reichlich Quellwasser einweichen. 2 zuvor entkernte Datteln in so viel Quellwasser einweichen, dass sie gerade bedeckt sind und sich gut vollsaugen können.

Erdmandelmüsli

Zutaten

½ Ananas (die andere
Hälfte können Sie als
Zwischenmahlzeit
verwenden)
1 Kiwi
5 EL Erdmandelmehl
1 reife Banane
Saft von 2 Orangen
Saft von ½ Zitrone
2 EL Leinöl
2 EL getrocknete Buch-
weizenkörner (siehe
3. Tag, Seite 36 unten)

Zubereitung

Die Ananas halbieren, schälen, den Strunk
herauslösen, eine Hälfte in mundgerechte Stücke schneiden und in eine Müslischale geben.
Die Kiwi schälen, ebenso in mundgerechte
Stücke schneiden und mit den Ananasstücken
vermischen. Orangensaft, Zitronensaft sowie
die geschälte und in grobe Stücke geschnittene
Banane mit dem Leinöl im Mixer zu einer
homogenen Masse verarbeiten. Die gemahlenen
Erdmandeln dazugeben, gut verrühren und auf
den Fruchtstücken verteilen. Die knusprigen
Buchweizenkörner darüberstreuen.

Vorbereitungszeit: 0
Zubereitungszeit: 10 Minuten
Haltbarkeit: 0
Geräte: Mixer

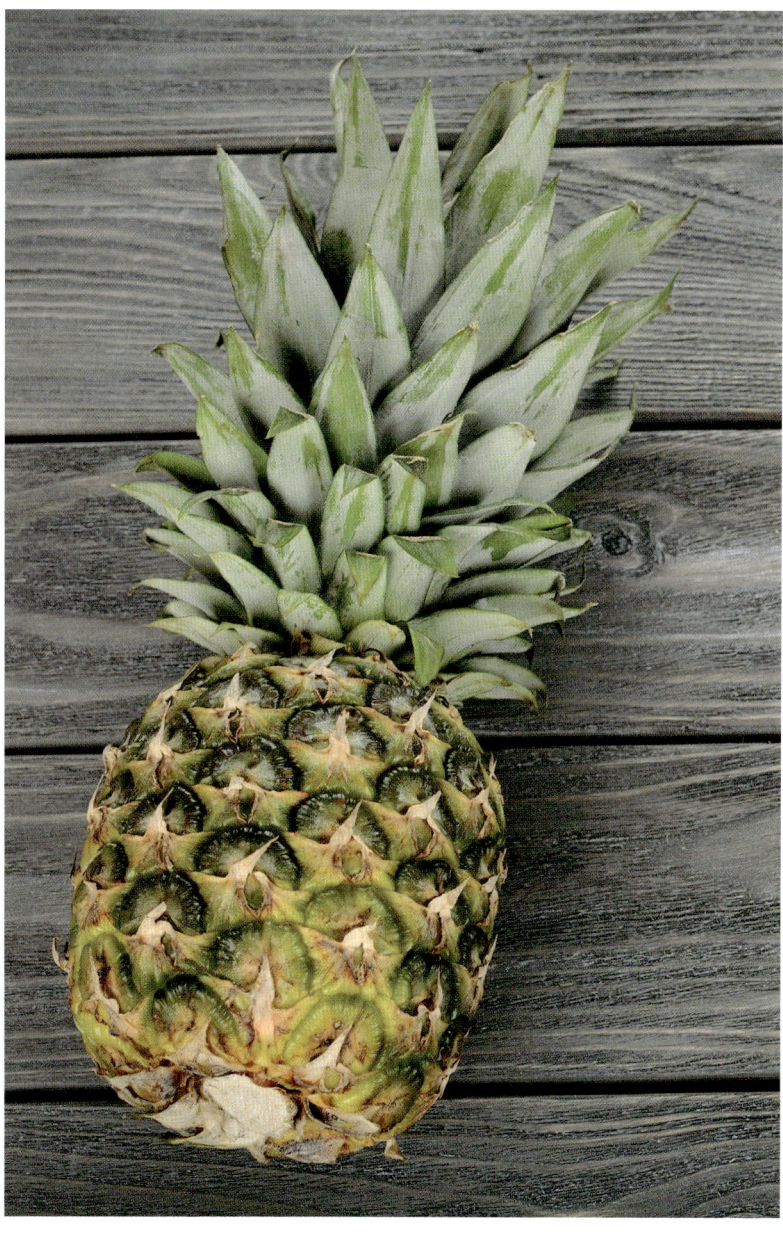

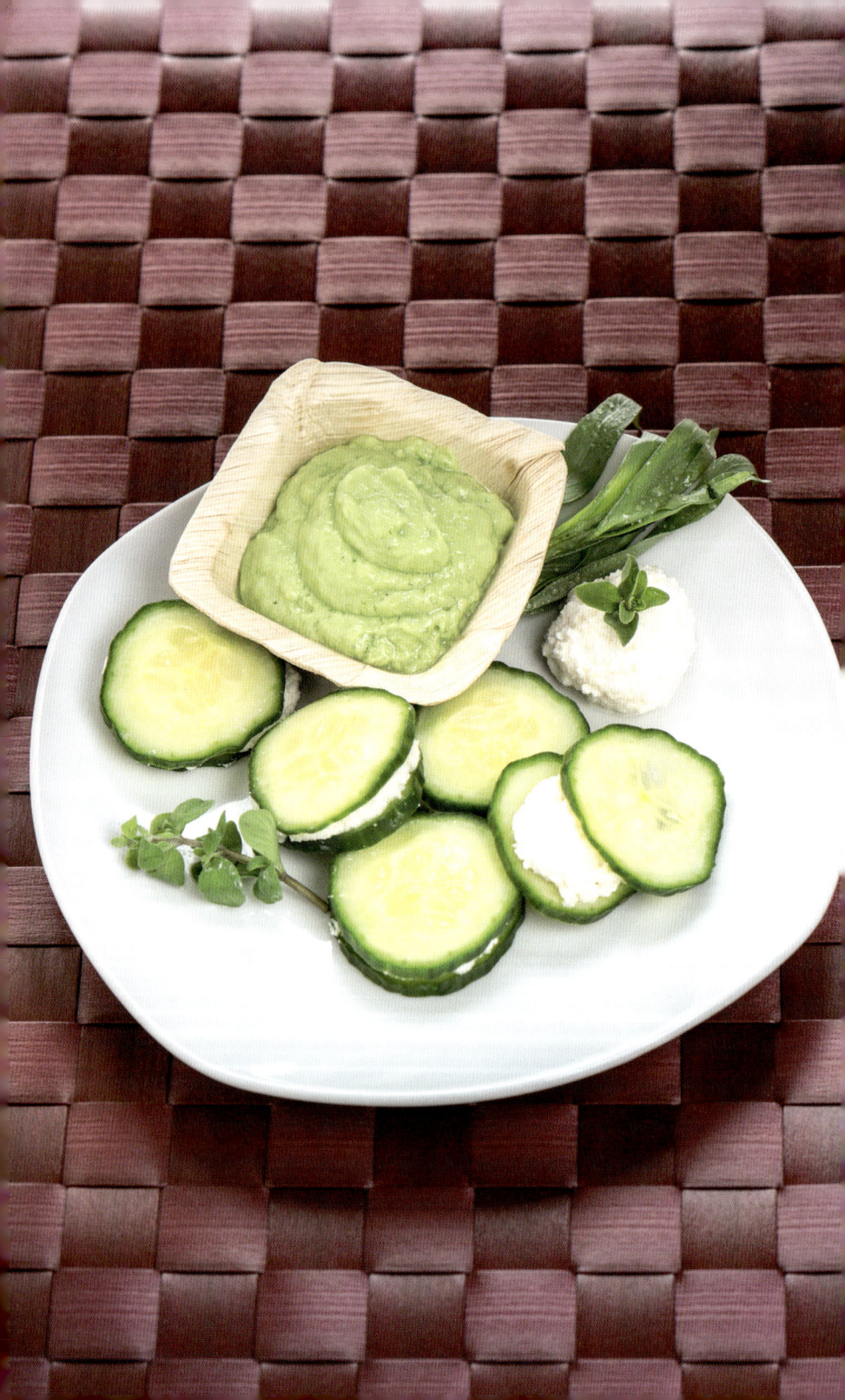

Prinzenrolle von der Gurke mit Avocadocreme

Zutaten

Für die Prinzenrolle:

**30 g Mandeln (in Quell-
wasser eingeweicht und
gut abgetropft)**
¼ Salatgurke
1 EL Leinöl
1 Msp. Himalajasalz
1 TL Zitronensaft
1 EL Edelhefe

Für die Avocadocreme:

1 Avocado
1 TL rohes Mandelmus
1 Msp. Himalajasalz
1 TL Zitronensaft
**2 Datteln (entkernt, in
Quellwasser eingeweicht
und nicht abgetropft)**
**1 Handvoll Majoran und
Basilikum (oder andere
frische Kräuter)**

Zubereitung

Prinzenrolle: Die Mandeln mit Leinöl, dem Salz, dem Zitronensaft und Edelhefe im Mixer zu einer glatten Creme verarbeiten. Bei Bedarf etwas Quellwasser dazugeben. Die Gurke waschen und die Enden abschneiden. Dann in feine Scheiben schneiden, diese mit der Creme bestreichen und wie „Prinzenrolle"-Doppelkekse anrichten.

Avocadocreme: Die Avocado halbieren, entkernen und das Fruchtfleisch mit einem Löffel aus der Schale heben. In den Mixer geben und mit Zitronensaft, Mandelmus, Salz und den Datteln samt Einweichwasser zu einer homogenen Masse verarbeiten. Die Kräuter fein wiegen und unter die Avocadocreme mischen.

Die Avocadocreme in ein dekoratives Schälchen füllen und zu den „Prinzenrollen" genießen. Mit frischen Kräutern verzieren.

Einweichzeit: über Nacht
Zubereitungszeit: 20 Minuten (Wer sich die Zeit nehmen möchte, kann die Mandeln auch häuten, was natürlich etwas mehr Zeit in Anspruch nimmt, aber nicht unbedingt erforderlich ist.)
Haltbarkeit: 0
Geräte: Mixer

Spinatsalat

Zutaten

Für den Salat:

100 g Spinat
1 Karotte
2 Tomaten
5 Radieschen
¼ Salatgurke
½ Packung Kressesprossen
   in Bio-Qualität (falls Sie
   Ihre Lieblingssprossen
   nicht selbst gezogen
   haben)

Für das Dressing:

2 EL Zitronensaft
1 Msp. Himalajasalz
1 Msp. süßes Paprikapulver
1 Msp. Schabzigerklee
3 EL Olivenöl

Zubereitung

Salat: Den Spinat mehrmals waschen, von den Stielen befreien und in mundgerechte Stücke zupfen. Die Karotte waschen, die Enden abschneiden und in grobe Stifte hobeln. Die Radieschen waschen, putzen und in feine Scheiben schneiden. Die Gurke waschen, die Enden abschneiden, halbieren und in Scheiben schneiden. Die Tomaten vierteln und die harten Teile entfernen.

Dressing: Den Zitronensaft mit den Gewürzen in einer Glasschüssel mischen.

Den Spinat, die Karotten- und Tomatenstücke sowie die Radieschen- und Gurkenscheiben in der Salatsoße wenden. Die Sprossen dazugeben. Den Spinatsalat mit Olivenöl beträufeln und noch einmal vorsichtig durchmischen.

Vorbereitungszeit: 0
Zubereitungszeit: 20 Minuten
Haltbarkeit: 0
Geräte: 0

Für die nächsten Tage vorbereiten: *Mittagessen am 15. Tag* (Kaiserschmarrn mit Apfelmus): 50 Gramm Leinsamen in ¼ Liter Quellwasser einweichen. 3 zuvor entkernte Datteln in so viel Quellwasser einweichen, dass sie gerade bedeckt sind und sich gut vollsaugen können. 1 Handvoll Rosinen in so viel Quellwasser einweichen, dass sie gerade bedeckt sind und sich gut vollsaugen können.

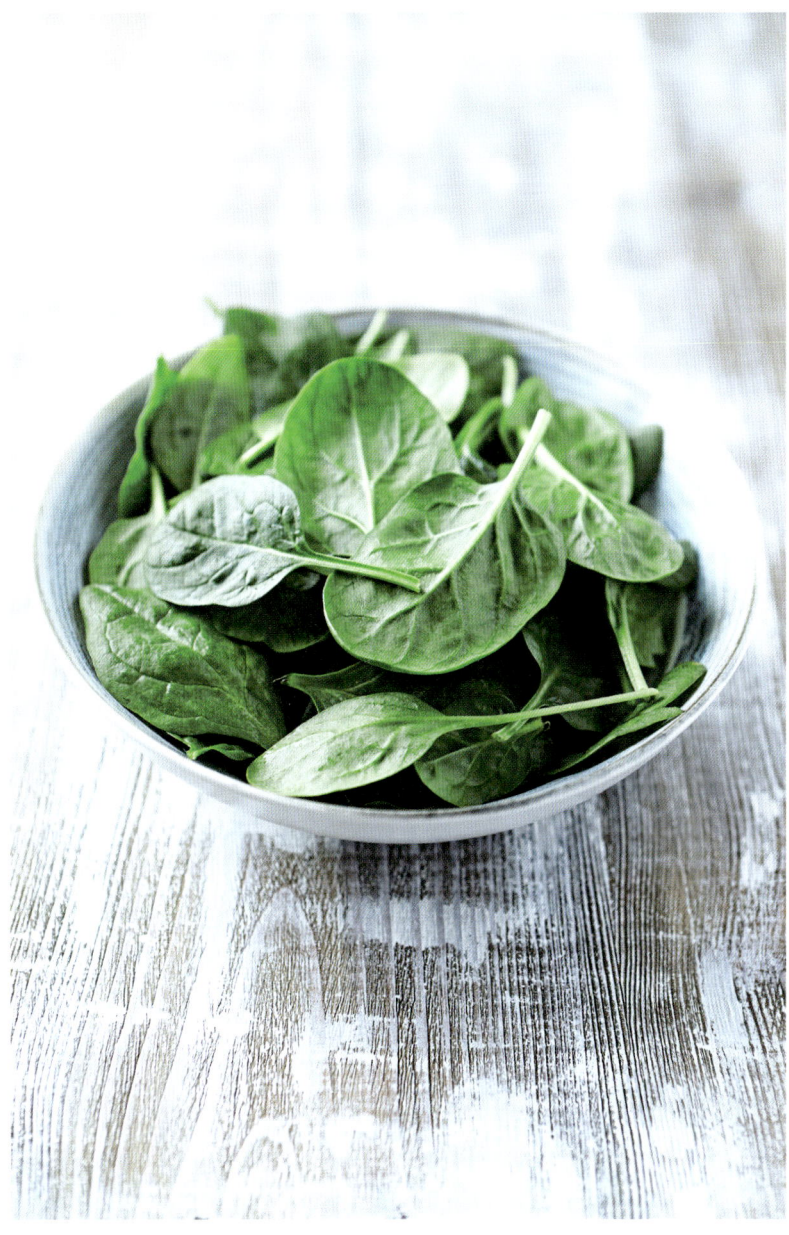

Ihre Einkaufsliste für die 3. Woche

12 Äpfel
1 Ananas
2 Bananen
4 Birnen
1 Limone
1 Mango
8 Orangen
100 g Physalis
100 g gelbe Weintrauben mit Kernen
100 g rote Weintrauben mit Kernen
5 Zitronen
etwa 50 g frische Ingwerwurzel
3 Avocados (am besten die Sorte Hass)
3 Chicorée
1 Fleischtomate

19 Karotten
4 Kohlrabi
1 weißer Rettich
1 Stangensellerie
12 Tomaten
1 Bio-Basilikum im Topf
1 Bund glatte Petersilie
evtl. ½ Packung Kresse-sprossen in Bio-Qualität (falls Sie Ihre Sprossen nicht selbst ziehen wollen)
etwa 5 cm frische Meerrettichwurzel
Selbst pflücken: 3 Handvoll Löwenzahnblätter oder ersatzweise 1 Packung Rucola in Bio-Qualität
1 Vanilleschote

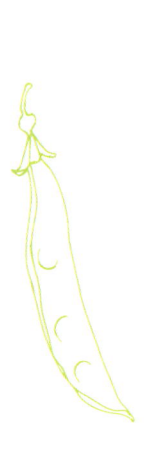
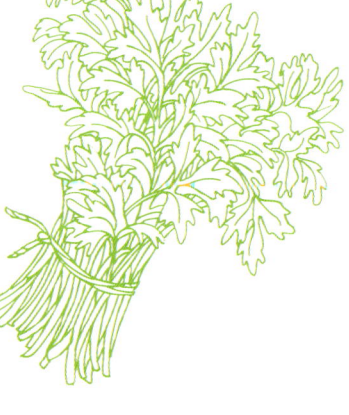
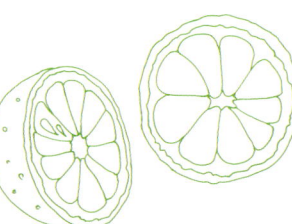

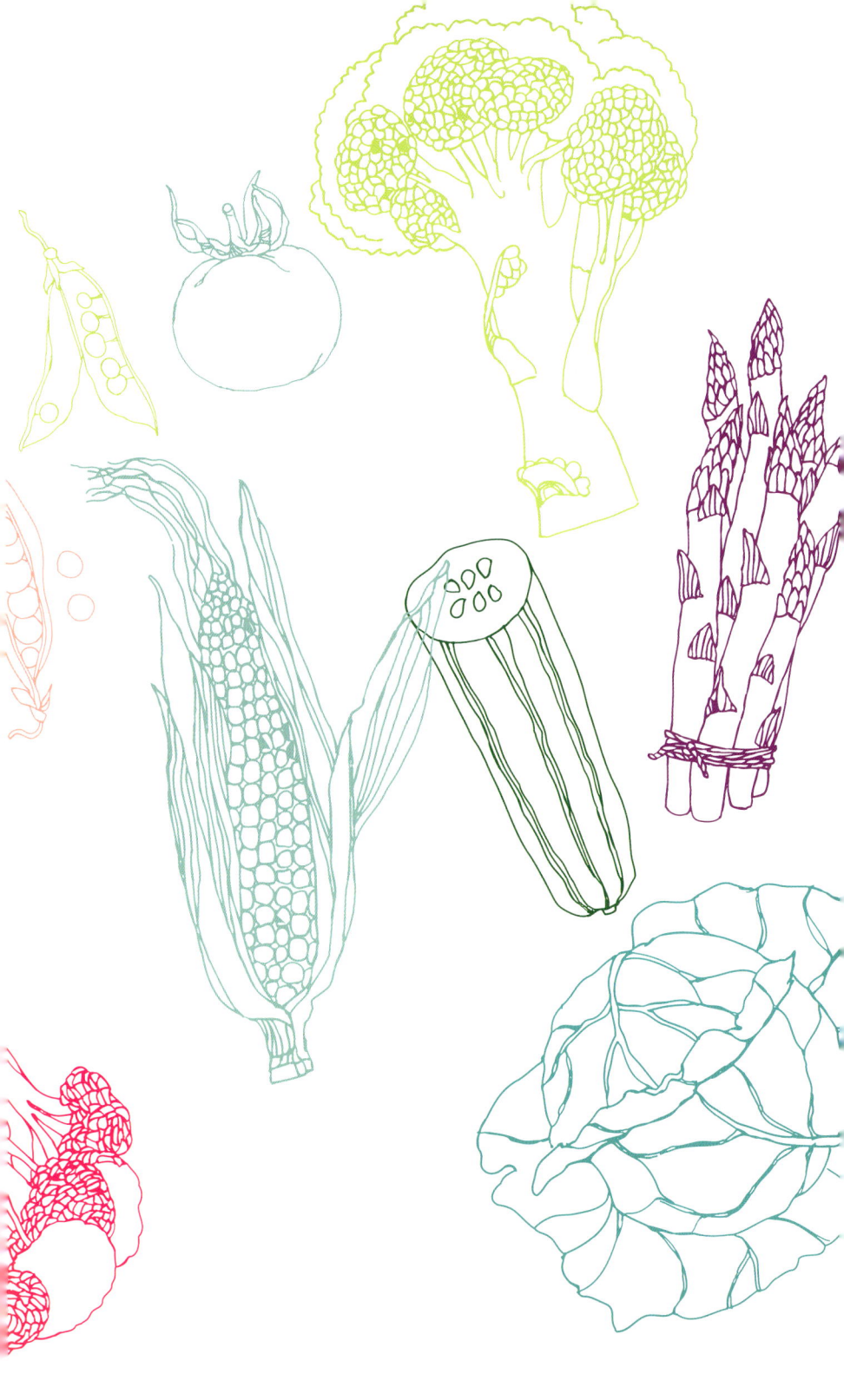

Karottensmoothie

Zutaten

3 süße Äpfel
5 Karotten mit Grün
1 EL Leinöl

Zubereitung

Die Äpfel waschen, entkernen und in grobe Stücke schneiden. Die Karotten waschen, putzen und ebenso in grobe Stücke schneiden. Und auch das Karottengrün gut waschen. Die Stücke und das Karottengrün abwechselnd in den Entsafter geben und entsaften. Das Leinöl unter den Saft mischen und sofort trinken.

Vorbereitungszeit: 0
Zubereitungszeit: 15 Minuten
Haltbarkeit: 0
Geräte: Entsafter

Für später vorbereiten: Das heutige *Mittagessen* (Kaiserschmarrn) erfordert ein paar Stunden Trockenzeit. Bereiten Sie diesen rohköstlichen „Kaiserschmarrn" daher möglichst vor dem Frühstück zu, damit er rechtzeitig fertig ist. Natürlich können Sie ihn auch essen, ohne ihn zu trocknen. Er schmeckt dann aber etwas anders.

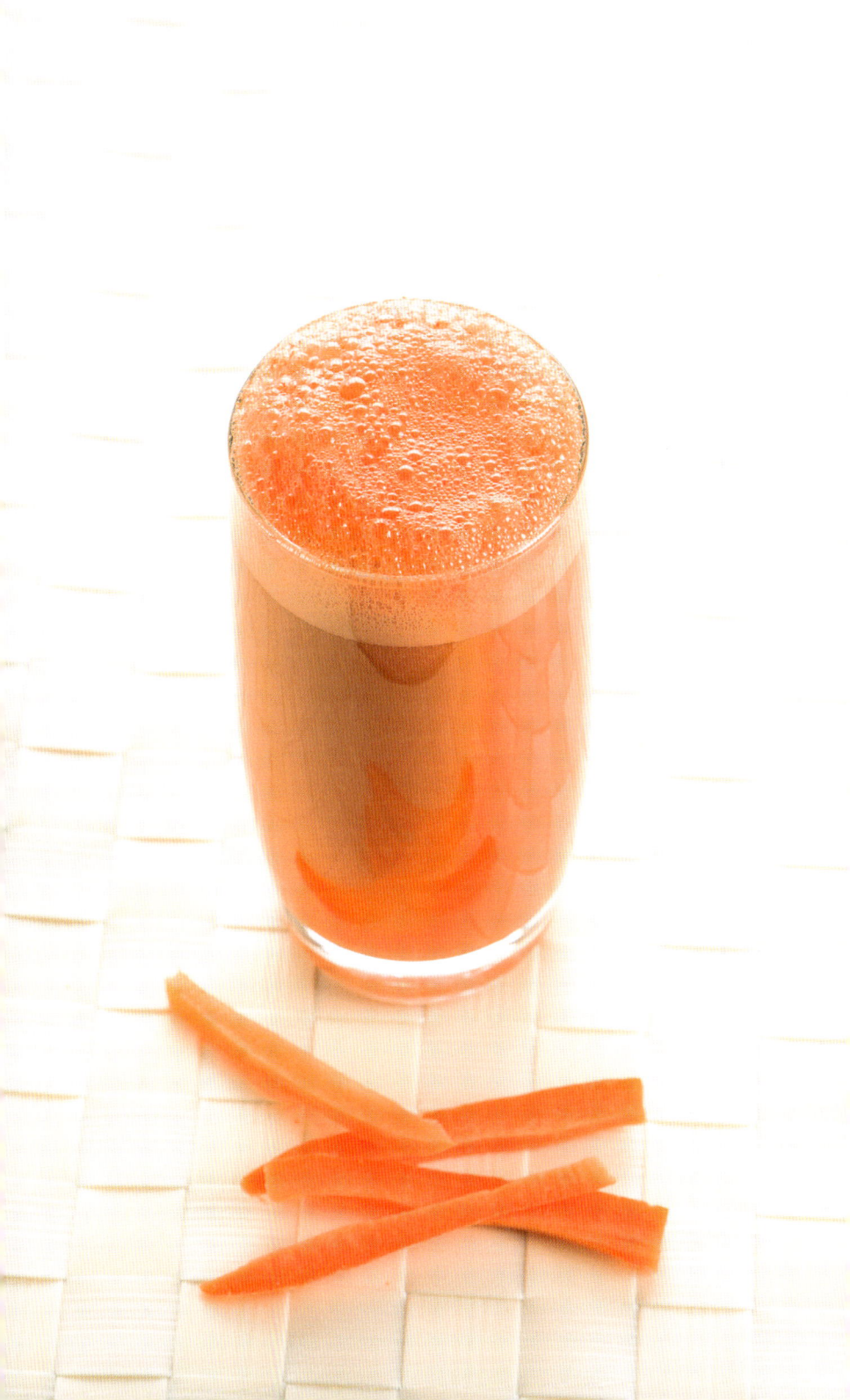

Kaiserschmarrn mit Apfelmus

Zutaten

Für den Kaiserschmarrn:

50 g Leinsamen (in Quell-
wasser eingeweicht)
1 großer Apfel
3 Datteln (entkernt, in
Quellwasser eingeweicht
und nicht abgetropft)
1 Handvoll Rosinen (in
Quellwasser eingeweicht
und nicht abgetropft)
4 EL rohes Mandelmus
Saft von ½ Zitrone
1 Msp. gemahlener Zimt

Für das Apfelmus:

1 Apfel
etwas Zitronensaft

Zubereitung

Die Leinsamen-Masse in ein feines Sieb ab-
gießen und gut abtropfen lassen (für dieses
Rezept brauchen Sie nur den „Schleim"). Den
Apfel entkernen, in kleine Stücke schneiden
und mit den Datteln samt Einweichwasser,
dem Mandelmus, dem Leinsamen-„Schleim",
dem Einweichwasser der Rosinen und dem
Zitronensaft im Mixer zu einer cremigen Masse
pürieren. Die Rosinen unterheben. Die Masse
etwa 2 Zentimeter dick auf eine Dörrfolie
streichen und im Dörrgerät bei 40° C ein paar
Stunden lang trocknen. Die Masse dabei ab
und zu erneut verstreichen und wenden. Den
rohköstlichen „Kaiserschmarrn" auf einem
hübschen Teller dekorativ anrichten und mit
Zimt bestreuen. Lauwarm genießen. Dazu passt
gut Apfelmus: Dafür 1 Apfel entkernen und fein
reiben, mit etwas Zitronensaft beträufeln und
gut durchmischen.

Einweichzeit: über Nacht
Zubereitungszeit: 20 Minuten
Trockzeit: ein paar Stunden
Haltbarkeit: 0
Geräte: Mixer, Dörrgerät, evtl. Glasreibe

Tomatensalat mit Löwenzahn

Zutaten

3 Handvoll Löwenzahn-
blätter (oder Rucola)
3 Tomaten
Saft von ½ Zitrone
1 Msp. Himalajasalz
3 EL Kürbiskernöl
2 Handvoll glatte Petersilie

Zubereitung

Die Löwenzahnblätter gründlich waschen und in mundgerechte Stücke schneiden. Die Tomaten wie einen Apfel schälen, die harten Teile entfernen und das Tomatenfleisch ebenso in mundgerechte Stücke schneiden. Beides in eine dekorative Schale geben und gut vermischen. Dann Zitronensaft, Salz und Kürbiskernöl für das Dressing in eine Glasschüssel geben und mit der Gabel gut verrühren. Das Dressing über den Salat träufeln und diesen noch einmal gut durchmischen. Die Petersilie fein wiegen und darüberstreuen. Mit Pizzabrot (Rezept auf Seite 17) oder Essener-Brot (unter „Bezugs-quellen" im Anhang, Seite 228 ff.) genießen.

Vorbereitungszeit: 0
Zubereitungszeit: 15 Minuten
Haltbarkeit: 0
Geräte: 0

Für den nächsten Tag vorbereiten: *Frühstück* (Gelbe Grütze mit Vanillesoße): Zunächst 5 zuvor entkernte Datteln in so viel Quellwasser einweichen, dass sie gerade bedeckt sind. Dann 3 Esslöffel Chiasamen in 30 Esslöffeln Quellwasser einweichen. Zudem für die Vanillesoße 2 zuvor entkernte Datteln in so viel Quellwasser einweichen, dass sie gerade bedeckt sind und sich gut vollsaugen können. *Mittagessen* (Buntes Gemüsehaschee an Kohlrabiwürfeln und Avocadoschaum): 30 Gramm Walnüsse in reichlich Quellwasser einweichen. *Abendessen* (Gemüsesticks mit Ketchup und Mayonnaise): Zunächst 20 Gramm Rosinen in so viel Quellwasser einweichen, dass sie gerade bedeckt und sich gut vollsaugen können. Dann 6 halbe getrocknete Tomaten in so viel Quellwasser einweichen, dass sie sich gut vollsaugen können.

Gelbe Grütze mit Vanillesoße

Zutaten

Für die gelbe Grütze:

1 Mango
½ Ananas (die andere
   Hälfte für den 21. Tag
   aufbewahren)
100 g gelbe Weintrauben
   mit Kernen
100 g Physalis
3 EL Chiasamen
5 Datteln (entkernt, in
   Quellwasser eingeweicht
   und nicht abgetropft)
Saft von ½ Zitrone
¼ l Quellwasser

Vanillesoße

2 EL rohes Mandelmus
Saft von 1 Orange
2 Datteln (entkernt, in
   Quellwasser eingeweicht
   und nicht abgetropft)
1 Vanilleschote

Zubereitung

Gelbe Grütze: Den Zitronensaft mit den Datteln samt Einweichwasser im Mixer gut pürieren. Die Mischung zu den eingeweichten Chiasamen geben. (Bitte entscheiden Sie selbst, ob diese Mischung Ihrem Geschmack entspricht. Falls sie zu fest sein sollte, einfach noch etwas mehr Quellwasser dazugeben.)

Die Mango schälen und das Fruchtfleisch in Streifen vom Kern abschneiden. Die Ananashälfte schälen, den Strunk herauslösen und ebenso in mundgerechte Stücke schneiden. Die Weintrauben waschen, abzupfen und klein schneiden (falls gewünscht). Von den Physalis die Blütenblätter entfernen. Alle Früchte unter die „Grütze" heben.

Vanillesoße: Das Mandelmus mit den Datteln und dem Orangensaft im Mixer zu einer cremigen Soße pürieren. Die Vanilleschote mit einem scharfen Messer aufschlitzen und auskratzen. Das Mark unter die Soße rühren.

Einweichzeit: über Nacht
Zubereitungszeit: 20 Minuten
Haltbarkeit: 0
Geräte: Mixer

Tipp: Die Grütze schmeckt auch mit anderen Früchten lecker.

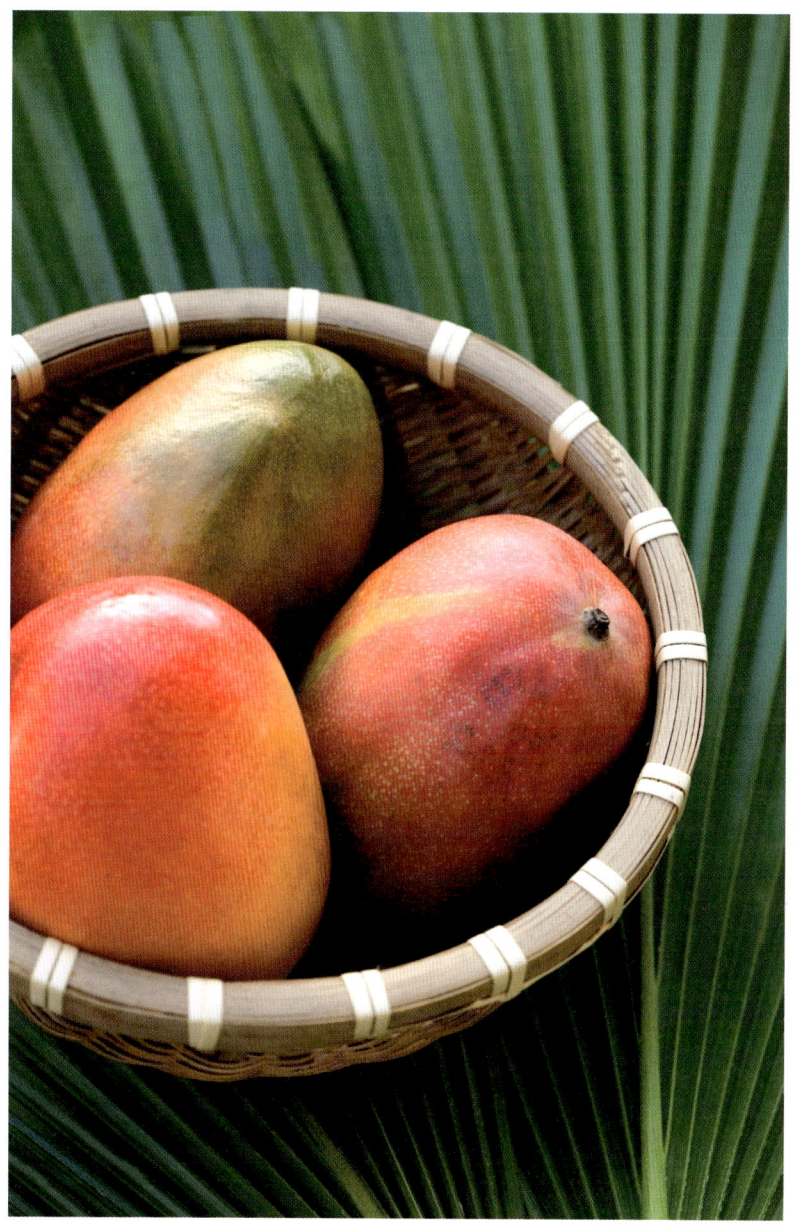

Buntes Gemüsehaschee an Kohlrabiwürfeln und Avocadoschaum

Zutaten

Für das Gemüsehaschee:

30 g Walnüsse (in Quellwasser eingeweicht und gut abgetropft)
1 TL Nama Shoyu
1 Karotte
1 Kohlrabi mit Grün

Für den Avocadoschaum:

½ Avocado (die andere Hälfte gut mit Zitronensaft beträufeln und für das morgige Abendessen aufbewahren)
1 Tomate
1 Msp. Himalajasalz
2 EL Olivenöl

Zubereitung

Gemüsehaschee: Die Walnüsse grob hacken und mit Shoyu beträufeln. Dann 2 Kohlrabiblätter fein wiegen. Die Karotte waschen, putzen und die Enden abschneiden. In sehr kleine Würfel schneiden. Den Kohlrabi schälen und aus der Mitte große Würfel schneiden. Den Rest ebenso fein schneiden wie die Karotten. Die großen Würfel der Kohlrabi beiseite legenbeiseitelegen und die restlichen Zutaten in eine dekorative Schale geben und gut vermischen.

Avocadoschaum: Die Avocado halbieren, entkernen und das Fruchtfleisch einer Hälfte mit einem Löffel aus der Schale heben. Die Tomate wie einen Apfel schälen und die harten Teile entfernen. Das Avocadofleisch mit der Tomate, Salz und Olivenöl im Mixer zu einer cremigen Soße pürieren.

Die Schale mit dem Gemüsehaschee auf einen flachen Servierteller stellen. Daneben einen Klecks Avocadoschaum und die großen Kohlrabiwürfel anrichten und genießen.

Einweichzeit: über Nacht
Zubereitungszeit: 20 Minuten
Haltbarkeit: 0
Geräte: Mixer

Für den nächsten Tag vorbereiten: *Mittagessen* (SowieLe mit Pizzabrot): 30 Gramm Walnüsse in reichlich Quellwasser einweichen. *Abendessen* (Chicoréesalat): 10 halbe getrocknete Walnüsse in reichlich Quellwasser einweichen.

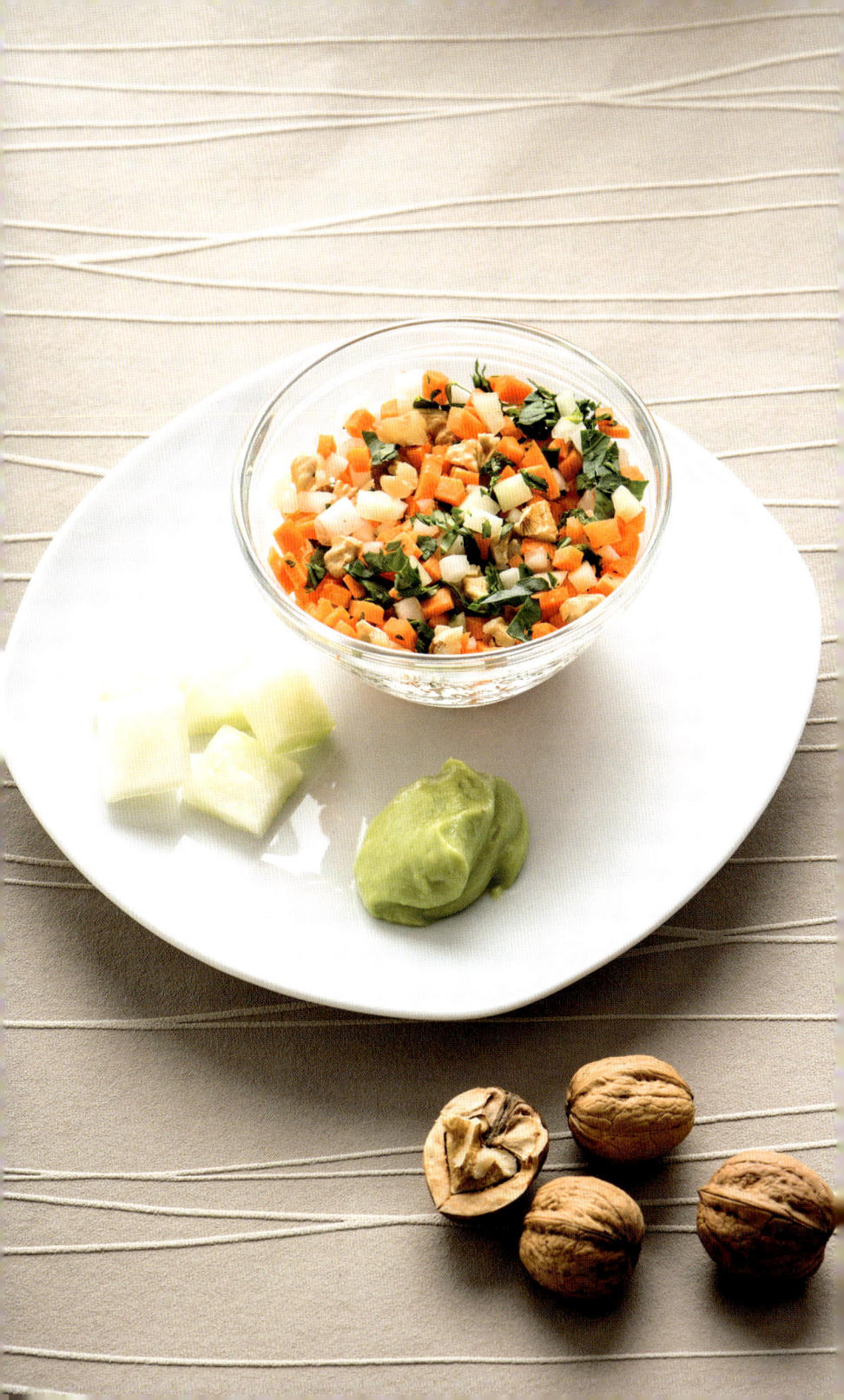

Gemüsesticks mit Ketchup und Mayonnaise

Entspricht Mittagessen, 8. Tag

Zutaten

For die Gemüsesticks:

2 Selleriestangen mit Grün
2 Karotten
⅓ weißer Rettich
    (⅔ aufbewahren)
1 kleiner Kohlrabi

Für den Ketchup:

3 halbe getrocknete
    Tomaten
10 g Rosinen (beides: in
    Quellwasser eingeweicht
    und nicht abgetropft)
1 Tomate
2 EL Leinöl
1 EL Edelhefe
1 TL Zitronensaft
1 Msp. Himalajasalz

Für die Mayonnaise:

2 EL rohes Mandelmus
1 TL Zitronensaft
Saft von ½ Orange
    (½ Orange aufbewahren)
⅛ l Quellwasser
3 EL Leinöl
2 Msp. Himalajasalz
2 Msp. süßes Paprikapulver
    oder Muskatnusspulver

Zubereitung

Ketchup: Die Rosinen und die getrockneten Tomaten jeweils mit dem Einweichwasser, mit Zitronensaft, Edelhefe, das Salz und Leinöl im Mixer gut durchpürieren. Dann die Tomate wie einen Apfel schälen und die harten Teile entfernen. Zu der Masse im Mixer geben und noch einmal kräftig mixen.

Mayonnaise: Mandelmus, Zitronen- und Orangensaft sowie einen Teil des Wassers im Mixer zu einer glatten Creme verarbeiten. Dann bei laufendem Motor langsam das Leinöl und das restliche Wasser langsam einlaufen lassen. (Die Menge der Flüssigkeit im Verhältnis zum Öl bestimmt die Festigkeit der Mayonnaise.) Zum Schluss die Gewürze untermischen. (Die Gewürze immer zum Schluss beimengen, da ansonsten die Bindekraft des Lezithins in dem Mandelmus abgeschwächt wird.)

Gemüsesticks: Das Gemüse putzen und in mundgerechte Stifte schneiden. Mit Ketchup und Mayonnaise aufMayonnaise auf den Tisch bringen. Mit einem Sellerieblatt garnieren.

Einweichzeit: über Nacht
Zubereitungszeit: 30 Minuten
Haltbarkeit: 0, Mayonnaise: luftdicht verschlossen im Kühlschrank etwa 2 Wochen
Geräte: Mixer

Leinsamen-Orangen-Müsli

Entspricht Frühstück, 5. Tag

Zutaten

70 g Leinsamen
50 g Braunhirsemehl
1 Banane
1 Birne
3½ Orangen
2 EL Leinöl

Zubereitung

Die Leinsamen in eine Schüssel geben, mit dem Saft von 1½ ausgepressten Orangen vermischen und quellen lassen. Eine weitere Orange auspressen. Während die Leinsamen aufquellen, die Banane schälen und die Birne entkernen. Mit dem Saft der Orange und dem Leinöl im Mixer zu einer glatten Creme verarbeiten. Dann die übrig gebliebene Orange schälen und in Scheiben schneiden. Wie eine Rosette auf einem großen Frühstücksteller anrichten. Die Banane-Birnen-Creme zu der Leinsamenmischung geben, gut vermischen und das Braunhirsemehl unterrühren.

Das Müsli in eine flache Schale geben und in die Mitte der Orangenrosette stellen.

Vorbereitungszeit: 0
Zubereitungszeit: 20 Minuten
Haltbarkeit: 0
Geräte: Mixer

SowieLe mit Pizzabrot
(So wie Leberwurst)

Entspricht Abendessen, 1. Tag

Zutaten

30 g Walnüsse (in Quell-
  wasser eingeweicht und
  gut abgetropft)
1 Fleischtomate
1 TL Nama Shoyu
10 Basilikumblätter
⅓ weißer Rettich
1 Tomate
Pizzabrot (Rezept Seite 17,
  Menge nach Belieben)

Zubereitung

Die Walnüsse in der Küchenmaschine – je nach Geschmack – fein bis grob hacken. (Ergibt feine oder grobe „SowieLe".) Die Fleischtomate wie einen Apfel schälen, die harten Teile entfernen und das Fleisch in kleine Würfel (Brunoise) schneiden. Das Tomatenwasser, so gut es geht, abtropfen lassen. Die Nussmasse mit Shoyu und der Brunoise gut vermischen. Dann die Basilikumblätter fein hacken und unter die „SowieLe"-Masse mischen. Die Tomate von den harten Teilen befreien, in dicke Scheiben schneiden und wie eine Rosette in einer dekorativen Schüssel auslegen. Den weißen Rettich schälen, rädeln und in der Mitte der Tomatenrosette platzieren. Ein Schälchen mit SowieLe danebenstellen und mit Pizzabrot genießen.

Einweichzeit: über Nacht
Zubereitungszeit: 15 Minuten
Haltbarkeit: 1 Tag
Geräte: Küchenmaschine oder Mixer

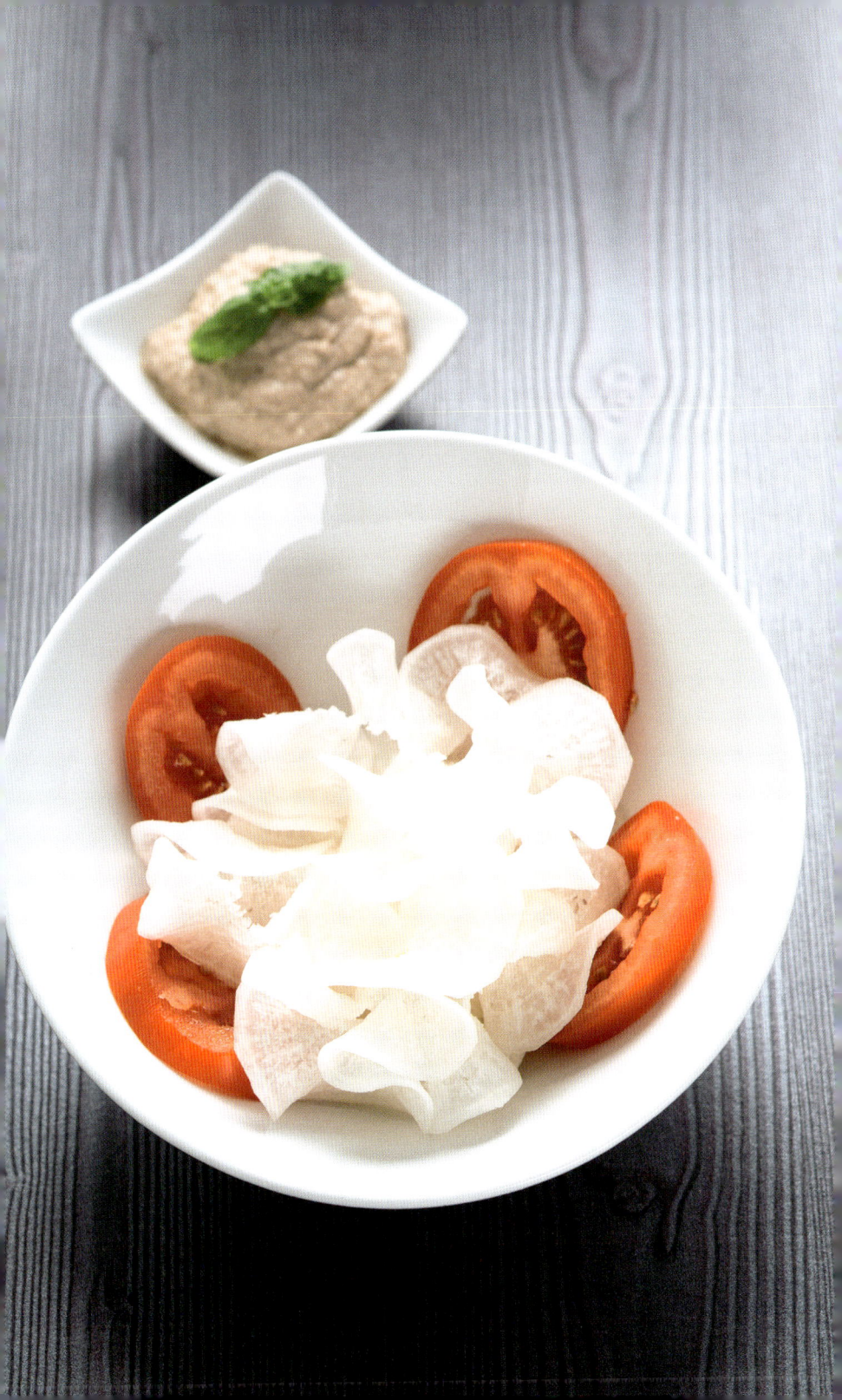

Chicoréesalat

Zutaten

Für den Salat:

2 Chicorée
100 g rote Weintrauben
mit Kernen
½ Avocado
1 süße Birne
1 süßer Apfel
10 halbe getrocknete
Walnüsse (in Quell-
wasser eingeweicht und
gut abgetropft)

Für das Dressing:

1 Apfel
Saft von ½ Zitrone
1 Msp. Himalajasalz
1 Msp. Nelkenpulver
1 Msp. Muskatnusspulver
3 EL Olivenöl

Zubereitung

Salat: Chicorée waschen, welke Blatter entfernen und vom Strunkende eine Scheibe abschneiden. Den Rest in mundgerechte Stücke schneiden. Die halbe Avocado schälen und das Fruchtfleisch in mundgerechte Würfel schneiden. Birne und Apfel waschen, entkernen, achteln und in dünne Scheiben schneiden. Die Weintrauben waschen, abzupfen und halbieren. (Wer die Kerne nicht mag, kann sie auch entfernen.) Den Chicorée vorsichtig mit den zerkleinerten Früchten und den Walnusshälften vermischen.

Dressing: Den Apfel entsaften, mit dem Zitronensaft und den Gewürzen verrühren, bis sich das Salz vollständig aufgelöst hat. Das Öl dazugeben und mit der Gabel aufschlagen.

Das Dressing über den Salat gießen und vorsichtig vermengen.

Einweichzeit: über Nacht
Zubereitungszeit: 15 Minuten
Haltbarkeit: 0
Geräte: 0

Für den nächsten Tag vorbereiten: *Mittagessen* (Millefeuille vom Kohlrabi): Zunächst 1 zuvor entkernte Dattel in so viel Quellwasser einweichen, dass sie gerade bedeckt ist und sich gut vollsaugen kann. Zudem 20 Gramm Sonnenblumenkerne in reichlich Quellwasser einweichen. *Abendessen*: (MozzaLein): 50 Gramm Mandeln in reichlich Quellwasser einweichen. Zusätzlich 1 Handvoll Rosinen in so viel Quellwasser einweichen, dass sie gerade bedeckt sind und sich gut vollsaugen können.

Karotten-Bananen-Smoothie

Zutaten

7 große Karotten
1 süßer Apfel
1 Banane
1 TL Leinöl

Zubereitung

Die Karotten waschen, die Enden abschneiden und in grobe Stücke schneiden. Den Apfel entkernen und ebenso in grobe Stücke schneiden. Die Stücke im Entsafter zu Saft pressen und den Saft in einen Mixer geben. Dann die Banane schälen, in grobe Stücke schneiden und mit dem Leinöl zu dem Saft geben. Zu einem cremigen Smoothie pürieren.

Vorbereitungszeit: 0
Zubereitungszeit: 10 Minuten
Haltbarkeit: 0
Geräte: Entsafter, Mixer

Vorbereiten: Für das heutige *Abendessen* benötigen Sie etwas Zeit. Vielleicht haben Sie diese ja jetzt, um den „Teig" für den MozzaLein (Mozzarella aus Leinsamen) zuzubereiten. Geben Sie für das *Mittagessen am 20. Tag* (Karottensuppe mit Buchweizenkörnern und Linsensprossen), das *Mittagessen am 21. Tag* (Tomaten-Linsensprossen-Salat) sowie für das *Mittagessen am 23. Tag* (Frühlingsrolle von der Gurke mit Paprikasoße) 100 Gramm Linsen in Bio-Qualität in Ihr Keimgerät und lassen Sie diese nach den Angaben des Herstellers keimen. Wässern Sie die Linsen 3-mal täglich kurz. Die Keimlinge sollten etwa 3 Zentimeter lang werden. Ihr Wachstum ist aber je nach Jahreszeit ganz unterschiedlich. Wenn die Keimlinge verzehrfertig sind, nehmen Sie sie aus dem Keimgerät. Dadurch wird der Keimvorgang gestoppt. Die Linsenkeimlinge spülen, gut abtropfen lassen und in einem luftdicht verschließbaren Glasgefäß im Kühlschrank aufbewahren. Sie halten sich gut 1 Woche.

Millefeuille vom Kohlrabi

Zutaten

Für die Millefeuille:
½ **Kohlrabi (die andere Hälfte und das Kohlrabigrün für den 20. Tag aufbewahren)**
1 Avocado
20 g Sonnenblumenkerne (in Quellwasser eingeweicht und gut abgetropft)
1 TL rohes Mandelmus
1 TL Zitronensaft
2 Msp. Himalajasalz
Für die Karottensoße:
1 Karotte
1 Dattel (in Quellwasser eingeweicht und nicht abgetropft)
1 TL rohes Mandelmus
1 TL Edelhefe
1 EL Leinöl
1TL Zitronensaft
1 kleine getrocknete Chilischote

Zubereitung

Millefeuille: Den Kohlrabi halbieren und eine Hälfte davon schälen. Mit dem Gemüsehobel in dünne Scheiben schneiden. Die Avocado halbieren, den Kern entfernen, das Fruchtfleisch mit einem Löffel aus der Schale lösen und auf einem Teller mit einer Gabel zerdrücken. Dann die eingeweichten Sonnenblumenkerne, das Mandelmus, den Zitronensaft und das Salz untermischen. Auf einem Teller die Kohlrabischeiben und die Avocadomasse zu einer Millefeuille schichten.

Karottensoße: Die Karotte waschen, die Enden abschneiden und in den Entsafter geben. Den Saft im Mixer mit der klein geschnittenen Dattel, dem Mandelmus, der Edelhefe, dem Leinöl und dem Zitronensaft zu einer cremigen Soße verarbeiten. Die Chilischote mit den Fingern fein zerdrücken (*Vorsicht!* Die Finger dabei nicht in die Augen bringen!) und unter die Karottensoße mischen.

Die Millefeuille dekorativ anrichten und mit der Karottensoße umgießen.

Einweichzeit: über Nacht
Zubereitungszeit: 20 Minuten
Haltbarkeit: 0
Geräte: Entsafter, Mixer

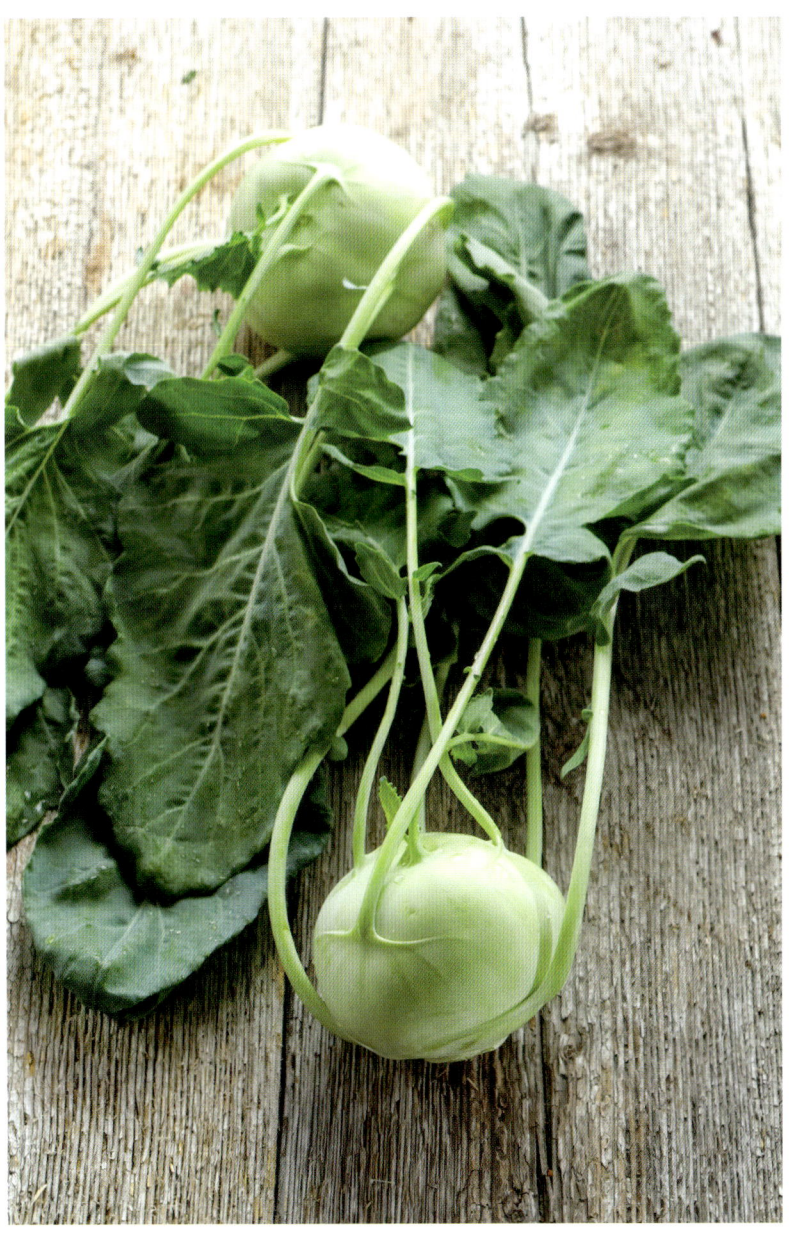

MozzaLein
(Mozzarella aus Leinsamen)

Die angegebenen Zutaten reichen für die doppelte Menge. Die zweite Portion ist für das *morgige Mittagessen*.

Zutaten

Für den MozzaLein:

50 g Leinsamen
65 ml Quellwasser
50 g Mandeln (in Quell-
wasser eingeweicht
und gut abgetropft)
½ TL Himalajasalz
1 Orange
etwas Quellwasser

Für den Balsamico-Ersatz:

Saft von ½ Zitrone
1 Handvoll Rosinen (in
Quellwasser eingeweicht
und nicht abgetropft)
4 EL Nama Shoyu
1 Msp. Himalajasalz
etwas Olivenöl

1 Tomate
Basilikumblätter zum
Dekorieren

Zubereitung

Die Leinsamen im Mixer zu Mehl verarbeiten. Die abgetropften Mandeln häuten und die Orange auspressen. Beides im Mixer sehr fein pürieren. Dann alle Zutaten zu einem dicken Brei verrühren und 2 Stunden quellen lassen. In kleinen Häufchen auf eine Dörrfolie geben und im Dörrgerät bei 40° C etwa 3 Stunden zu Mozzarella-Konsistenz trocknen.

Balsamico-Ersatz: Alle Zutaten in den Mixer geben und gut durchpürieren. Anschließend durch ein feines Sieb streichen (wenn gewünscht).

Die Mozzabällchen und die in dicke Scheiben geschnitten Tomate (ohne harte Teile) dekorativ auf einem Teller anrichten. Balsamico-Essig und Olivenöl darüberträufeln und mit Basilikumblättern verzieren.

Vorbereitungszeit: 0
Zubereitungszeit: 10 Minuten
Trockenzeit: ca. 3 Stunden
Haltbarkeit: 2 Tage im Kühlschrank
Geräte: Mixer, Dörrgerät

Für den nächsten Tag vorbereiten: *Frühstück*: (Müsli „Birne Helene"): 30 Gramm Macadamianüsse und separat 30 Gramm Sonnenblumenkerne in reichlich Quellwasser einweichen. Zudem 3 zuvor entkernte Datteln in so viel Quellwasser einweichen, dass sie sich gut vollsaugen können. *Abendessen* (Mandelkäse mit Tomaten): 30 Gramm Mandeln in reichlich Quellwasser einweichen.

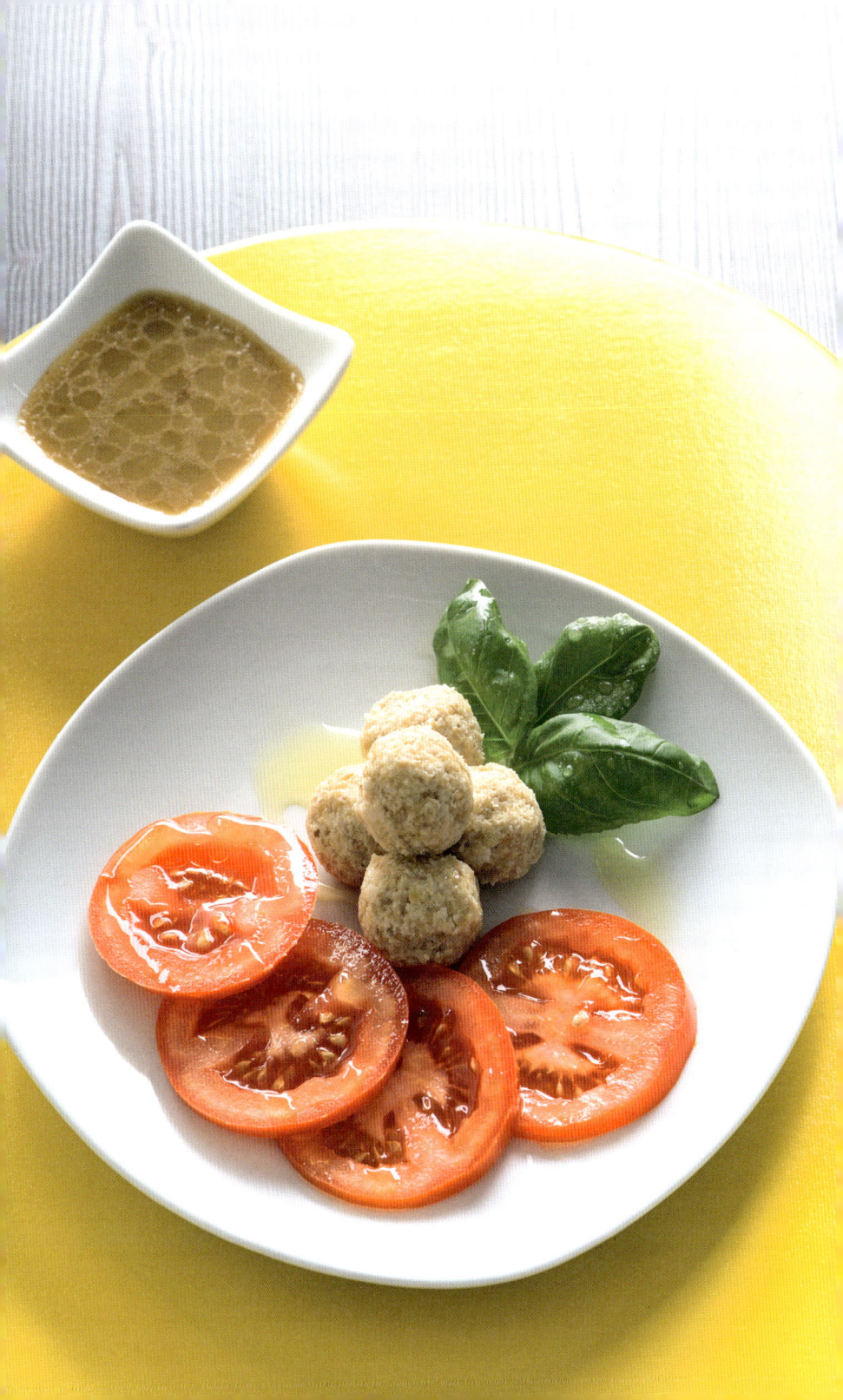

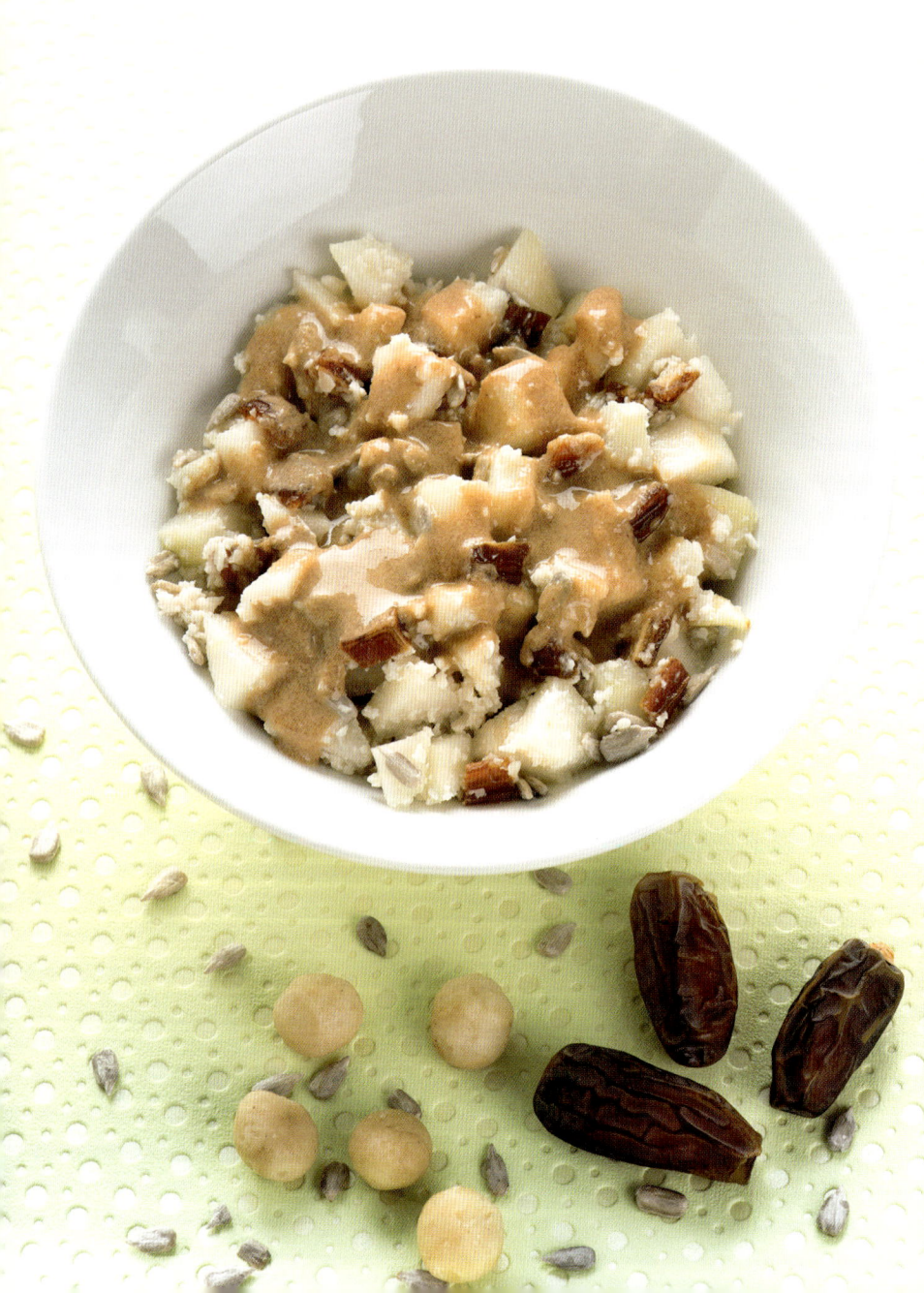

Müsli „Birne Helene"

Entspricht Frühstück, 2. Tag

Zutaten

Für das Müsli:

2 süße Birnen
30 g Macadamianüsse (in Quellwasser eingeweicht und gut abgetropft)
30 g Sonnenblumenkerne (in Quellwasser eingeweicht und gut abgetropft)
5 Datteln

Für die Soße:

3 Datteln (entkernt, in Quellwasser eingeweicht und nicht abgetropft)
2 EL Seiden-Carobpulver
2 Orangen
1 Zitrone
1 TL rohes Mandelmus

Zubereitung

Müsli: Die Birnen entkernen und mit Schale in mundgerechte Stücke schneiden. Die Macadamianüsse in der Küchenmaschine fein hacken. Die Datteln entkernen, klein schneiden und mit den Sonnenblumenkernen und den Nüssen unter die Birnenstücke heben.

Soße: Die Zitrone und die Orangen auspressen. Dann die Datteln mit dem Einweichwasser, dem Carobpulver, dem Mandelmus und dem Saft der Zitrusfrüchte im Mixer zu einer feinen „Schokoladencreme" pürieren.

Die Schokoladencreme über das Müsli geben und genießen.

Einweichzeit: über Nacht
Zubereitungszeit: 15 Minuten
Haltbarkeit: 0
Geräte: Küchenmaschine oder Mixer

---

19. TAG **MITTAGESSEN**

MozzaLein (Mozzarella aus Leinsamen)

Genießen Sie die am Vortag zubereiteten MozzaLein (Rezept auf Seite 108)

Mandelkäse mit Tomaten

Zutaten

**30 g Mandeln (in Quell-
wasser eingeweicht und
gut abgetropft)**
1 TL Zitronensaft
½ TL Himalajasalz
**3 Handvoll glatte Petersilie
(oder andere frische
Kräuter)**
**½ Packung Kressesprossen
in Bio-Qualität (falls Sie
Ihre Lieblingssprossen
nicht selbst gezogen
haben)**
1 Tomate

Zubereitung

Die Haut der Mandeln abziehen (falls Sie einen blütenweißen Käse zubereiten und sich die Zeit dafür nehmen wollen). Dann die Mandeln mit Zitronensaft und Salz im Mixer zu einer glatten Masse pürieren. Die Petersilie fein wiegen und mit den Sprossen unter die „Käsemasse" mischen. Die Tomate wie einen Apfel schälen, die harten Teile entfernen, in mundgerechte Stücke scheiden und zu dem Mandelkäse verzehren.

Einweichzeit: über Nacht
Zubereitungszeit: 20 Minuten
Haltbarkeit: 2 Tage im Kühlschrank
Geräte: Mixer

Für den nächsten Tag vorbereiten: *Frühstück* (Avocadomüsli mit geriebenem Apfel): 5 zuvor entkernte Datteln in so viel Quellwasser einweichen, dass sie gerade bedeckt sind und sich gut vollsaugen können. *Mittagessen* (Karottensuppe mit Buchweizenkörnern und Linsensprossen): 10 halbe getrocknete Walnüsse in reichlich Quellwasser einweichen. *Abendessen*: (Carpaccio vom Kohlrabi): 10 halbe getrocknete Walnüsse in reichlich Quellwasser einweichen.

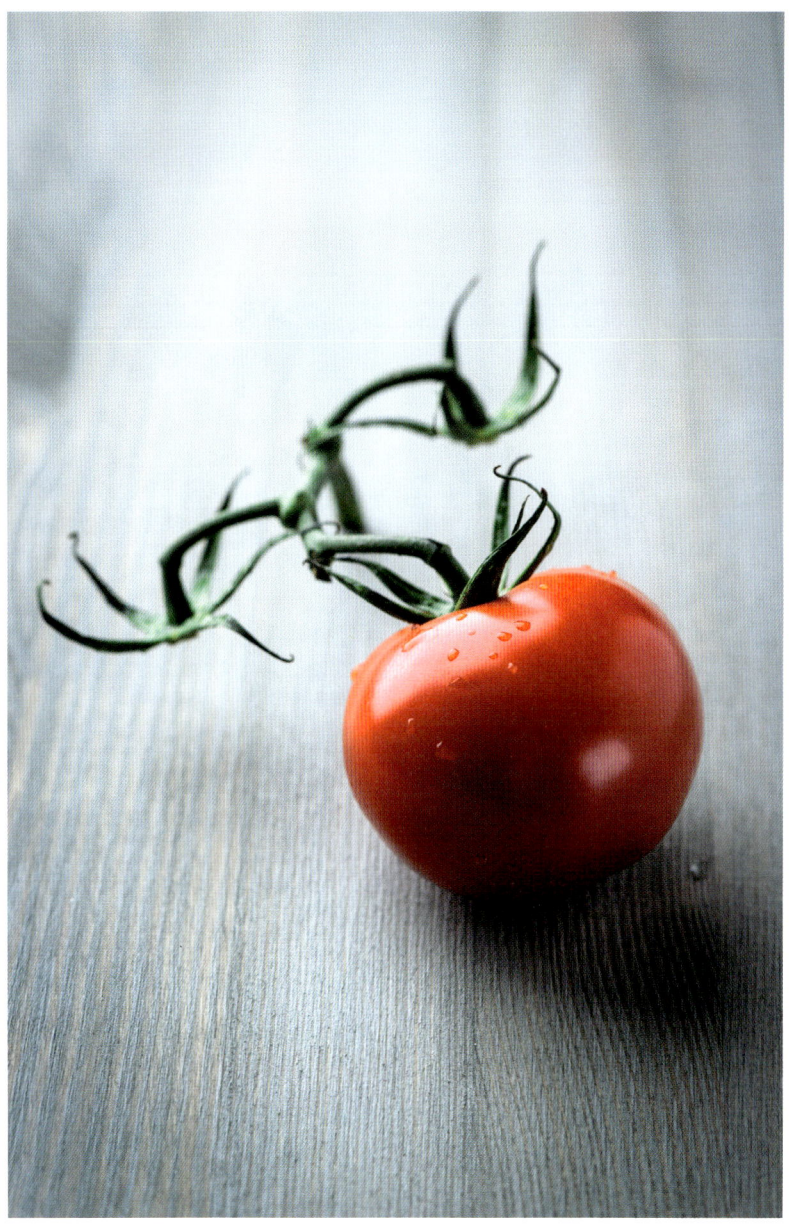

Avocadomüsli mit geriebenem Apfel

Entspricht Frühstück, 4. Tag

Zutaten

1 Avocado
1 Limone (Mit Zitronen
  schmeckt das Müsli
  nicht!)
1 TL rohes Mandelmus
3 EL Quellwasser
5 Datteln (entkernt, in
  Quellwasser eingeweicht
  und nicht abgetropft)
1 Apfel
1 Dattel, entkernt
  (zum Dekorieren)

Zubereitung

Die Avocado halbieren, entkernen und das Fruchtfleisch mit einem Löffel aus der Schale heben. Die Limone auspressen. Dann das Avocadofleisch, die Datteln mit dem Einweichwasser, das Mandelmus, den Limonensaft und das Quellwasser im Mixer zu einer feinen Creme pürieren. Den Apfel waschen und fein reiben.

Das Avocadomüsli in eine hübsche Schale füllen und den Apfel dazu auf den Tisch bringen.

Einweichzeit: über Nacht
Zubereitungszeit: 15 Minuten
Haltbarkeit: 0
Geräte: Mixer, Glasreibe

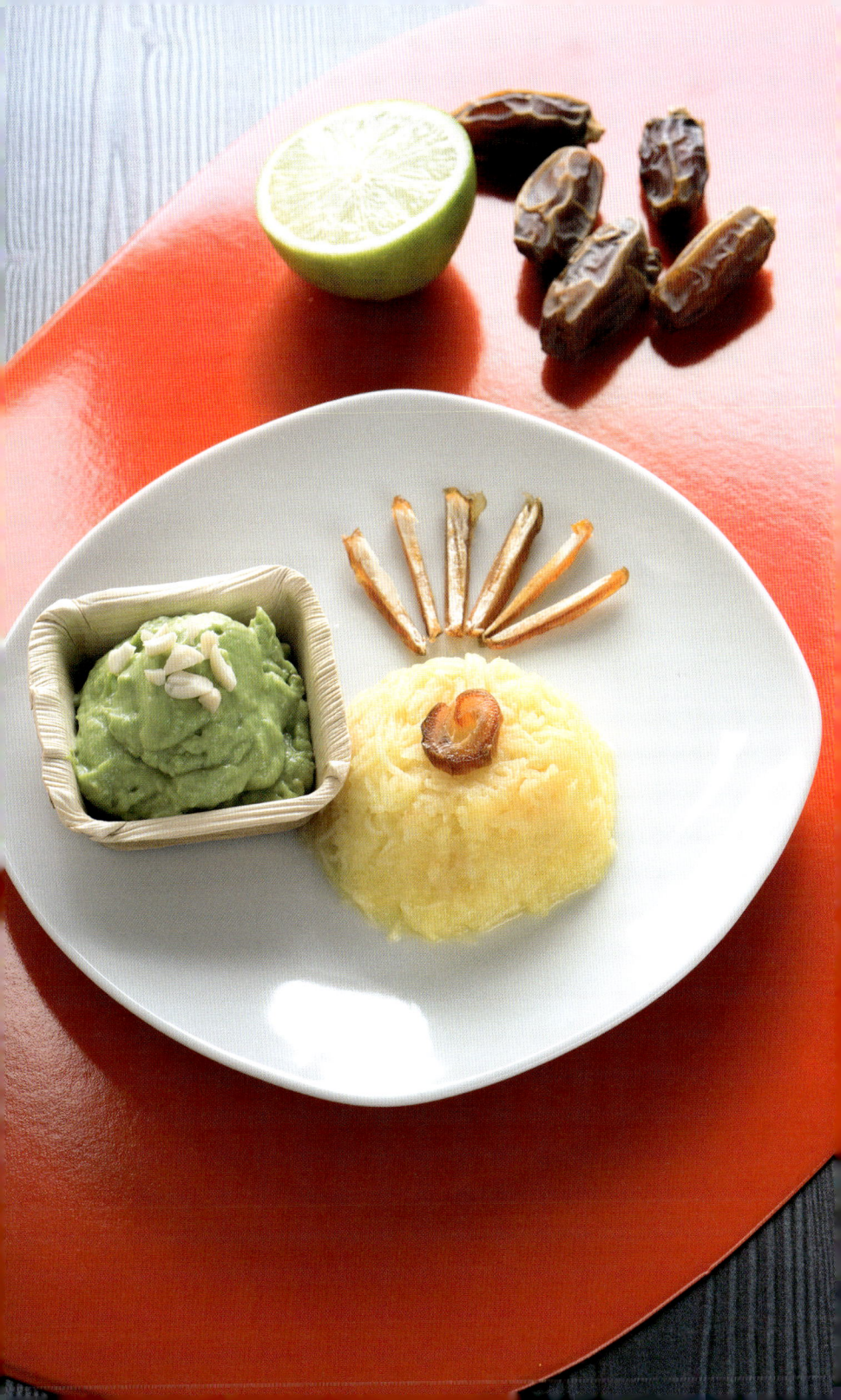

Karottensuppe mit Buchweizenkörnern und Linsensprossen

Zutaten

3 Karotten
10 halbe getrocknete
    Walnüsse (in Quellwasser
    eingeweicht und gut
    abgetropft)
½ Kohlrabi mit Grün
⅛ l Quellwasser
1 EL Nama Shoyu
2 EL Leinöl
1 Handvoll glatte Petersilie
1 Handvoll getrocknete
    Buchweizenkörner
    (siehe 3. Tag, Seite 36
    unten)
Linsensprossen
    (Menge nach Bedarf)

Zubereitung

Die Karotten waschen, die Enden abschneiden und in grobe Stücke schneiden. Dann mit den abgetropften Walnüssen, Leinöl und Wasser im Mixer zu einer feinen Creme pürieren. Shoyu unter die Creme mischen. Den halben Kohlrabi schälen und in mundgerechte Würfel schneiden. Die zarten Kohlrabiblätter und die Petersilie fein wiegen.

Die Karottensuppe in einem flachen Teller anrichten. Kohlrabiblätter, Petersilie, knusprige Buchweizenkörner und Linsensprossen darüberstreuen.

Einweichzeit: über Nacht
Zubereitungszeit: 15 Minuten
Haltbarkeit: 0
Geräte: Mixer

Carpaccio vom Kohlrabi

Zutaten

1 Kohlrabi mit Grün
1 EL Olivenöl
1 TL Himalajasalz
1 TL Zitronensaft
10 halbe getrocknete
   Walnüsse (in Quell-
   wasser eingeweicht
   und gut abgetropft)
ein paar Basilikumblätter

Zubereitung

Den Kohlrabi schälen und mit einem Gemüse-hobel in hauchdünne Scheiben schneiden. Mit Salz bestreuen. Den Zitronensaft und das Oliven-öl darüber träufeln.

Die Carpaccioscheiben auf einem flachen Teller anrichten. Die Basilikumblätter und die zarten Kohlrabiblätter in feine Streifen schneiden und über dem Carpaccio verteilen. Walnüsse darüber-streuen.

Für den nächsten Tag vorbereiten: *Frühstück:* Weichen Sie 1 Esslöffel Chia-samen in 5 Esslöffeln Quellwasser ein für Ihren Ananassmoothie. *Mittagessen* (Tomaten-Linsensprossen-Salat): 6 halbe getrocknete Tomaten in so viel Quellwasser einweichen, dass sie sich gut vollsaugen können. *Abendessen:* (Meerrettichaufstrich mit Pizzabrot): 30 Gramm Mandeln in reichlich Quellwasser einweichen.

Für weitere Tage vorbereiten: *Mittagessen 22. Tag* (Sushi): Den Ingwer wie auf Seite 74 unten angegeben marinieren.

Ananassmoothie

Zutaten

½ Ananas
3 süße Äpfel
1 EL Chiasamen (in Quell-
    wasser eingeweicht)

Zubereitung

Die Ananas schälen und in grobe Stücke schneiden. Die Äpfel waschen, entkernen und ebenso
in grobe Stücke schneiden. Die Apfelstücke
und den Strunk der Ananas entsaften. Den Saft
mit den restlichen Ananasstücken in den Mixer
geben und gut durchpürieren. In ein Glas füllen
und die eingeweichten Chiasamen unterrühren.

Einweichzeit: über Nacht
Zubereitungszeit: 15 Minuten
Haltbarkeit: 0
Geräte: Entsafter, Mixer

Tipp: Nehmen Sie sich am Abend Zeit für ein entschlackendes Basenbad (siehe dazu
im Kapitel „Was Sie brauchen", Seite 14). Sie werden staunen, wie wohl Sie sich
danach fühlen!

Tomaten-Linsensprossen-Salat

Zutaten

Für den Salat:

1 Handvoll Linsensprossen oder die übrige Hälfte der Kressesprossen vom 19. Tag
3 Tomaten
6 halbe getrocknete Tomaten (in Quellwasser eingeweicht und nicht abgetropft)

Für das Dressing:

1 EL Edelhefe
1 TL Zitronensaft
1 Msp. Himalajasalz
3 EL Olivenöl
1TL Nama Shoyu
1 Handvoll Petersilie

Zubereitung

Salat: Tomaten wie einen Apfel schälen, die harten Teile entfernen und das Tomatenfleisch in Scheiben schneiden. Die getrockneten Tomaten abtropfen lassen und in feine Streifen schneiden. Das Einweichwasser der Tomatenhälften beiseite stellenbeiseitestellen. Die Tomaten mit den Linsensprossen in eine Glasschüssel geben und vorsichtig durchmischen.

Dressing: Den Zitronensaft, das Einweichwasser der getrockneten Tomaten, Olivenöl, Shoyu, Edelhefe und Salz mit der Gabel kräftig aufschlagen und zu einer homogenen Flüssigkeit verarbeiten.

Den Salat mit dem Dressing beträufeln. Die Petersilie fein wiegen und über den Salat streuen.

Einweichzeit: über Nacht
Zubereitungszeit: 15 Minuten
Haltbarkeit: 0
Geräte: 0

Meerrettichaufstrich mit Pizzabrot

Zutaten

30 g Mandeln (in Quell-
   wasser eingeweicht
   und gut abgetropft)
1 Tomate
⅓ weißer Rettich
etwa 5 cm Meerrettich-
   wurzel
2 Msp. Himalajasalz
1 Chicorée
Pizzabrot (Rezept Seite 17,
   Menge nach Belieben)

Zubereitung

Die abgetropften Mandeln häuten, wenn Sie sich die Zeit dafür nehmen wollen. Die Tomate wie einen Apfel schälen und die harten Teile entfernen. Die Mandeln mit der Tomate im Mixer zu einer feinen Paste verarbeiten. Dann den Rettich sowie den Meerrettich schälen und fein reiben. Wenn Sie einen intensiveren Meerrettichgeschmack wünschen, können Sie auch mehr Meerrettich nehmen. Die Paste und den fein geriebenen Meerrettich sowie den Rettich in eine Glasschüssel geben, mit dem Salz abschmecken und gut durchmischen.

Den Chicorée waschen und die Blätter vom Strunk lösen. Den Aufstrich in die Chicorée-blätter füllen, dekorativ auf einem Teller anrichten und mit Pizzabrot genießen.

Einweichzeit: über Nacht
Zubereitungszeit: 15 Minuten
Haltbarkeit: luftdicht verschlossen im Kühl-schrank 1 Tag
Geräte: Mixer, Gemüsereibe

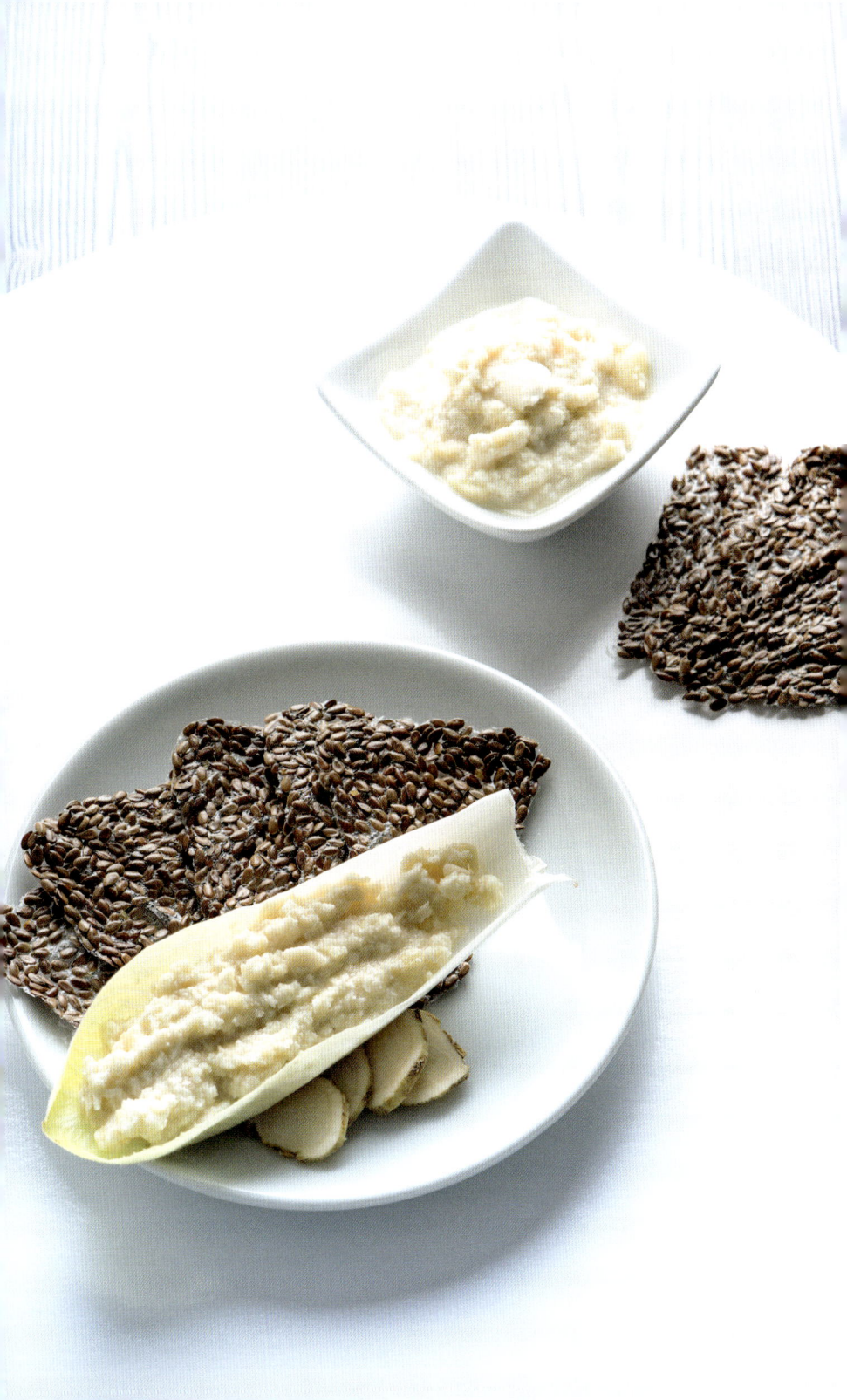

Ihre Einkaufsliste für die 4. Woche

3 Äpfel
1 Ananas
8 Bananen
2 Birnen
4 Kiwis
1 Limone
1 Mango
13 Orangen
2 rosa Grapefruits
400 g rote Weintrauben mit Kernen
6 Zitronen
5 Avocados (am besten die Sorte Hass)
1 Röschen Brokkoli
1 Fleischtomate
6 Karotten
2 gelbe Paprika
3 rote Paprika

1 weißer Rettich
2 Salatgurken
1 kleine Süßkartoffel (am besten die Sorte Batate)
8 Tomaten
3 Zucchini
2 Packungen Kressesprossen in Bio-Qualität (falls Sie Ihre Sprossen nicht selbst ziehen wollen)
1 frische Peperoni
2 Bund glatte Petersilie
1 Bund Thymian (oder andere frische Kräuter)
1 Stück frische Meerrettichwurzel
1 Scheibe frische Ingwerwurzel
1 Vanilleschote

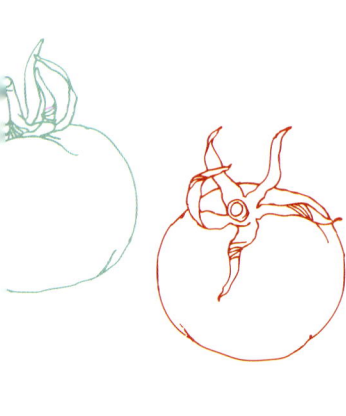
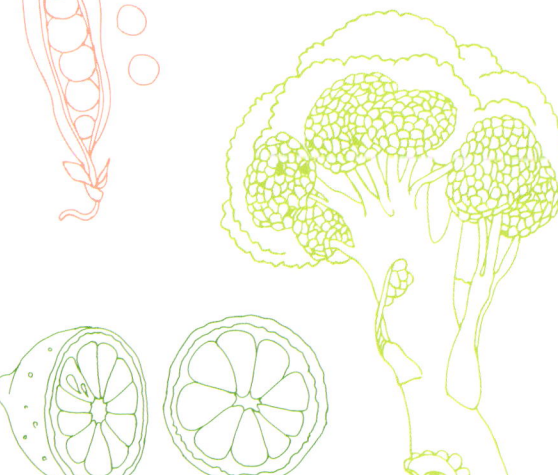

Trauben-Mango-Smoothie

Zutaten

200 g rote Weintrauben
  mit Kernen
1 Mango
1 Limone
1 TL rohes Mandelmus
2 Orangen

Zubereitung

Die Trauben waschen und abzupfen. Die Mango schälen und das Fruchtfleisch in Streifen vom Kern abschneiden. Die Limone und die Orangen auspressen. Alle Zutaten in einen Mixer geben und gut durchpürieren.

Vorbereitungszeit: 0
Zubereitungszeit: 15 Minuten
Haltbarkeit: 0
Geräte: Mixer

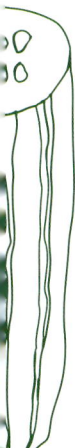

Sushi

Entspricht Mittagessen, 13. Tag

Zutaten

Für das Sushi:

⅓ **weißer Rettich**
2 **nicht geröstete Nori-
blätter**
1 **kleine Süßkartoffel**
½ **Avocado**
1 **Tomate**
1 **Stück frische Meer-
rettichwurzel**
1 **EL Nama Shoyu**

Für die Sushi-Mayonnaise:

2 **EL rohes Mandelmus**
1 **TL Zitronensaft**
Saft von ½ **Orange (die
andere Hälfte für das
morgige Abendessen
aufbewahren)**
⅛ **l Quellwasser**
3 **EL Leinöl**
1 **EL Edelhefe**
1 **Msp. Himalajasalz**
1 **Msp. süßes Paprikapulver
oder Muskatnusspulver**

Zubereitung

Holen Sie den am 11. Tag eingelegten Ingwer aus dem Kühlschrank und geben Sie ihn in ein hübsches Schälchen.

Sushi-Mayonnaise: Das Mandelmus, den Zitronensaft, den Orangensaft und einen Teil des Wassers im Mixer zu einer Creme verarbeiten. Dann bei laufendem Motor langsam das Leinöl und das restliche Wasser einlaufen lassen. (Sie können den Motor aber auch kurz abschalten, einen Teil des Leinöls und das Wasser dazugießen und dann erneut den Motor laufen lassen. Auf diese Weise verfahren, bis Sie das gesamte Öl und Wasser eingearbeitet haben. Dabei bestimmt die Menge der Flüssigkeit im Verhältnis zum Öl die Festigkeit der Mayonnaise.) Zum Schluss die Gewürze untermischen. (Die Gewürze immer zum Schluss beimengen, da ansonsten die Bindekraft des Lezithins in dem Mandelmus abgeschwächt wird.)

Sushi: Den Meerrettich und den weißen Rettich jeweils schälen und fein reiben. Anschließend beide jeweils separat in ein dekoratives Schälchen geben.

Dann die Süßkartoffel schälen und mit einer Gemüsereibe sehr fein reiben. Die Tomate wie einen Apfel schälen und der Länge nach in Achtel schneiden. Die Avocadohälfte schälen und das Fruchtfleisch in etwa 1 Zentimeter dicke Streifen schneiden. Jetzt so viel Sushi-Mayonnaise unter die geriebene Süßkartoffel mischen, dass eine weiche (nicht zu feuchte) Masse entsteht.

Die Noriblätter auslegen, die Süßkartoffelmasse circa ½ Zentimeter dick auf jedes Noriblatt auftragen und gleichmäßig über das gesamte Blatt verstreichen. Auf dem vorderen Teil der Masse der Länge nach Tomatenachtel und Avocadostreifen auslegen. Die Noriblätter einrollen, das heißt, so um die Tomaten- und Avocadostücke wickeln, dass gefüllte Rollen entstehen. Die Norirollen mit einem sehr scharfen Messer in mundgerechte Stücke (6 Stücke pro Norirolle) schneiden. Wenn Sie es scharf mögen, können Sie zu den Avocadostücken und Tomaten etwas von dem Meerrettich geben.

Nun die Sushistücke dekorativ auf einem Teller oder einer Suhsiplatte anrichten. Dazu marinierten Ingwer (Seite 74 unten), Meerrettich und Rettich anrichten und die Sojasoße (Shoyu) in einer kleinen Schale auf den Tisch bringen. Meerrettich, Rettich und die Sushistücke mit Stäbchen fassen und in die Sojasoße tunken.

Vorbereitung: 2 Tage
Zubereitung: 30 Minuten
Haltbarkeit: 0, Mayonnaise: hält sich in einem luftdicht verschließbaren Glasbehälter etwa 2 Wochen im Kühlschrank
Geräte: Mixer, Gemüsereibe, scharfes Messer

Siehe Foto auf Seite 80.

Kiwi-Bananen-Creme

Zutaten

4 reife Kiwis
1 sehr große reife Banane
Saft von 1½ Orangen
1 TL Zitronensaft
1 EL Chiasamen

Zubereitung

Die Chiasamen zum Quellen in den Zitrussaft geben. In der Zwischenzeit die Kiwis und die Banane schälen, in grobe Stücke schneiden und im Mixer zu einer feinen Creme verarbeiten. Die Creme unter die Chiamasse rühren.

Vorbereitungszeit: 0
Zubereitungszeit: 10 Minuten
Haltbarkeit: 0
Geräte: Mixer

Für den nächsten Tag vorbereiten: *Frühstück* (Avocadoparfait an Spalten von der rosaroten Grapefruit): 2 zuvor entkernte Datteln in so viel Quellwasser einweichen, dass sie gerade bedeckt sind und sich gut vollsaugen können. *Mittagessen* (Frühlingsrolle von der Gurke mit Paprikasoße): 30 Gramm Sonnenblumenkerne und 30 Gramm Haselnüsse jeweils separat in reichlich Quellwasser einweichen. Zudem für die Paprikasoße 2 zuvor entkernte Datteln in so viel Quellwasser einweichen, dass sie gerade bedeckt sind und sich gut vollsaugen können.

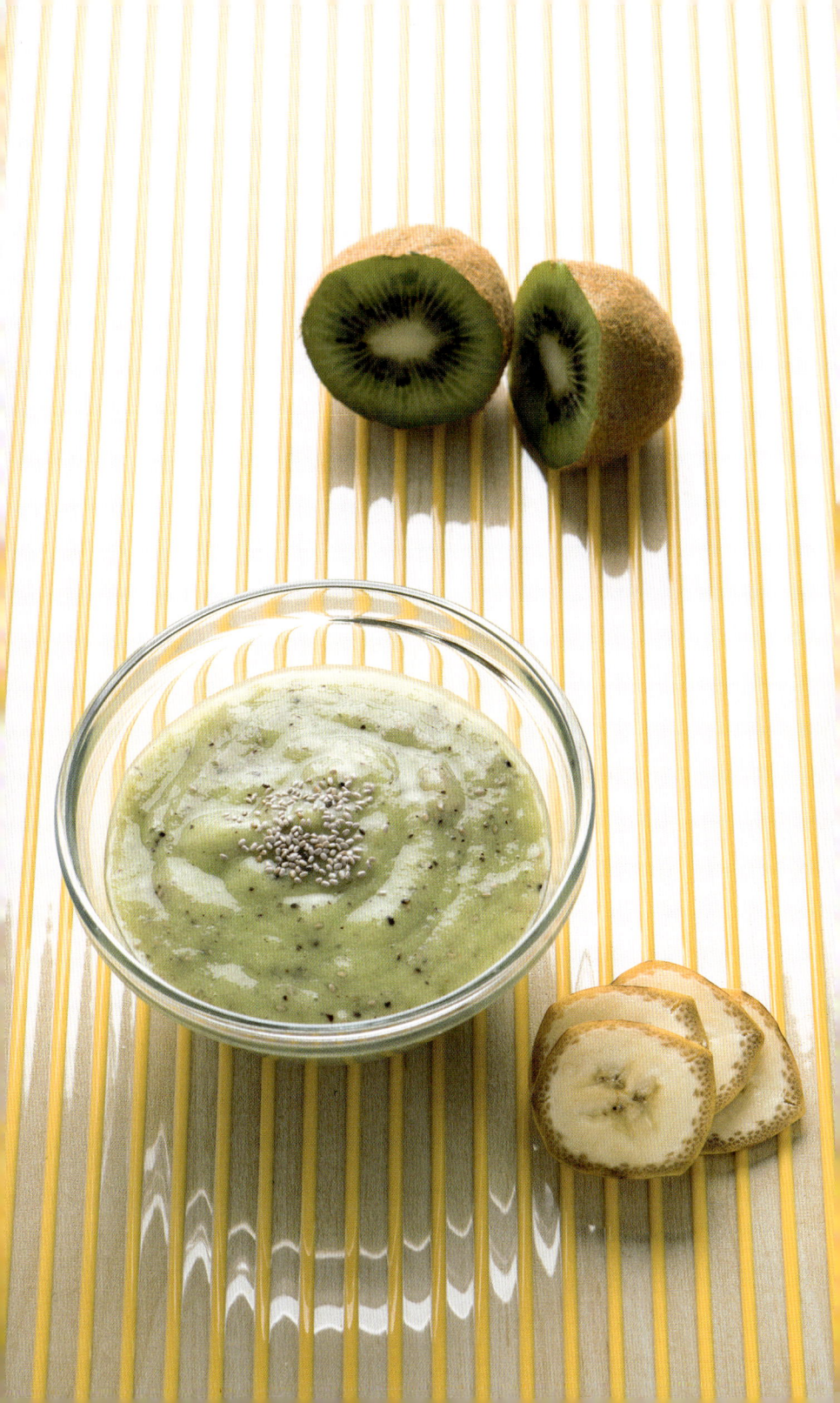

Avocadoparfait an Spalten von der rosaroten Grapefruit

Zutaten

2 Datteln (entkernt, in
   Quellwasser eingeweicht
   und nicht abgetropft)
1 rosa Grapefruit
½ Avocado
1 EL Chiasamen
1 Banane
1 EL Kokosfett

Zubereitung

Die Datteln klein schneiden und mit dem Einweichwasser im Mixer zu einer cremigen Masse verarbeiten. Das Fruchtfleisch der Avocadohälfte mit dem Löffel aus der Schale heben, dann mit einer Gabel zerdrücken. Das Avocadofleisch und das Kokosfett zu der Dattelcreme geben und einarbeiten. Die Chiasamen gut untermischen und quellen lassen. In der Zwischenzeit die Grapefruit schälen und die Spalten häuten. Die Banane ebenso schälen und mit einer Gabel so lange zerdrücken, bis sie saftig wird. Die Grapefruitspalten, das Bananenmus und das Avocadoparfait dekorativ auf einem flachen Teller anrichten.

Einweichzeit: über Nacht
Zubereitungszeit: 20 Minuten
Haltbarkeit: 0
Geräte: Mixer

Frühlingsrolle von der Gurke mit Paprikasoße

Zutaten

Für die Frühlingsrolle:

je ¼ **rote und gelbe Paprika**
½ **Avocado**
  (½ **mit Zitronensaft be-**
  träufelt aufbewahren)
30 g **Sonnenblumenkerne**
30 g **Haselnüsse (beide: in**
  Quellwasser eingeweicht
  und gut abgetropft)
¼ **Salatgurke**
  (¾ **aufbewahren)**
1 TL **Edelhefe**
1 Msp. **süßes Paprikapulver**
1 Msp. **Himalajasalz**
1 Handvoll **Linsensprossen**
1 Handvoll **glatte Petersilie**

Für die Paprikasoße:

je ¼ **rote und gelbe Paprika**
  (**den Rest aufbewahren)**
2 **Datteln (entkernt, in**
  Quellwasser eingeweicht
  und nicht abgetropft)
1 EL **Edelhefe**
3 EL **Leinöl**
1 TL **Zitronensaft**
½ TL **Mexi Chili Miso**
1 Msp. **Himalajasalz**

Zubereitung

Frühlingsrolle: Die Paprikaschoten waschen und jeweils quer halbieren (die untere Hälfte brauchen Sie für die gefüllte Süßpaprika am 25. Tag, siehe Seite 137). Die obere Hälfte vom Strunk befreien, entkernen und vierteln. Dann die Viertel der roten sowie der gelben Paprika in Längsstreifen schneiden. Die Avocado halbieren, entkernen und das Fruchtfleisch mit einem Löffel aus der Schale heben. Die abgetropften Sonnenblumenkerne, Haselnüsse, Avocadofleisch mit den Gewürzen im Mixer pürieren.

Die Gurke der Länge nach in dünne Streifen hobeln. Jeweils drei Gurkenstreifen quer ein Stückchen übereinanderlegen, sodass Sie daraus eine „Frühlingsrolle" herstellen können. Dann die Gurkenlagen circa 1 Zentimeter dick mit der Nuss-Avocadocreme bestreichen. Mit Paprikastreifen und Linsensprossen belegen und das Ganze fest rollen.

Paprikasoße: Die Paprikaviertel klein schneiden und mit den übrigen Zutaten im Mixer zu einer sämigen Soße verarbeiten.

Frühlingsrollen hübsch anrichten, mit Paprikasoße beträufeln und mit Petersilie verzieren.

Einweichzeit: über Nacht
Zubereitungszeit: 20 Minuten
Haltbarkeit: 0
Geräte: Mixer, Gemüsehobel

Avocadococktail mit Rotalgenflocken

Zutaten

½ **Avocado**
1 Msp. **Himalajasalz**
½ **Zucchini (die andere Hälfte für das Abendessen am 25. Tag aufbewahren)**
1 kleine **Tomate**
1 EL **Edelhefe**
1 TL **Zitronensaft**
1 EL **Olivenöl**
1 TL **Nama Shoyu**
1 EL **Rotalgenflocken**

Zubereitung

Das Fruchtfleisch der Avocadohälfte mit dem Löffel aus der Schale heben. Das Salz dazugeben, mit einer Gabel zerdrücken, gut durchmischen und in ein dekoratives Glas füllen. Die Zucchinihälfte fein reiben. Die Tomate wie einen Apfel schälen, die harten Teile entfernen und das Fruchtfleisch in Streifen schneiden. Einen Tomatenstreifen für die Dekoration aufbewahren. Die fein geriebene Zucchini in eine Glasschüssel geben, die restlichen Zutaten außer den Rotalgenflocken dazugeben und gut durchmischen. Dann die Rotalgenflocken und die Tomatenstreifen unterheben. Die Zucchini-Tomatenfarce auf die Avocadomasse geben und mit dem Tomatenstreifen garnieren.

Vorbereitungszeit: 0
Zubereitungszeit: 15 Minuten
Haltbarkeit: 0
Geräte: Gemüsereibe

Für den nächsten Tag vorbereiten: *Frühstück* (Mandelmüsli): 30 Gramm Mandeln und 30 Gramm Sonnenblumenkerne jeweils separat in reichlich Quellwasser einweichen. Zudem 20 Gramm Rosinen in so viel Quellwasser einweichen, dass sie gerade bedeckt sind und sich gut vollsaugen können.

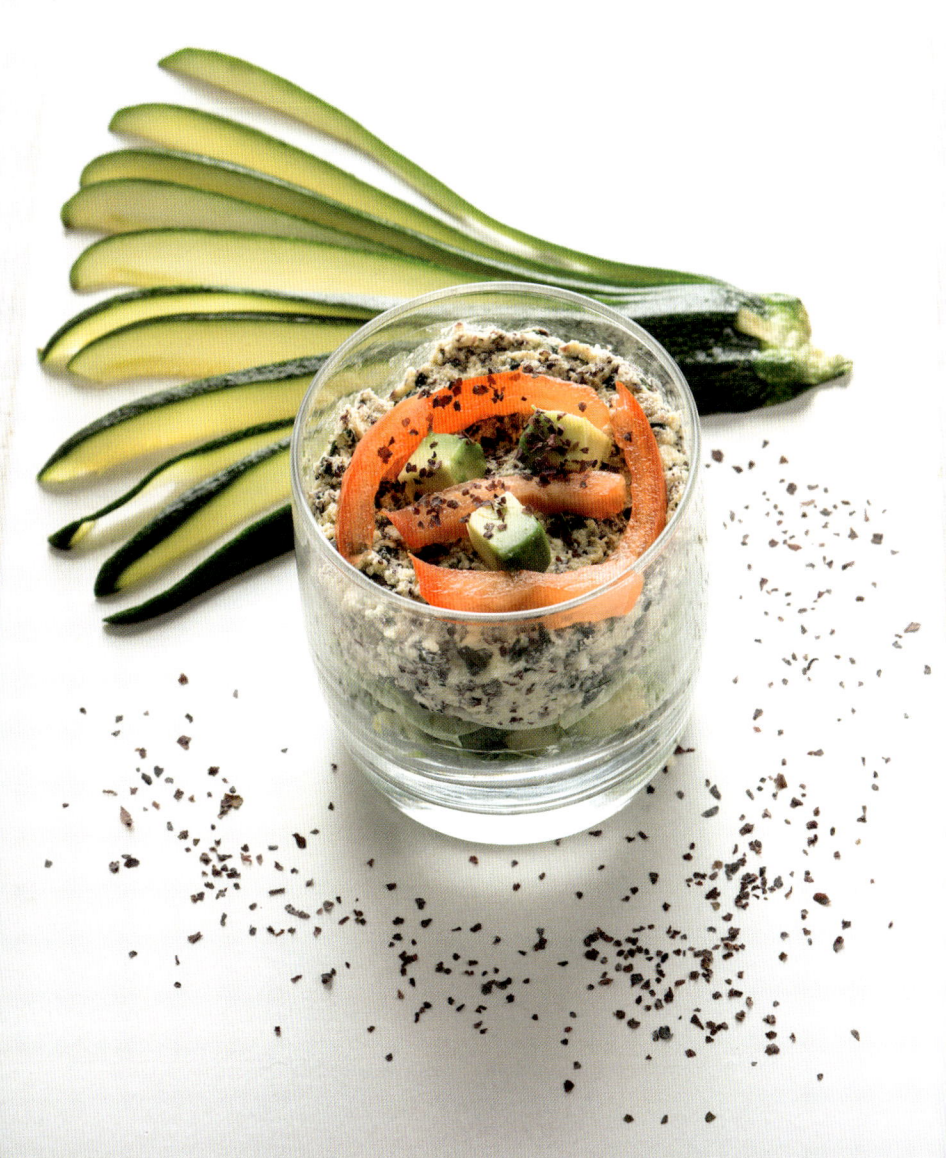

Mandelmüsli

Entspricht Frühstück, 7. und 11. Tag

Zutaten

30 g Mandeln (in Quell-
   wasser eingeweicht
   und gut abgetropft)
30 g Sonnenblumen-
   kerne (in Quellwasser
   eingeweicht und gut
   abgetropft)
20 g Rosinen (in Quell-
   wasser eingeweicht
   und nicht abgetropft)
1 Banane
1 Apfel
1 Birne
1 Orange
½ Zitrone
2 EL getrocknete Buch-
   weizenkörner (siehe
   3. Tag, Seite 36 unten)

Zubereitung

Die Banane schälen und in mundgerechte
Stücke schneiden. Den Apfel und die Birne
entkernen und ebenso in mundgerechte Stücke
schneiden. Die Orange und die ½ Zitrone auspressen. Dann den Orangen- und Zitronensaft mit den Rosinen samt Einweichwasser,
den abgetropften Sonnenblumenkernen und
den abgetropften Mandeln im Mixer zu einer
cremigen Masse verarbeiten. Die Fruchtstücke in
eine flache Schüssel füllen, die Creme darübergeben, mit knusprigen Buchweizenkörnern
bestreuen und genießen.

Einweichzeit: über Nacht
Zubereitungszeit: 20 Minuten
Haltbarkeit: 0
Geräte: Mixer

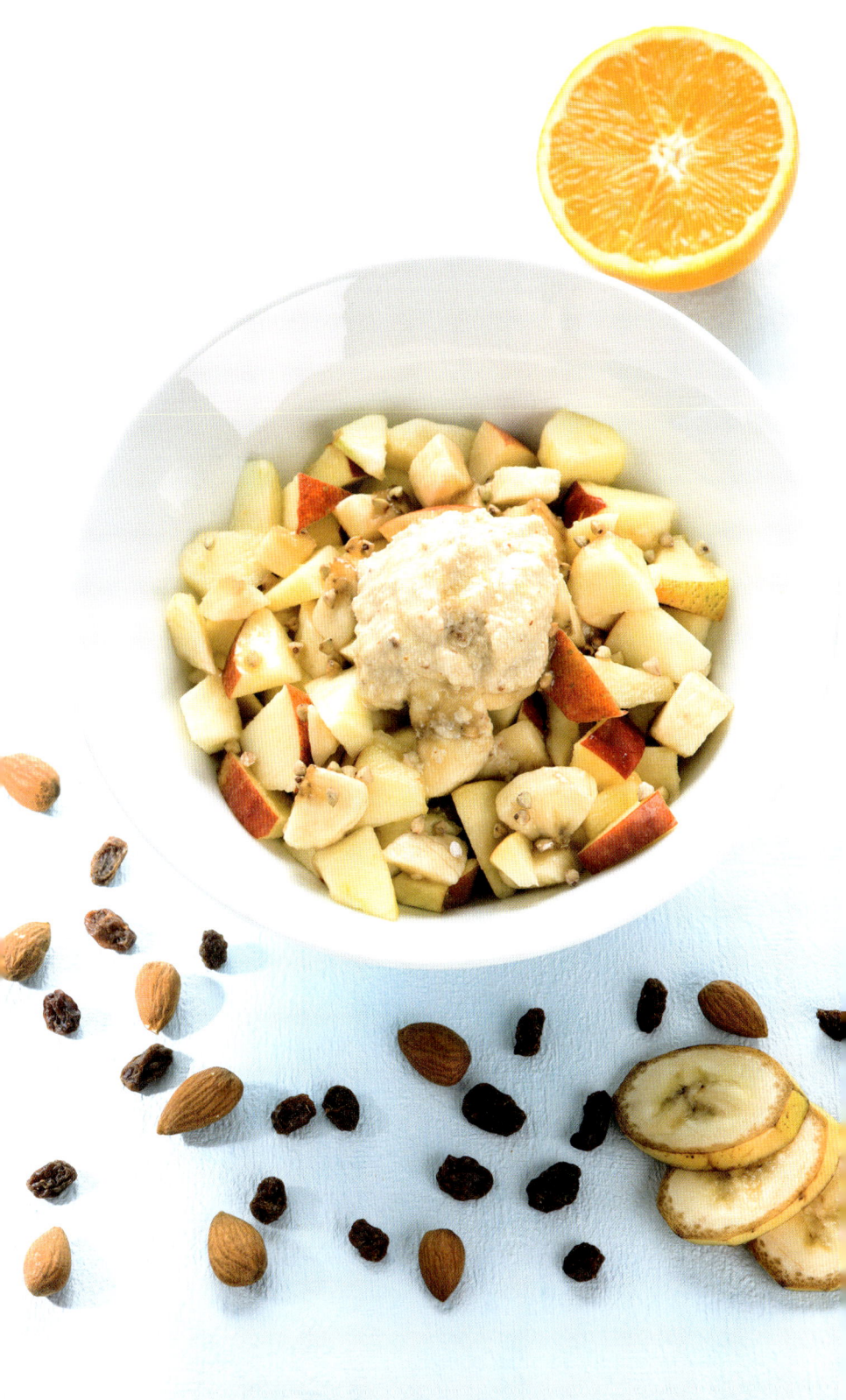

Avocadosuppe
mit Orangenstückchen

Zutaten

1 Avocado
1 rosa Grapefruit
2 Orangen

Zubereitung

Die Avocado halbieren, entkernen, das Fruchtfleisch mit dem Löffel aus der Schale heben und im Mixer pürieren. Eine Orange in der Mitte durchschneiden, eine dünne Scheibe abschneiden und zum Dekorieren aufbewahren. Dann die Grapefruit und die Orangen auspressen. Den Zitrussaft zu der Avocadomasse geben und im Mixer zu einer feinen Suppe verarbeiten. Von der Orangenscheibe vorsichtig die Schale abtrennen und die einzelnen Spalten herausschneiden. Die Suppe mit den Orangenstückchen verzieren.

Vorbereitungszeit: 0
Zubereitungszeit: 10 Minuten
Haltbarkeit: 0
Geräte: Mixer

Gemischter Salat mit Sprossen

Entspricht Abendessen, 2. Tag

Zutaten

Für den Salat:

1 Tomate
1 Röschen Brokkoli
¼ Salatgurke
⅓ weißer Rettich
1 kleine Karotte
½ Packung Kressesprossen in Bio-Qualität (falls Sie Ihre Lieblingssprossen nicht selbst gezogen haben)
1 Handvoll glatte Petersilie

Für die Salatsoße:

3 EL Olivenöl
½ TL Himalajasalz
Saft von 1 Zitrone
1 EL Edelhefe

Zubereitung

Salat: Die Tomate wie einen Apfel schälen, die harten Teile entfernen und in mundgerechte Stücke schneiden. Den Rettich schälen, die Enden abschneiden und in mundgerechte Stücke schneiden. Die Gurke in mundgerechte Stücke schneiden. Die Karotte waschen, putzen, die Enden abschneiden und mit Schale in dünne Scheiben schneiden. Die Petersilie fein wiegen.

Soße: Alle Zutaten in eine Glasschüssel geben und gut mit der Gabel verrühren.

Die Gemüsestücke und das Brokkoliröschen untermischen, mit der Petersilie bestreuen und die Sprossen dekorativ darauf anrichten.

Vorbereitungszeit: 0
Zubereitungszeit: 20 Minuten
Haltbarkeit: 0
Geräte: scharfes Messer

Für den nächsten Tag vorbereiten: *Frühstück* (Carobsmoothie): 6 zuvor entkernte Datteln in so viel Quellwasser einweichen, dass sie gerade bedeckt sind und sich gut vollsaugen können. *Mittagessen* (Gefüllte Süßpaprika auf Gurkenbrunoise und Kressesprossen): 30 Gramm Mandeln in reichlich Quellwasser einweichen.

Carobsmoothie

Zutaten

3 EL Seiden-Carobpulver
50 g Sesam
6 Datteln (entkernt, in
   Quellwasser eingeweicht
   und nicht abgetropft)
1 Banane
1 EL Leinöl
1 Msp. Himalajasalz

Zubereitung

Die Sesamsamen im Mixer zu feinem Pulver vermahlen. Die Banane schälen und in grobe Stücke schneiden. Dann die Datteln mit dem Carob- und dem Sesampulver sowie einem kleinen Teil des Einweichwassers im Mixer gut durchpürieren. Wenn die Mischung homogen ist, das restliche Einweichwasser, die Bananenstücke, Leinöl und Salz dazugeben und zu einer glatten Creme verarbeiten.

Einweichzeit: über Nacht
Zubereitungszeit: 10 Minuten
Haltbarkeit: 0
Geräte: Mixer

Gefüllte Süßpaprika auf Gurken-brunoise und Kressesprossen

Zutaten

Für die gefüllte Paprika:
½ **rote Paprika**
½ **gelbe Paprika**
1 **Tomate**
30 g **Mandeln (in Quell-
    wasser eingeweicht
    und gut abgetropft)**
1 TL **Mexi Chili Miso**
½ **Packung Kressesprossen
    in Bio-Qualität (falls Sie
    Ihre Lieblingssprossen
    nicht selbst gezogen
    haben)**
Für die Gurkenbrunoise:
½ **Salatgurke**
4 EL **Olivenöl**
1 EL **Edelhefe**
1 TL **Zitronensaft**
1 Msp. **Himalajasalz**

Zubereitung

Gefüllte Paprika: Die untere Hälfte der roten und gelben Paprika entkernen. Die Tomate wie einen Apfel schälen und die harten Teile entfernen. Die Mandeln mit der Tomate und dem Mexi Chili Miso im Mixer zu einer homogenen Masse verarbeiten und die Paprikahälften damit füllen.

Gurkenbrunoise: Olivenöl, Edelhefe, Salz und Zitronensaft in eine Glasschüssel geben und mit der Gabel gut verrühren. Dann die halbe Gurke waschen, das Endstück entfernen und in sehr feine Würfel (Brunoise) schneiden. Zu der Soße geben und gut vermischen.

Auf einem flachen Teller anrichten und die Kressesprossen darüberstreuen.

Einweichzeit: über Nacht
Zubereitungszeit: 15 Minuten
Haltbarkeit: 0
Geräte: Mixer

Zucchini mit Karotten und Tomaten an Kürbiskernöl-Vinaigrette

Zutaten

Für das Gemüse:
½ Zucchini
1 Karotte
1 Tomate

Für die Vinaigrette:
Saft von ½ Zitrone
1 Msp. Himalajasalz
1 EL Edelhefe
5 EL Kürbiskernöl

Zubereitung

Gemüse: Die Zucchinihälfte gut waschen, das Endstück abschneiden und in feine Stifte schneiden. Die Karotte waschen, die Enden abschneiden und fein reiben. Die Tomate wie einen Apfel schälen, die harten Teile entfernen und das Tomatenfleisch in grobe Würfel schneiden. Dekorativ in einer Schale anrichten.

Vinaigrette: Alle Zutaten in eine Glasschüssel geben und mit der Gabel gut verrühren. Die Vinaigrette in ein kleines Schälchen füllen und zu dem Gemüse auf den Tisch bringen. Dazu passt Essener-Brot (siehe unter „Bezugsquellen" im Anhang, Seite 228 ff.) oder Pizzabrot (Rezept auf Seite 17).

Vorbereitungszeit: 0
Zubereitungszeit: 15 Minuten
Haltbarkeit: 0
Geräte: Gemüsereibe

Für den nächsten Tag vorbereiten: *Mittagessen* (Paprikaschaumsuppe mit Kräuterklößchen): 30 Gramm Mandeln in reichlich Quellwasser einweichen.

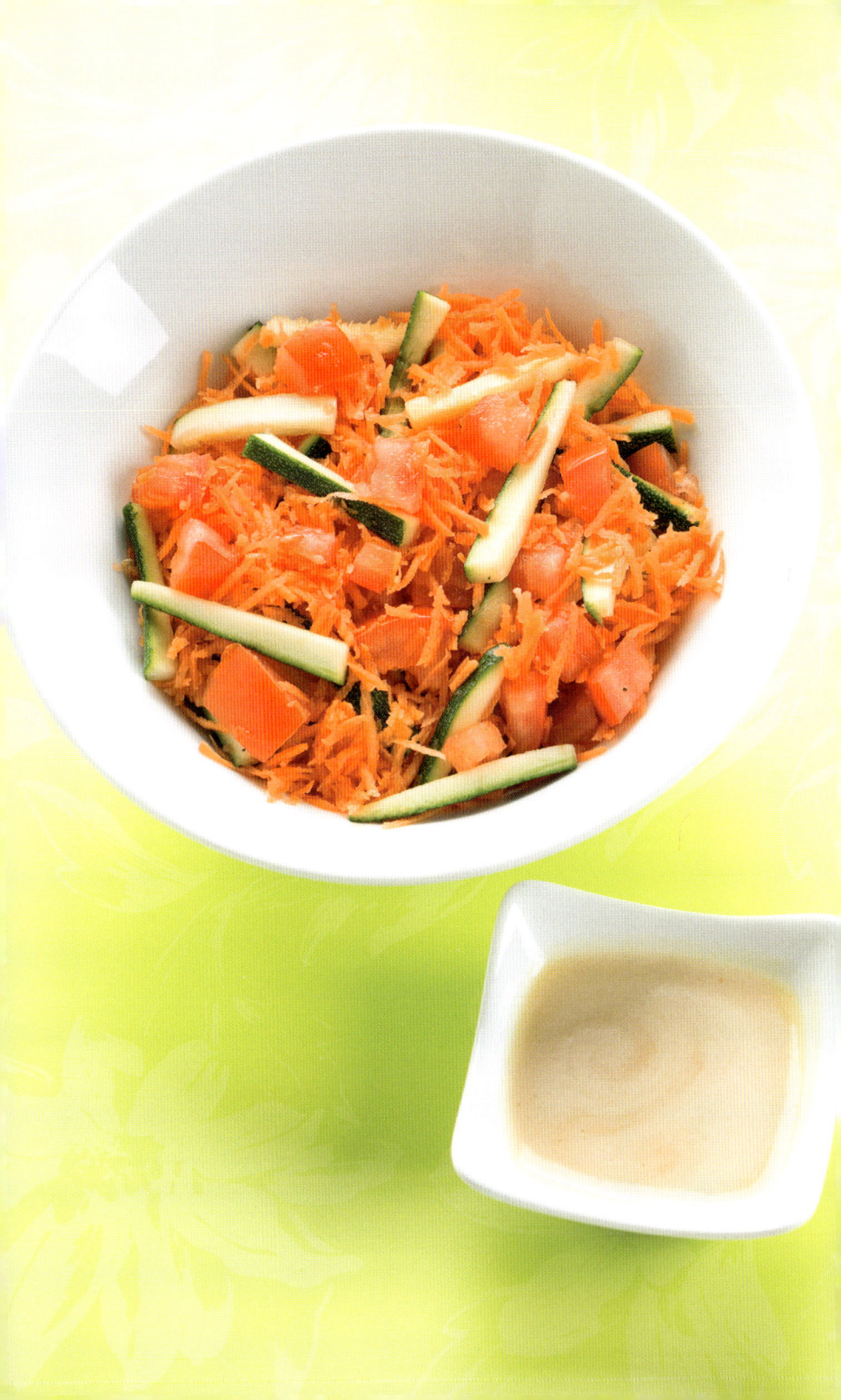

Warmer Kastanienbrei mit Früchtesoße

Entspricht Abendessen, 4. Tag

Zutaten

Für den Kastanienbrei:

2 EL Edelkastanien-Rohkost-Pulver
2–3 EL Quellwasser
1 Banane
1 säuerlicher Apfel
2 EL rohes Mandelmus
½ TL Zimt

Für die Soße:

200 g rote Weintrauben
1 Birne

Zubereitung

Kastanienbrei: Das Edelkastanien-Pulver in das handwarme Quellwasser einstreuen und mit dem Schneebesen glatt rühren. Die Banane schälen und mit einer Gabel zerdrücken. Den Apfel waschen und auf einer Glasreibe fein reiben. Dann den Kastanienbrei gut mit dem Bananenmus, dem geriebenen Apfel und dem Mandelmus vermengen.

Früchtesoße: Die Birne entkernen und mit den roten Weintrauben im Mixer pürieren. Die Soße kurze Zeit ruhen lassen, damit sich das Pektin der Birne entfalten kann. (Es dickt die Soße an.)

Die Früchtesoße über den Kastanienbrei gießen, etwas Zimt darüberstreuen und genießen!

Vorbreitungszeit: 0
Zubereitungszeit: 10 Minuten
Haltbarkeit: 0
Geräte: Mixer, Glasreibe

Für den nächsten Tag vorbereiten: *Frühstück* (Aprikosensmoothie): Zusammen 3 getrocknete Aprikosen und 3 zuvor entkernte Datteln in so viel Quellwasser einweichen, dass sie gerade bedeckt sind und sich gut vollsaugen können. *Mittagessen* (Gemüsesticks mit Ketchup und Mayonnaise): 20 Gramm Rosinen in so viel Quellwasser einweichen, dass sie gerade bedeckt und sich gut vollsaugen können. Dann 6 halbe getrocknete Tomaten in so viel Quellwasser einweichen, dass sie sich gut vollsaugen können.

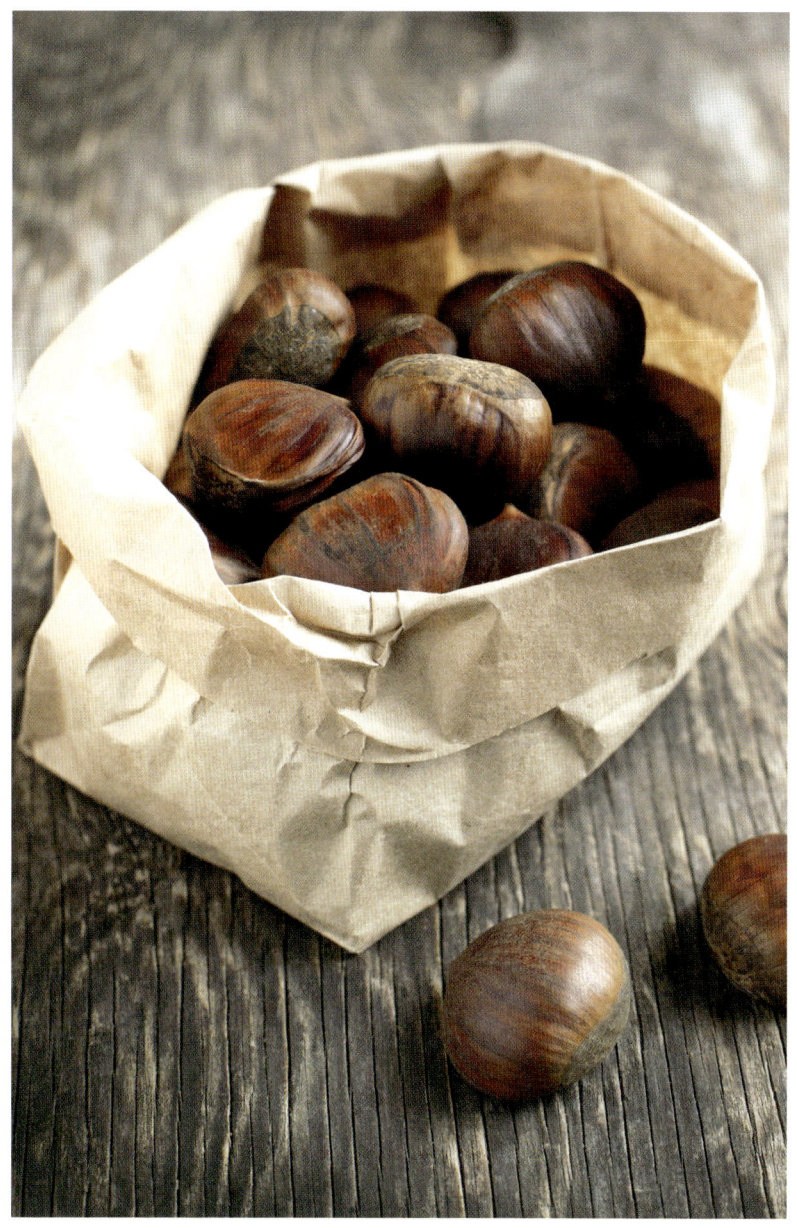

Paprikaschaumsuppe
mit Kräuterklößchen

Zutaten

Für die Paprikaschaumsuppe:

1 rote Paprika
½ Salatgurke (die andere
Hälfte für den 28. Tag
aufbewahren)
1 TL rohes Mandelmus
1 EL Edelhefe
1 Msp. Himalajasalz
1 Msp. süßes Paprikapulver
1 getrocknete Chilischote
2 EL Olivenöl

Für die Kräuterklößchen:

30 g Mandeln (in Quell-
wasser eingeweicht
und gut abgetropft)
1 Msp. Himalajasalz
1 Handvoll glatte Petersilie

Zubereitung

Paprikaschaumsuppe: Die Paprika waschen, halbieren, entkernen und in grobe Stücke schneiden. Die Salatgurke ebenso waschen, schälen und in grobe Stücke schneiden. Dann die Paprika- und Gurkenstücke mit dem Olivenöl, dem Mandelmus und den Gewürzen in einen Mixer geben und zu einer cremigen Suppe verarbeiten. Falls die Suppe zu dickflüssig werden sollte, etwas Quellwasser dazugeben.

Kräuterklößchen: Wenn Sie die Zeit haben, können Sie die eingeweichten Mandeln häuten. So werden die Klößchen schön weiß. Anschließend in der Küchenmaschine oder im Mixer fein pürieren. Die Petersilie waschen, die Blätter abzupfen, fein wiegen und mit dem Salz sowie der Mandelmasse gut vermischen.

Die Suppe in eine hübsche Schale füllen. Mit einem Kaffeelöffel kleine Klößchen von der Kräuter-Mandelmasse abstechen und in die Suppe geben.

Einweichzeit: über Nacht
Zubereitungszeit: 30 Minuten
Haltbarkeit: 0
Geräte: Mixer oder Küchenmaschine

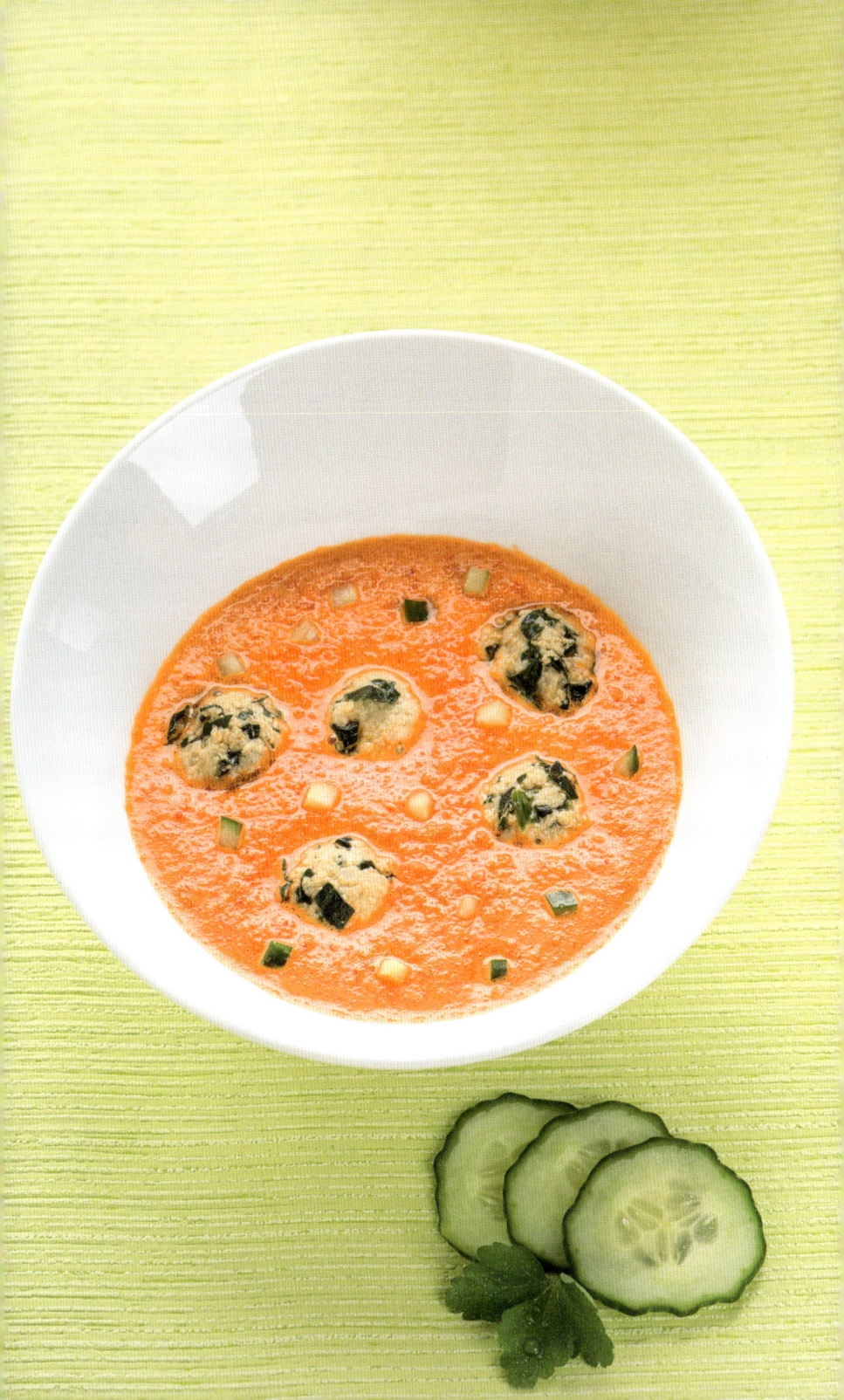

Gefüllte Tomaten auf Rettichcarpaccio

Zutaten

Für das Carpaccio:
⅓ weißer Rettich
Für die gefüllten Tomaten:
2 Tomaten
Für die Füllung:
1 Avocado
1 Karotte
1 süßer Apfel
½ TL Himalajasalz
1 Handvoll glatte Petersilie
1 TL frischer Thymian
Für das Dressing:
Saft von ½ Zitrone
4 EL Olivenöl
½ TL Nama Shoyu
1 Msp. Himalajasalz
Für die Dekoration:
etwas Zucchini (den Rest
**   für das morgigen Mittag-**
**   essen aufbewahren)**
etwas gelbe und rote
**   Paprika (den Rest für das**
**   morgige Mittagessen**
**   aufbewahren)**

Zubereitung

Carpaccio: Den Rettich waschen, putzen und in dünne Scheiben hobeln. Wie Carpaccio auf einem flachen Teller anrichten.

Gefüllte Tomaten: Von den Tomaten einen Deckel abschneiden. Das Tomatenfleisch vorsichtig mit einem Löffel herausheben. Die Kerne und die Flüssigkeit entfernen und das Fleisch in feine Würfel schneiden. Die Petersilie und den Thymian fein wiegen und unter das Tomatenfleisch mischen.

Füllung: Die Avocado halbieren, entkernen, das Fruchtfleisch mit einem Löffel aus der Schale heben und mit einer Gabel zu Mus zerdrücken. Die Karotte und den entkernten Apfel waschen und in kleine Würfel schneiden. Die Würfel mit dem Salz unter die Avocadomasse mischen. Zuletzt vorsichtig das Tomatenfleisch mit den Kräutern untermischen und die Tomatenhälften damit füllen.

Dressing: Alle Zutaten in eine Glasschüssel geben, mit der Gabel cremig schlagen und über das Rettichcarpaccio träufeln.

Die gefüllten Tomaten in die Mitte des Rettichcarpaccios setzen und mit ausgeschnittenen Blättern aus Zucchinihaut und Rauten aus roter sowie gelber Paprika verzieren.

Vorbreitungszeit: 0
Zubereitungszeit: 15 Minuten
Haltbarkeit: 0
Geräte: Gemüsehobel

Aprikosensmoothie

Zutaten

3 getrocknete Aprikosen (in
 Quellwasser eingeweicht
 und gut abgetropft)
3 Datteln (entkernt, in
 Quellwasser eingeweicht
 und gut abgetropft)
2 Orangen
1 Zitrone
2 EL rohes Mandelmus
1 EL Leinöl
⅛ l Quellwasser

Zubereitung

Die Orangen und die Zitrone auspressen.
Dann alle Zutaten in den Mixer geben und so
lange pürieren, bis eine homogene trinkfähige
Flüssigkeit entsteht.

Einweichzeit: über Nacht
Zubereitungszeit: 15 Minuten
Haltbarkeit: 0
Geräte: Mixer

Gemüsesticks mit Ketchup und Mayonnaise

Zutaten

Für die Gemüsesticks:

2 Karotten
Reste der Zucchini und der gelben und roten Paprika vom Abendessen des Vortags

Für den Ketchup:

6 halbe getrocknete Tomaten
20 g Rosinen (beides: in Quellwasser eingeweicht und nicht abgetropft)
1 Tomate
2 EL Leinöl
1 EL Edelhefe
1 TL Zitronensaft
1 Msp. Himalajasalz

Für die Mayonnaise:

2 EL rohes Mandelmus
1 TL Zitronensaft
Saft von ½ Orange (½ Orange aufbewahren)
⅛ l Quellwasser
3 EL Leinöl
2 Msp. Himalajasalz
2 Msp. süßes Paprikapulver oder Muskatnusspulver

Zubereitung

Ketchup: Die Rosinen und die getrockneten Tomaten jeweils mit dem Einweichwasser, mit Zitronensaft, Edelhefe, das Salz und Leinöl im Mixer gut durchpürieren. Dann die Tomate wie einen Apfel schälen und die harten Teile entfernen. Zu der Masse im Mixer geben und noch einmal kräftig mixen.

Mayonnaise: Mandelmus, Zitronen- und Orangensaft sowie einen Teil des Wassers im Mixer zu einer glatten Creme verarbeiten. Dann bei laufendem Motor langsam das Leinöl und das restliche Wasser langsam einlaufen lassen. (Die Menge der Flüssigkeit im Verhältnis zum Öl bestimmt die Festigkeit der Mayonnaise.) Zum Schluss die Gewürze untermischen. (Die Gewürze immer zum Schluss beimengen, da ansonsten die Bindekraft des Lezithins in dem Mandelmus abgeschwächt wird.)

Gemüsesticks: Das Gemüse putzen und in mundgerechte Stifte schneiden. Mit Ketchup und Mayonnaise aufMayonnaise auf den Tisch bringen. Mit einem Sellerieblatt garnieren.

Einweichzeit: über Nacht
Zubereitungszeit: 30 Minuten
Haltbarkeit: 0, Mayonnaise: luftdicht verschlossen im Kühlschrank etwa 2 Wochen
Geräte: Mixer

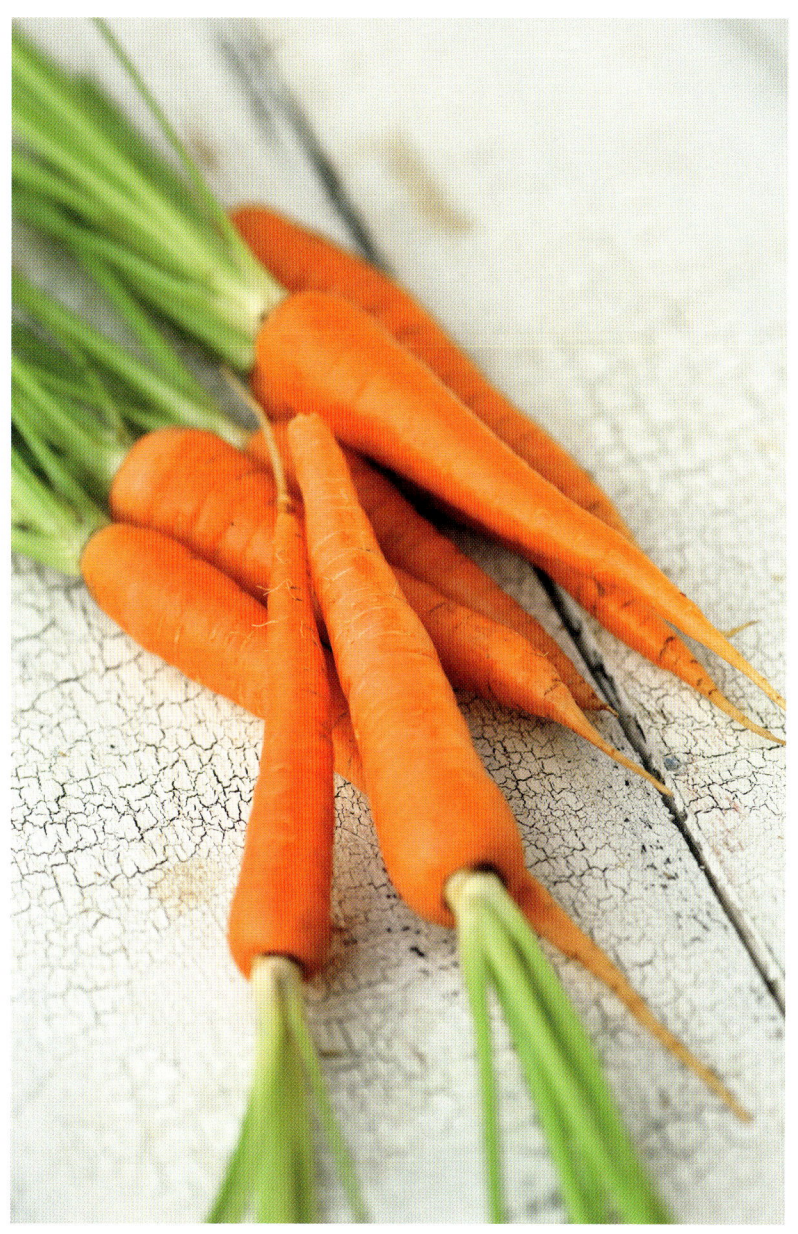

Ananas mit Vanillepudding

Zutaten

½ Ananas (die andere
   Hälfte können Sie als
   Zwischenmahlzeit
   verwenden)
Für den Pudding:
3 EL helle Chiasamen
1 Vanilleschote
1 reife Banane
1½ Orangen

Zubereitung

Pudding: Die ganze Orange auspressen und die Chiasamen gut in den Saft einrühren. Die Banane schälen und mit einer Gabel so lange zerdrücken, bis sie saftig wird. Die Vanilleschote aufschlitzen und das Mark herauskratzen. Dann alle Zutaten in eine hübsche Schale geben, gut durchmischen und beiseite stellenbeiseitestellen, bis Sie die die Ananas zubereitet haben.

Die Ananas schälen, den Strunk herauslösen und in mundgerechte Stücke schneiden. Mit dem Pudding dekorativ auf einem Teller anrichten. Die übrige halbe Orange vom Mittagessen auspressen und als Soße darübergießen.

Vorbereitungszeit: 0
Zubereitungszeit: 20 Minuten
Haltbarkeit: 0
Geräte: 0

Für den nächsten Tag vorbereiten: *Frühstück* (Bananen-Sesam-Müsli): Zunächst 100 Gramm Sesam in reichlich Quellwasser einweichen. Zudem 6 getrocknete Aprikosen in so viel Quellwasser einweichen, dass sie sich gut vollsaugen können. *Mittagessen* (Gurkenschnitte): 1 Handvoll Rosinen in so viel Quellwasser einweichen, dass sie gerade bedeckt sind und sich gut vollsaugen können.

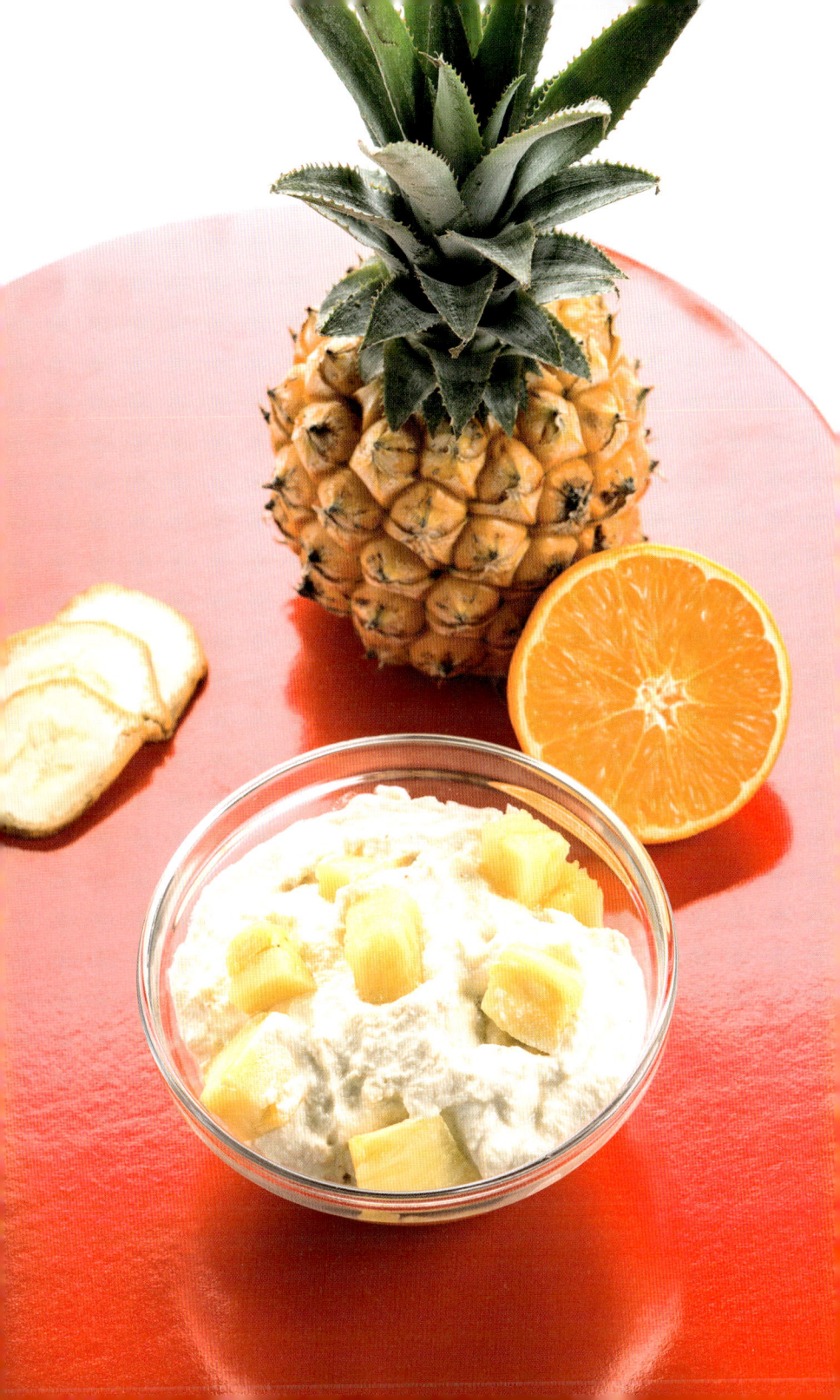

Bananen-Sesam-Müsli

Zutaten

2 reife Bananen
1 EL rohes Mandelmus
100 g Sesam (in Quell-
    wasser eingeweicht
    und gut abgetropft)
6 getrocknete Aprikosen (in
    Quellwasser eingeweicht
    und nicht abgetropft)
4 EL Quellwasser
2 Orangen
1 Zitrone
Sesamsamen zum Dekor-
    ieren

Zubereitung

Die Bananen schälen und mit einer Gabel zu Brei zerdrücken. Die abgetropften Sesamsamen im Mixer fein vermahlen und mit dem Mandelmus unter den Bananenbrei mischen. Die Orangen und die Zitrone auspressen. Den Fruchtsaft mit den eingeweichten Aprikosen samt Einweichwasser und dem Quellwasser im Mixer zu einer cremigen Soße pürieren. Mit dem Sesam-Bananenbrei vermischen und mit ganzen Sesamsamen bestreut auf den Tisch bringen.

Einweichzeit: über Nacht
Zubereitungszeit: 15 Minuten
Haltbarkeit: 0
Geräte: Mixer

Gurkenschnitte

Entspricht Mittagessen, 6. Tag

Zutaten

Für die Schnitte:

½ **Salatgurke**
1 **Avocado**
1 **Karotte**
1 **Fleischtomate**
1 **Handvoll getrocknete Haselnussstücke (siehe 5. Tag, Seite 46 unten)**
1 **Handvoll Kressesprossen in Bio-Qualität**
etwas **rote Paprika (vom Vortag)**

Für das Dressing:

4 EL **Nama Shoyu**
1 TL **Zitronensaft**
1 **Scheibe frische Ingwerwurzel (je nach Geschmack)**
1 **Handvoll Rosinen (in Quellwasser eingeweicht und nicht abgetropft)**
1 Msp. **Himalajasalz**
4 EL **Olivenöl**

Zubereitung

Schnitte: Mit einem Gemüsehobel die Gurke und die gewaschene Karotte der Länge nach in feine Streifen schneiden. Die Tomate wie einen Apfel schälen, die harten Teile entfernen und das Fruchtfleisch in Scheiben schneiden. Die Avocado halbieren, entkernen, das Fruchtfleisch mit einem Löffel aus der Schale heben. Dann das Avocadofleisch mit einer Gabel zerdrücken. Den größten Teil der Haselnussstücke zu der Avocadomasse geben und gut untermischen. Den Rest zum Dekorieren aufbewahren.

Dressing: Alle Zutaten im Mixer zu einer homogenen Mischung pürieren.

Die Gurkenschnitte zusammenstellen: Zunächst die Karottenstreifen auf einem flachen Teller so anordnen, dass sie ein Rechteck bilden. Die Gurkenstreifen darauflegen und anschließend auch die Tomatenscheiben. Die Avocado-Nussmasse daraufstreichen. Alle Schichten noch einmal wiederholen. Die letzte Schicht sollte die Avocadomasse bilden.

Das Paprikastück vom Vortag in kleine Würfel schneiden und mit den Sprossen sowie den restlichen Haselnüssen dekorativ um die Gurkenschnitte anrichten und mit Dressing beträufeln.

Einweichzeit: über Nacht
Zubereitungszeit: 25 Minuten
Haltbarkeit: 0
Geräte: Gemüsehobel, Mixer

Hummus mit Pepperoni-Coulis

Zutaten

Für den Hummus:
1 Zucchini
40 g Sesam
1 EL rohes Mandelmus
1 TL Zitronensaft
1 Msp. Himalajasalz
1 Msp. süßes Paprikapulver

Für die Pepperoni-Coulis:
1 frische Peperoni
4 EL Olivenöl
1 Msp. Himalajasalz

Zubereitung

Hummus: Die Zucchini schälen, die Enden abschneiden und in grobe Stücke schneiden. Die Sesamsamen im Mixer zu feinem Mehl verarbeiten. Dann die Zucchinistücke mit Mandelmus, Zitronensaft und Salz in den Mixer geben und zu einer festen Creme pürieren. Das Sesammehl gut untermischen.

Auf einem flachen Teller anrichten und mit Paprikapulver bestreuen.

Pepperoni-Coulis: Die Peperoni entkernen, den Strunk entfernen und in grobe Stücke schneiden. (Vorsicht! Die Finger dabei nicht in die Augen bringen!) Dann mit Olivenöl und Salz im Mixer zu Coulis (Mus) verarbeiten und zu dem Hummus reichen. Dazu passt Essener-Brot (siehe unter „Bezugsquellen" im Anhang, Seite 228 ff.) oder Pizzabrot (Rezept auf Seite 17).

Vorbereitungszeit: 0
Zubereitungszeit: 20 Minuten
Haltbarkeit: 2 Tage im Kühlschrank
Geräte: Mixer

Für den nächsten Tag vorbereiten: *Mittagessen* (Spinatmaultaschen): Zunächst 20 Gramm Macadamianüsse und separat 20 Gramm Walnüsse in reichlich Quellwasser einweichen. Dann 2 halbe getrocknete Tomaten in so viel Quellwasser einweichen, dass sie sich gut vollsaugen können. Zudem 1 zuvor entkernte Dattel in so viel Quellwasser einweichen, dass sie gerade bedeckt ist und sich gut vollsaugen kann.

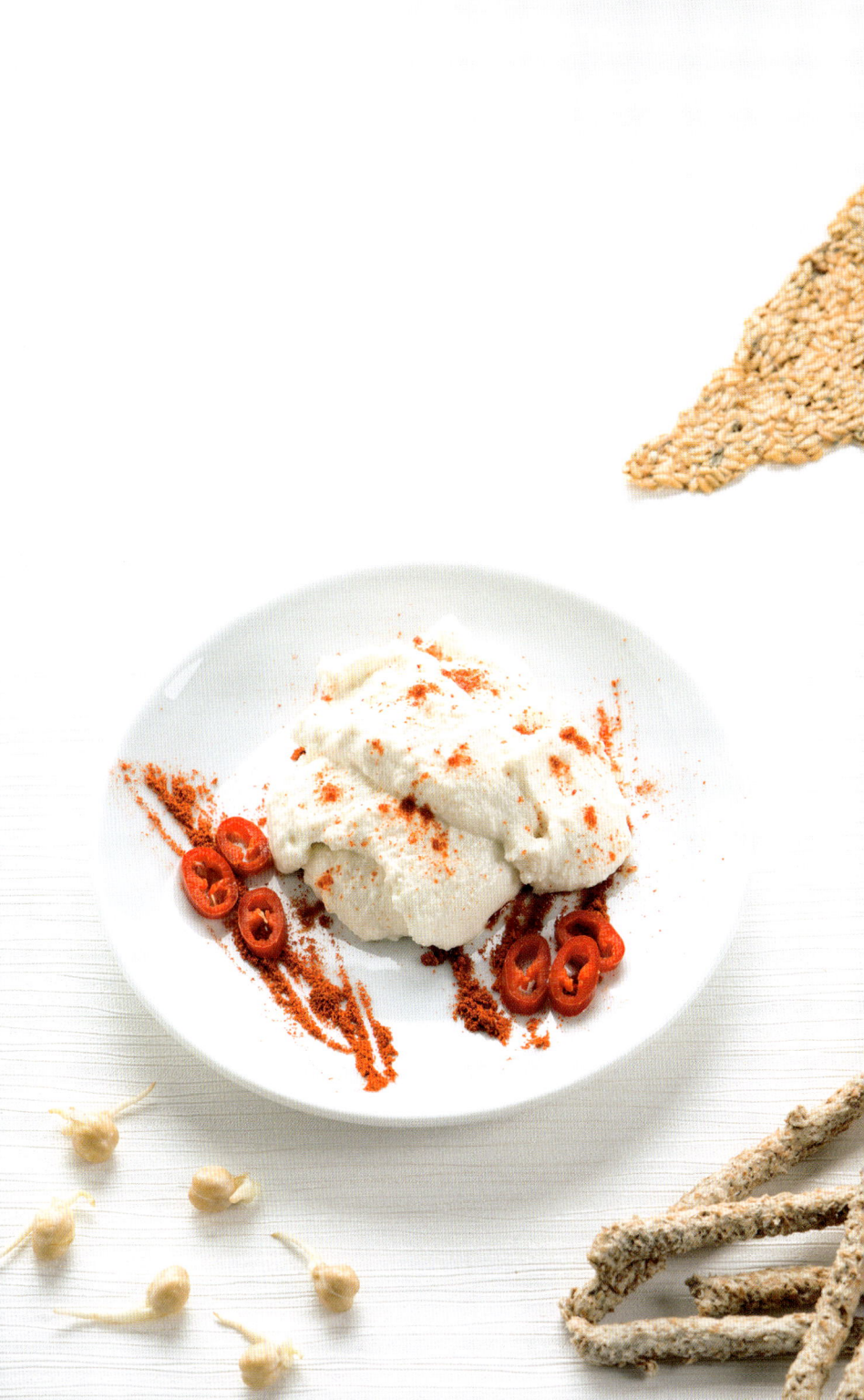

Ihre Einkaufsliste für die 5. Woche

8 Äpfel
1 Ananas
7 Bananen
2 Birnen
1 Limone
19 Orangen
5 Zitronen
frische oder getrocknete Beeren für den 35. Tag (Menge nach Belieben; siehe unter „Bezugsquellen" im Anhang, dort unter „Früchte, getrocknete", Seite 228 ff.), z. B. Berberitze (säuerlich) Cranberrys (eher bitter), Kirschen (süß), Gojibeeren oder Granatapfelkerne
3 Avocados
2 Karotten
1 Knollensellerie

1 orangefarbene Paprika
1 rote Paprika
1 weißer Rettich
1 Kopf Radicchioio
2 Rote Bete
150 g Spinat
13 Tomaten
1 Stück frische Ingwerwurzel
1 Stück frische Meerrettichwurzel
1 Bio-Basilikum im Topf
Majoran oder andere frische Kräuter
1 Bund glatte Petersilie
1 Packung Kressesprossen in Bio-Qualität
frische Salatblüten und -blätter oder ein paar Löwenzahnblätter

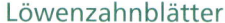
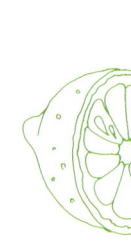
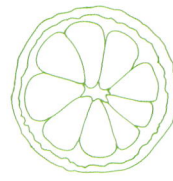
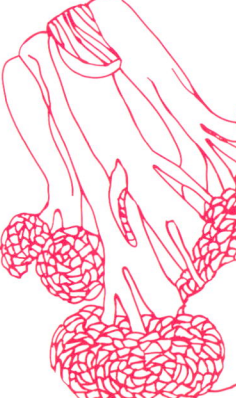

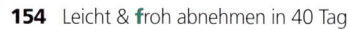

Piña Colada

Zutaten

½ **Ananas (die andere**
   Hälfte können Sie als
   Zwischenmahlzeit
   verwenden)
1 **Orange**
1 **Banane**
1 **EL Kokosfett**

Zubereitung

Die Ananas schälen, den Strunk herauslösen und in mundgerechte Stücke schneiden. Die Banane schälen, in grobe Stücke schneiden und mit dem Ananasfleisch in den Mixer geben. Die Orange auspressen und mit dem Kokosfett ebenfalls in den Mixer geben. Alle Zutaten gut durchmixen und genießen.

Vorbereitungszeit: 0
Zubereitungszeit: 10 Minuten
Haltbarkeit: 0
Geräte: Mixer

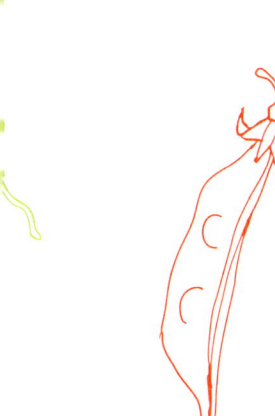

Spinatmaultaschen

Zutaten

Für die Spinatmaultaschen:

⅓ weißer Rettich (die
  restlichen Drittel für
  dem den 32. und 33. Tag
  aufbewahren)

Für die Füllung:

50 g Spinat

20 g Macadamianüsse (in
  Quellwasser eingeweicht
  und gut abgetropft)

20 g Walnüsse (in Quell-
  wasser eingeweicht und
  gut abgetropft)

1 Msp. Himalajasalz

1 EL Edelhefe

Für die Tomatensoße:

2 Tomaten

2 halbe getrocknete
  Tomaten (in Quellwasser
  eingeweicht und nicht
  abgetropft)

1 Dattel (in Quellwasser
  eingeweicht und gut
  abgetropft)

1 Msp. Himalajasalz

2 EL Leinöl

1 Handvoll frischer
  Basilikum

Zubereitung

Tomatensoße: Die frischen Tomaten wie einen Apfel schälen und die harten Teile entfernen. Eine kleine Menge des Tomatenfleischs in kleine Würfel schneiden und für die Dekoration aufbewahren.Das restliche Tomatenfleisch mit den eingeweichten Tomaten samt Einweichwasser in den Mixer geben. Die Dattel und das Leinöl dazugeben und gut durchmixen. Fein gewiegte Basilikumblatter und Salz dazugeben und gut durchmischen.

Füllung: Den Spinat gut waschen und sehr fein wiegen. Die Walnüsse und Macadamianüsse in der Küchenmaschine zu einem homogenen Mus verarbeiten. Nussmus und Spinat mit den restlichen Zutaten gut vermischen.

Spinatmaultaschen: Den Rettich schälen und in dünne Scheiben hobeln. Auf eine Rettichscheibe jeweils einen Klecks der Füllung geben und eine zweite Scheibe darauf legen. Die Ränder gut zusammendrücken.

Die Spinatmaultaschen dekorativ auf einen flachen Teller legen. Dazu die Tomatenwürfel, übrig gebliebene Füllung und ein paar Rettich-scheiben anrichten. Die Tomatensoße zu den Maultaschen auf den Tisch stellen.

Einweichzeit: über Nacht
Zubereitungszeit: 20 Minuten
Haltbarkeit: 0
Geräte: Mixer, Gemüsehobel

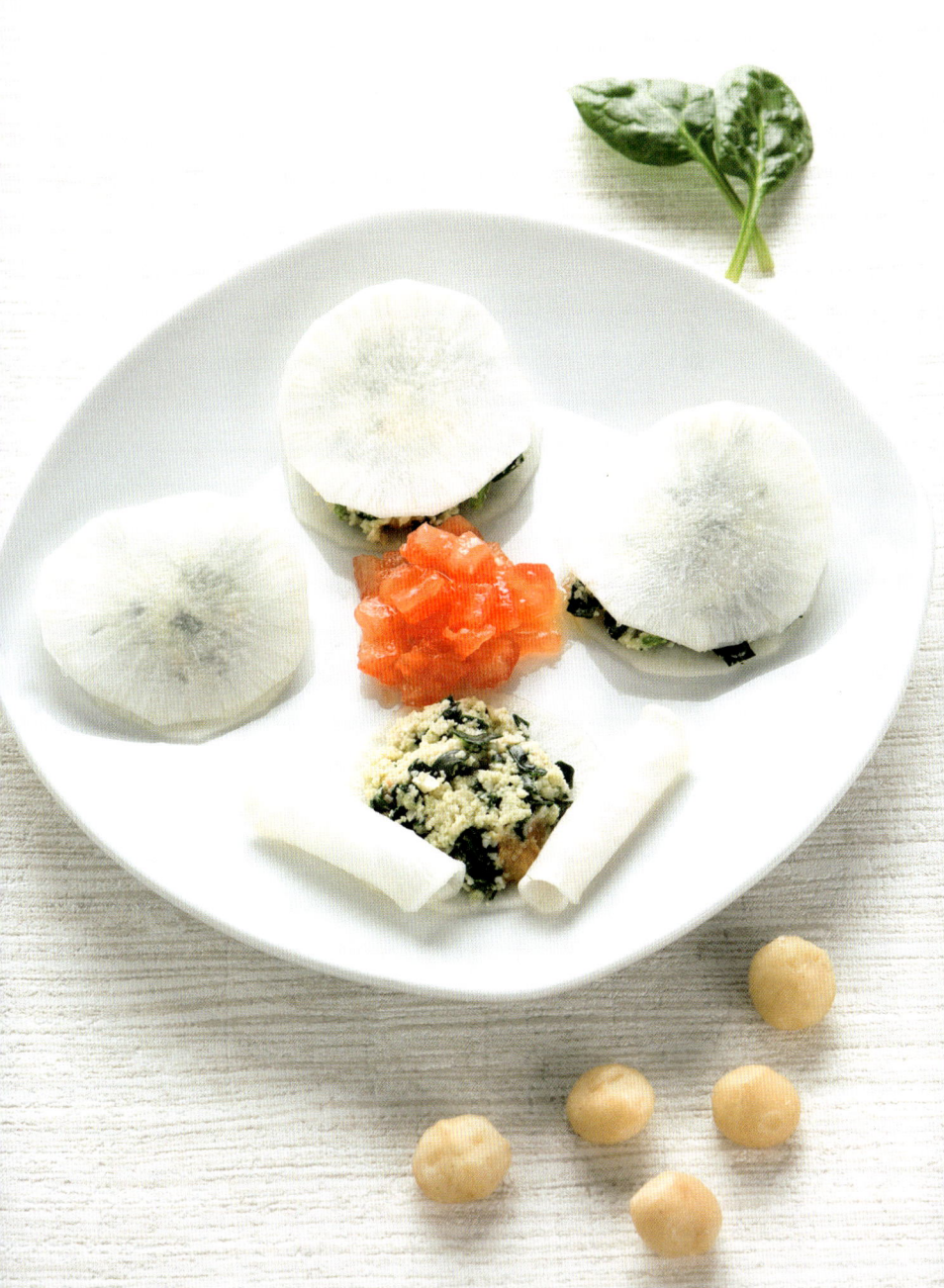

Spinatsmoothie

Entspricht Frühstück, 12. Tag

Zutaten

4 süße Äpfel
2 Karotten
1 Banane
100 g Spinat

Zubereitung

Die Äpfel waschen, entkernen und in grobe Stücke schneiden. Die Karotten waschen, putzen, die Enden abschneiden und in grobe Stücke schneiden. Die Apfel- und Karottenstücke entsaften. Dann die Banane schälen und ebenso in grobe Stücke schneiden. Die Spinatblätter waschen. Den vorbereiteten Saft mit der Banane und den Spinatblättern im Mixer zu einem cremigen Smoothie verarbeiten.

Vorbereitungszeit: 0
Zubereitungszeit: 10 Minuten
Haltbarkeit: 0
Geräte: Entsafter, Mixer

Sportler-Frühstück nach David Wolfe

Zutaten

5 Orangen
5 EL Leinöl

Zubereitung

Die Orangen schälen (bitte nur die orange Schale entfernen und die weiße Haut dran- lassen) und in grobe Stücke schneiden. Mit dem Leinöl in den Mixer geben und zu einem glatten Pudding pürieren.

Vorbereitungszeit: 0
Zubereitungszeit: 10 Minuten
Haltbarkeit: 0
Geräte: Mixer

Paprika-Apfel-Sellerie-Salat

Zutaten

Für den Salat:

1 rote Paprika
1 süßer Apfel
¼ Knollensellerie (die
restlichen Viertel für
den 32., 34. und 35. Tag
aufbewahren)
2 Handvoll glatte Petersilie

Für das Dressing:

5 EL Leinöl
1 Msp. frisch geriebene
Ingwerwurzel
1 Msp. Zimt
1 TL frisch geriebene Meer-
rettichwurzel
1 TL Zitronensaft
1 Msp. Himalajasalz

Zubereitung

Dressing: Alle Zutaten in eine Glasschüssel geben und mit der Gabel kräftig aufschlagen.

Salat: Die Paprika und den Apfel halbieren, entkernen und jeweils in mundgerechte Stücke schneiden. Den Sellerie gründlich waschen und putzen. Das Blatt- und Wurzelende sowie dunkle Stellen abschneiden. Dann vierteln und ein Viertel davon ebenso in mundgerechte Stücke schneiden. Ein kleines Stück Sellerie fein reiben und für die Dekoration aufbewahren. Die Petersilie fein wiegen.

Alle Gemüsestücke gut durchmischen und in eine dekorative Schale geben. Das Dressing in einem kleinen Schälchen anrichten. Mit geriebenem Sellerie und Petersilie verzieren.

Vorbereitungszeit: 0
Zubereitungszeit: 10 Minuten
Haltbarkeit: 0
Geräte: Gemüsereibe

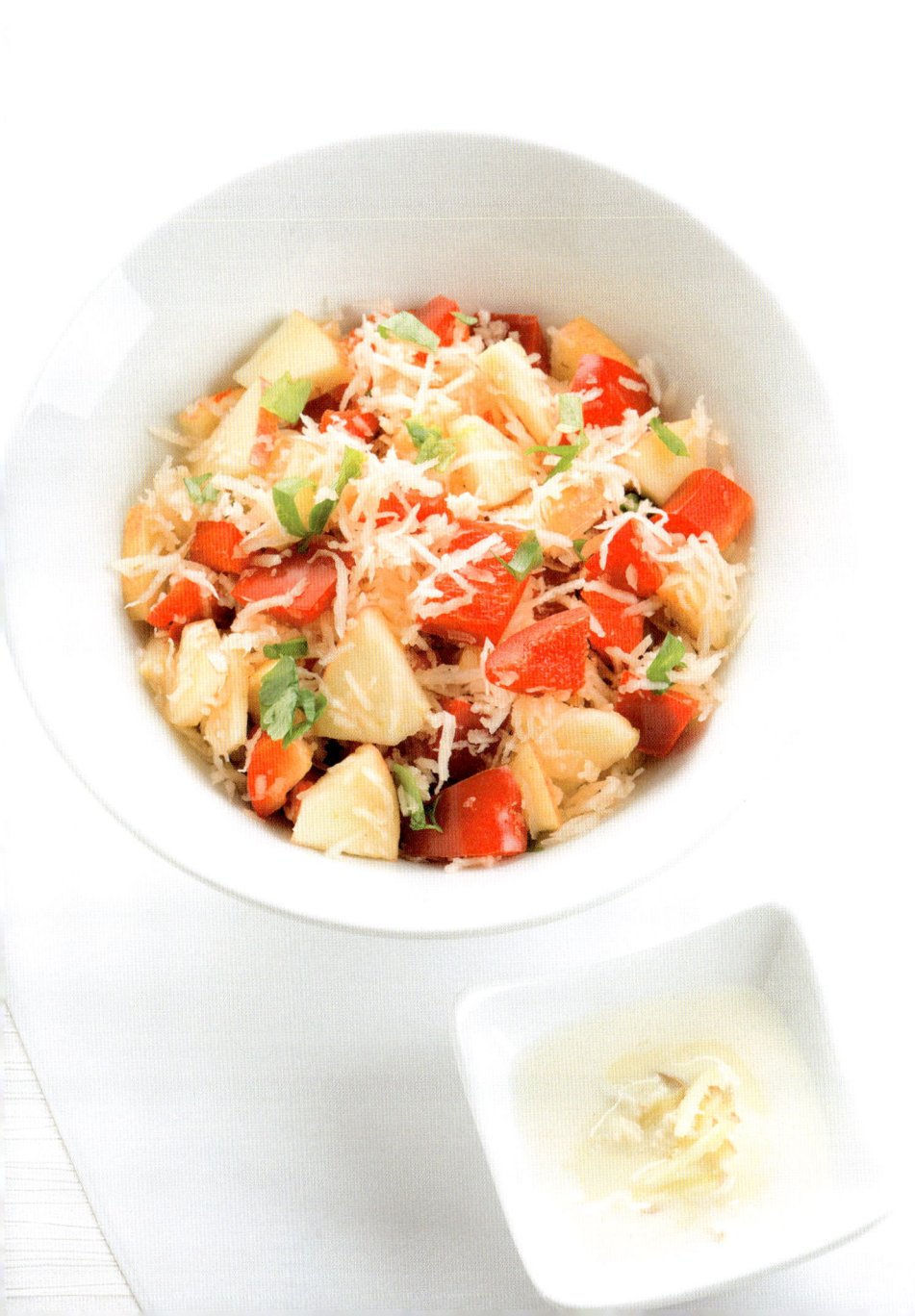

Pizzabrot mit Avocadoaufstrich und Tomaten

Zutaten

1 Avocado
2 Tomaten
1 Msp. Himalajasalz
1 EL Edelhefe
1 TL Zitronensaft
2 EL Olivenöl
Pizzabrot (Rezept Seite 17, Menge nach Belieben)

Zubereitung

Die Avocado halbieren, entkernen und das Fruchtfleisch mit einem Löffel aus der Schale heben. Eine der Tomaten wie einen Apfel schälen und die harten Teile entfernen. Das Avocado- und Tomatenfleisch mit den restlichen Zutaten im Mixer zu einem cremigen Aufstrich verarbeiten. Von der anderen Tomate die harten Teile entfernen und in mundgerechte Achtel schneiden.

Den Avocadoaufstrich auf einen flachen Teller geben, die Tomatenachtel dekorativ daneben anrichten und mit Pizzabrot genießen.

Vorbereitungszeit: 0
Zubereitungszeit: 10 Minuten
Haltbarkeit: 0
Geräte: Mixer

Für den nächsten Tag vorbereiten: *Frühstück* (Haselnussmüsli): 3 zuvor entkernte Datteln in so viel Quellwasser einweichen, dass sie gerade bedeckt sind und sich gut vollsaugen können. Zudem 1 Esslöffel Chiasamen in 10 Esslöffeln Quellwasser einweichen. *Abendessen* („Bibiliskäs"): 30 Gramm Mandeln und separat 1 Teelöffel Kümmelsamen in reichlich Quellwasser einweichen.

Haselnussmüsli

Zutaten

1 Apfel

1 Banane

2 Orangen

½ Zitrone

3 Datteln (in Quellwasser
   eingeweicht und nicht
   abgetropft)

1 EL Chiasamen (in Quell-
   wasser eingeweicht)

1 Handvoll getrocknete
   Haselnussstücke (siehe
   5. Tag, Seite 46 unten)

Zubereitung

Den Apfel waschen, entkernen und in mundgerechte Stücke schneiden. Die Banane schälen
und ebenso in mundgerechte Stücke schneiden.
In eine Müslischale geben. Die Orangen und die
halbe Zitrone auspressen. Mit den Datteln samt
Einweichwasser im Mixer zu einer glatten Creme
verarbeiten. Die eingeweichten Chiasamen
dazugeben und gut durchmischen.

Die Creme über die Früchte geben und mit den
Haselnussstücken bestreuen.

Einweichzeit: über Nacht
Zubereitungszeit: 10 Minuten
Haltbarkeit: 0
Geräte: Mixer

Carpaccio von der Roten Bete mit Ingwerapfel

Entspricht Abendessen, 5. Tag

Zutaten

1 mittelgroße Rote Bete
1 Apfel
Saft von ½ Zitrone
ein kleines Stück frische
   Ingwerwurzel
1 Msp. Nelkenpulver
1 Msp. Himalajasalz
2 EL Leinöl

Zubereitung

Die Rote Bete schälen und mit einem Gemüse-hobel in hauchdünne Scheiben schneiden. Dekorativ auf einem Teller anrichten. Salz und Nelkenpulver zu dem Leinöl geben, mit der Gabel gut durchmischen und auf den Rote-Bete-Scheiben verteilen. Den Apfel fein reiben und mit dem Zitronensaft beträufeln, damit er nicht braun wird. Den Ingwer sehr fein wiegen und unter den geriebenen Apfel mischen. Die Apfel-Ingwer-Mischung in der Mitte der Carpaccio-scheiben anrichten.

Vorbereitungszeit: 0
Zubereitungszeit: 15 Minuten
Haltbarkeit: 0
Geräte: Gemüsehobel, Glasreibe

Siehe Foto auf Seite 47.

Für den nächsten Tag vorbereiten: *Frühstück* (Avocadosmoothie): 3 zuvor entkernte Datteln in so viel Quellwasser einweichen, dass sie gerade bedeckt sind. *Mittagessen* (Paprika mit Nusskäse und Buchweizen): 40 Gramm Mandeln in reichlich Quellwasser einweichen. Von der 1. Woche sind noch knusprige getrock-nete Buchweizenkörner übrig. Wenn Sie lieber weiche Buchweizenkörner für das morgige Mittagessen verwenden wollen, erneut 1 Handvoll Buchweizenkörner in so viel Quellwasser einweichen, dass sie sich gut vollsaugen können (siehe 2. Tag, Seite 34 unten). *Abendessen* (Chartreuse vom weißen Rettich an Tomaten-Chilisoße): 60 Gramm Walnüsse in reichlich Quellwasser einweichen (Menge für zwei Zuberei-tungen). Zudem 3 halbe getrocknete Tomaten sowie separat 1 Handvoll Rosinen in so viel Quellwasser einweichen, dass sie sich jeweils gut vollsaugen können.

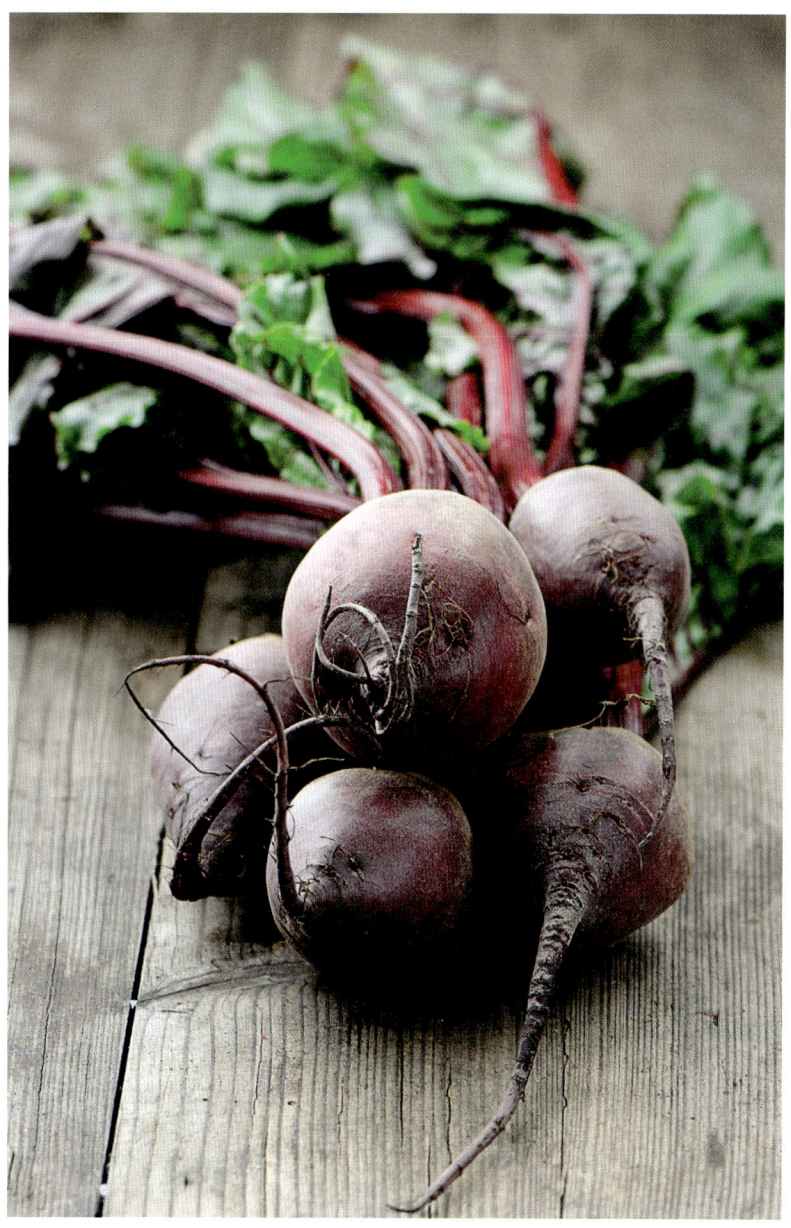

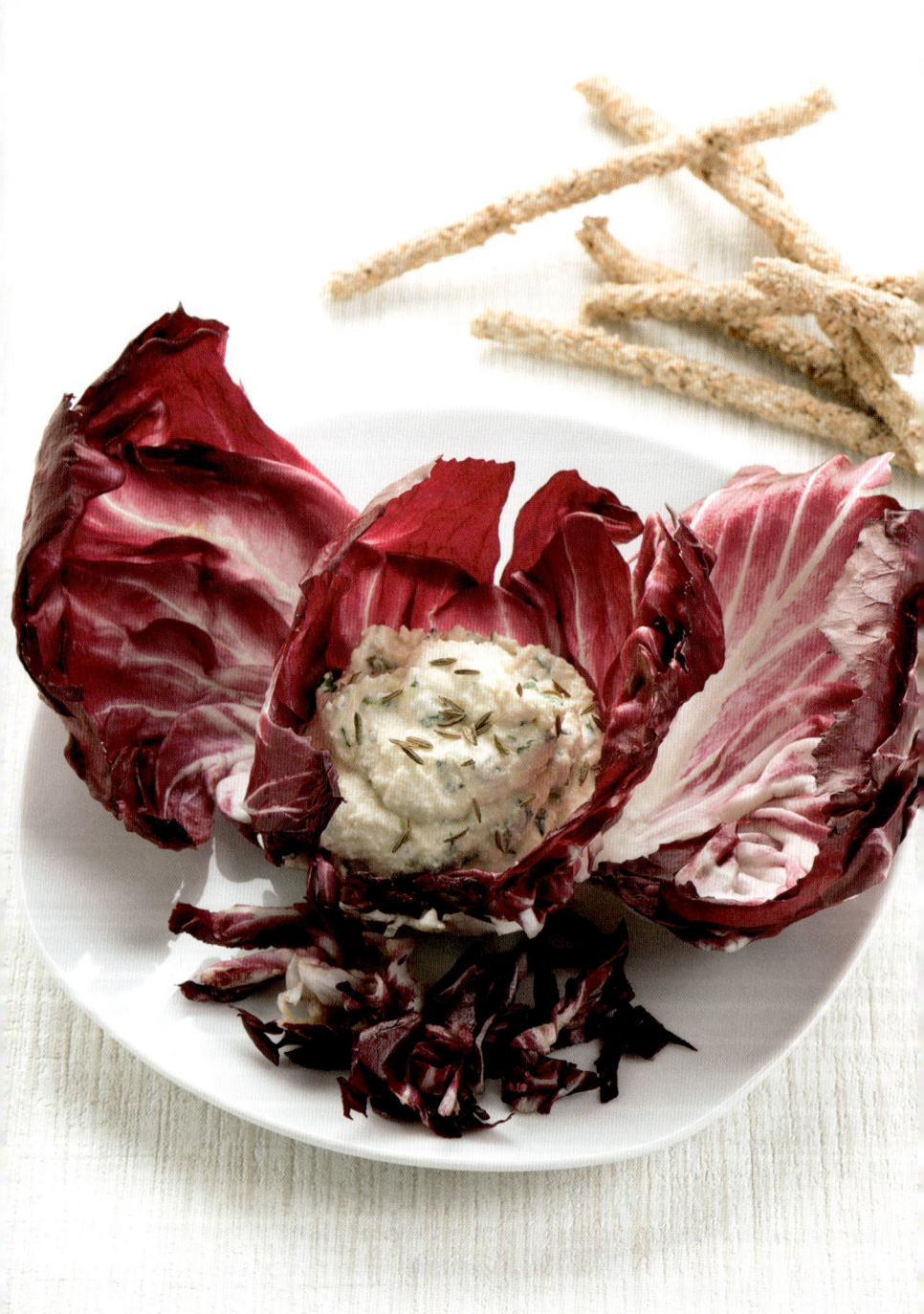

„Bibiliskäs" (angemachter Quark auf badische Art)

Zutaten

½ **Kopf Radicchio (die inneren Blätter für den 35. Tag aufbewahren)**
30 g **Mandeln (in Quell- wasser eingeweicht und gut abgetropft)**
1 TL **Zitronensaft**
etwas **Quellwasser**
2 Msp. **Himalajasalz**
Saft von 1 Orange
1 EL **rohes Mandelmus**
3 EL **Leinöl**
1 TL **Senfkörner**
1 EL **Edelhefe**
1 TL **Kümmelsamen (in Quellwasser eingeweicht und gut abgetropft)**
1 **Handvoll glatte Petersilie**

Zubereitung

Die Mandeln mit etwas Quellwasser, Zitronen- saft und 1 Messerspitze Salz im Mixer zu einer homogenen Masse verarbeiten. Dann die Orange auspressen. Das rohe Mandelmus im Mixer mit dem Orangensaft, 1 Messerspitze Salz und etwas Quellwasser zu einer festen Masse verarbeiten. Nach und nach das Öl dazugeben und pürieren, bis eine feste Creme entsteht. Die Senfkörner im Mörser zu einem feinen Pulver verreiben. Das Pulver, die Hefe, die Kümmelsamen und die fein gewiegte Petersilie untermischen.

Von dem Radicchio die mittleren Blätter herausschneiden und den „Bibiliskäse" in dem Salatkopf anrichten.

Einweichzeit: über Nacht
Zubereitungszeit: 20 Minuten. Sie können die Mandeln auch häuten, das braucht aber mehr Zeit.
Haltbarkeit: im Kühlschrank etwa 2 Tage
Geräte: Mixer

Avocadosmoothie

Zutaten

½ Avocado (die andere
   Hälfte gut mit Zitronensaft beträufeln und für
   das morgige Abendessen
   aufbewahren)
1 TL rohes Mandelmus
2 Orangen
1 Limone
3 Datteln (in Quellwasser
   eingeweicht und nicht
   abgetropft)
etwa ¼ l Quellwasser

Zubereitung

Die Datteln mit dem Einweichwasser im Mixer
zu einer feinen Creme pürieren. Die Orangen
und die Limone auspressen und zu der Creme
geben. Dann die Avocado halbieren, entkernen
und das Fruchtfleisch mit einem Löffel aus der
Schale heben. Mit dem Mandelmus ebenso
in den Mixer geben und so viel Quellwasser
dazugießen, bis ein cremiger Smoothie entsteht.

Einweichzeit: über Nacht
Zubereitungszeit: 10 Minuten
Haltbarkeit: 0
Geräte: Mixer

Paprika mit Nusskäse und Buchweizen

Entspricht Mittagessen, 3. Tag

Zutaten

1 orangefarbene Paprika
40 g Mandeln (in Quell-
    wasser eingeweicht
    und gut abgetropft)
1 EL Edelhefe
Saft von ½ Zitrone
1 Msp. Himalajasalz
2 EL Leinöl
1 Handvoll Buchweizen-
    körner (in Quellwasser
    eingeweicht und gut
    abgetropft)
ein paar Basilikumblätter

Zubereitung

Die Paprikaschote waschen und entkernen. In dünne Streifen schneiden und dekorativ auf einem Teller anrichten. Dann im Mixer die Mandeln, den Zitronensaft, die Edelhefe und das Salz sowie das Leinöl zu einer kompakten Nussmasse pürieren. Diese in der Mitte der Paprikastreifen platzieren, mit der angegebenen Menge eingeweichter Buchweizenkörner bestreuen und mit Basilikumblättern dekorieren.

Einweichzeit: über Nacht
Zubereitungszeit: 10 Minuten (Wer sich die Zeit nehmen möchte, kann die Mandeln auch häuten, was natürlich etwas mehr Zeit in Anspruch nimmt, aber nicht unbedingt erforderlich ist.)
Haltbarkeit: 0
Geräte: Mixer

Siehe Foto auf Seite 37.

Chartreuse vom weißen Rettich an Tomaten-Chilisoße

Zutaten

Für die Chartreuse:

⅓ **weißer Rettich**

1 TL Himalajasalz

Für die Füllung:

2 Handvoll Kressesprossen in Bio-Qualität (falls Sie Ihre Lieblingssprossen nicht selbst gezogen haben; eine kleine Menge davon für die Dekoration aufbewahren)

60 g Walnüsse (in Quellwasser eingeweicht und gut abgetropft)

3 Tomaten

¼ Knollensellerie

1 EL rohes Mandelmus

1 TL Mexi Chili Miso

1 Msp. Himalajasalz

Zubereitung

Chartreuse: Den Rettich schälen, die Enden abschneiden und mit dem Gemüsehobel (am besten mit einem Gourmethobel von Rösle, bei dem man die Schnittstärke einstellen kann; Bezugsquelle auf Seite 228 ff.) der Länge nach in ganz dünne Streifen schneiden. In eine Glasschüssel geben und mit dem Salz bestreuen. Die Streifen beiseitestellen und ab und zu umdrehen.

Füllung: Während die Streifen Wasser ziehen bzw. „weinen", die Tomaten wie einen Apfel schälen, die harten Teile herausschneiden und das Tomatenwasser in den Mixer geben. Den Sellerie in feine Stifte hobeln. Die Walnüsse mit dem Mandelmus, dem Salz und dem Mexi Chili Miso dazugeben und im Mixer gut durchpürieren. Das Tomatenfleisch in circa 1 Zentimeter dicke Streifen schneiden, mit den Kressesprossen und dem gehobelten Sellerie unter die Nussmasse heben.

Die Zutaten für die Chartreuse in zwei Hälften aufteilen, eine Hälfte für das morgige Mittagessen im Kühlschrank aufbewahren. Die verbleibenden Rettichstreifen so auf einem Teller auslegen, dass sie einander überlappen. Die Nussmasse darauf schichten und mit den Rettichsteifen einwickeln.

Fortsetzung auf Seite 172

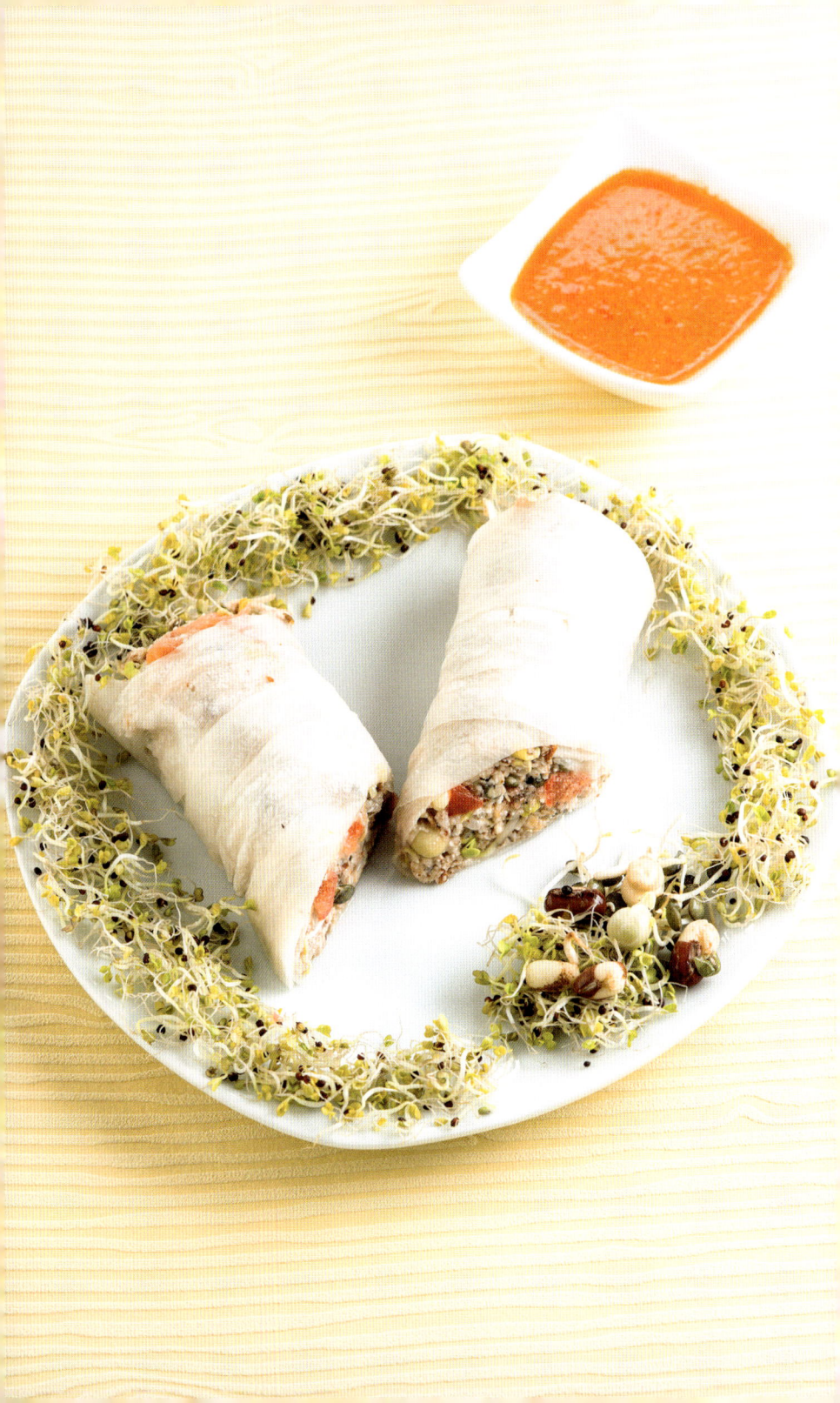

Für die Tomatensoße:

3 Tomaten

3 halbe getrocknete Tomaten (in Quellwasser eingeweicht und nicht abgetropft)

1 Handvoll Rosinen (in Quellwasser eingeweicht und nicht abgetropft

2 EL Olivenöl

1 TL Zitronensaft

1 Msp. Himalajasalz

Tomatensoße: Die Tomaten wie einen Apfel schälen und die harten Teile entfernen. Alle Zutaten für die Soße in den Mixer geben und zu einer cremigen Soße verarbeiten. Die Hälfte davon ebenso im Kühlschrank für das morgige Mittagessen aufbewahren.

Die Chartreuse dekorativ auf einem flachen Teller anrichten und mit Kressesprossen umgeben. Die Tomatensoße in ein kleines Schälchen füllen und mit der Chartreuse auf den Tisch bringen.

Einweichzeit: über Nacht
Zubereitungszeit: 30 Minuten
Haltbarkeit: 1 Tag
Geräte: Mixer, Gemüsehobel

Für den nächsten Tag vorbereiten: *Frühstück* (Müsli „Birne Helene"): Zunächst 30 Gramm Macadamianüsse und separat 30 Gramm Sonnenblumenkerne in reichlich Quellwasser einweichen. Dann 3 zuvor entkernte Datteln in so viel Quellwasser einweichen, dass sie gerade bedeckt sind und sich gut vollsaugen können. *Abendessen* (Rettichtaler an marmorierter Avocadocreme): 30 Gramm Mandeln in reichlich Quellwasser einweichen. Zudem 2 zuvor entkernte Datteln in so viel Quellwasser einweichen, dass sie gerade bedeckt sind und sich gut vollsaugen können.

Müsli „Birne Helene"

Entspricht Frühstück, 2. und 19. Tag

Zutaten

Für das Müsli:

2 süße Birnen

30 g Macadamianüsse (in Quellwasser eingeweicht und gut abgetropft)

30 g Sonnenblumenkerne (in Quellwasser eingeweicht und gut abgetropft)

5 Datteln

Für die Soße:

3 Datteln (entkernt, in Quellwasser eingeweicht und nicht abgetropft)

2 EL Seiden-Carobpulver

2 Orangen

1 Zitrone

1 TL rohes Mandelmus

Zubereitung

Müsli: Die Birnen entkernen und mit Schale in mundgerechte Stücke schneiden. Die Macadamianüsse in der Küchenmaschine fein hacken. Die Datteln entkernen, klein schneiden und mit den Sonnenblumenkernen und den Nüssen unter die Birnenstücke heben.

Soße: Die Zitrone und die Orangen auspressen. Dann die Datteln mit dem Einweichwasser, dem Carobpulver, dem Mandelmus und dem Saft der Zitrusfrüchte im Mixer zu einer feinen „Schokoladencreme" pürieren.

Die Schokoladencreme über das Müsli geben und genießen.

Einweichzeit: über Nacht
Zubereitungszeit: 15 Minuten
Haltbarkeit: 0
Geräte: Küchenmaschine oder Mixer

33. TAG **MITTAGESSEN**

Chartreuse vom weißen Rettich
an Tomaten-Chilisoße

Genießen Sie die am Vortag zubereitete Chartreuse (Rezept auf Seite 170).

Rettichtaler an marmorierter Avocadocreme

Zutaten

⅓ **weißer Rettich**

Für die Mandelcreme:

30 g Mandeln (gut abgetropft und gehäutet, wenn Sie sich die Zeit dafür nehmen wollen)

1 EL Leinöl

1 Msp. Himalajasalz

1 TL Zitronensaft

1 EL Edelhefe

etwas Quellwasser (bei Bedarf)

Für die Avocadocreme:

½ Avocado

1 TL rohes Mandelmus

1 Msp. Himalajasalz

1 TL Zitronensaft

2 Datteln (in Quellwasser eingeweicht und nicht abgetropft)

1 Handvoll Majoran und Basilikum

Zubereitung

Rettichtaler: Den Rettich schälen, in etwa 3 Milimeter dicke Scheiben schneiden.

Mandelcreme: Die Mandeln mit Leinöl, dem Salz, dem Zitronensaft und der Edelhefe im Mixer zu einer Creme verarbeiten.

Avocadocreme: Die Avocado halbieren, entkernen und das Fruchtfleisch einer Avocadohälfte mit einem Löffel aus der Schale heben. In den Mixer geben und mit Zitronensaft, Mandelmus, Salz und den Datteln samt Einweichwasser zu einer homogenen Masse verarbeiten. Die Kräuter fein wiegen und untermischen.

Mandel- und Avocadocreme in einer kleinen Schale vermischen, bis eine marmorierte Creme entsteht. Zu den Rettichscheiben auf den Teller stellen und mit Kräutern verzieren.

Einweichzeit: über Nacht
Zubereitungszeit: 20 Minuten (Sie können die Mandeln auch häuten, das braucht allerdings mehr Zeit.)
Haltbarkeit: 0
Geräte: Mixer

Für den nächsten Tag vorbereiten: *Frühstück* (Bananen-Sesam-Müsli): Zunächst 100 Gramm Sesam in reichlich Quellwasser einweichen. Zudem 6 getrocknete Aprikosen in so viel Quellwasser einweichen, dass sie sich gut vollsaugen können. *Abendessen* (Sellerieschaumsuppe an wilden Salatblüten): 30 Gramm Walnüsse in reichlich Quellwasser einweichen.

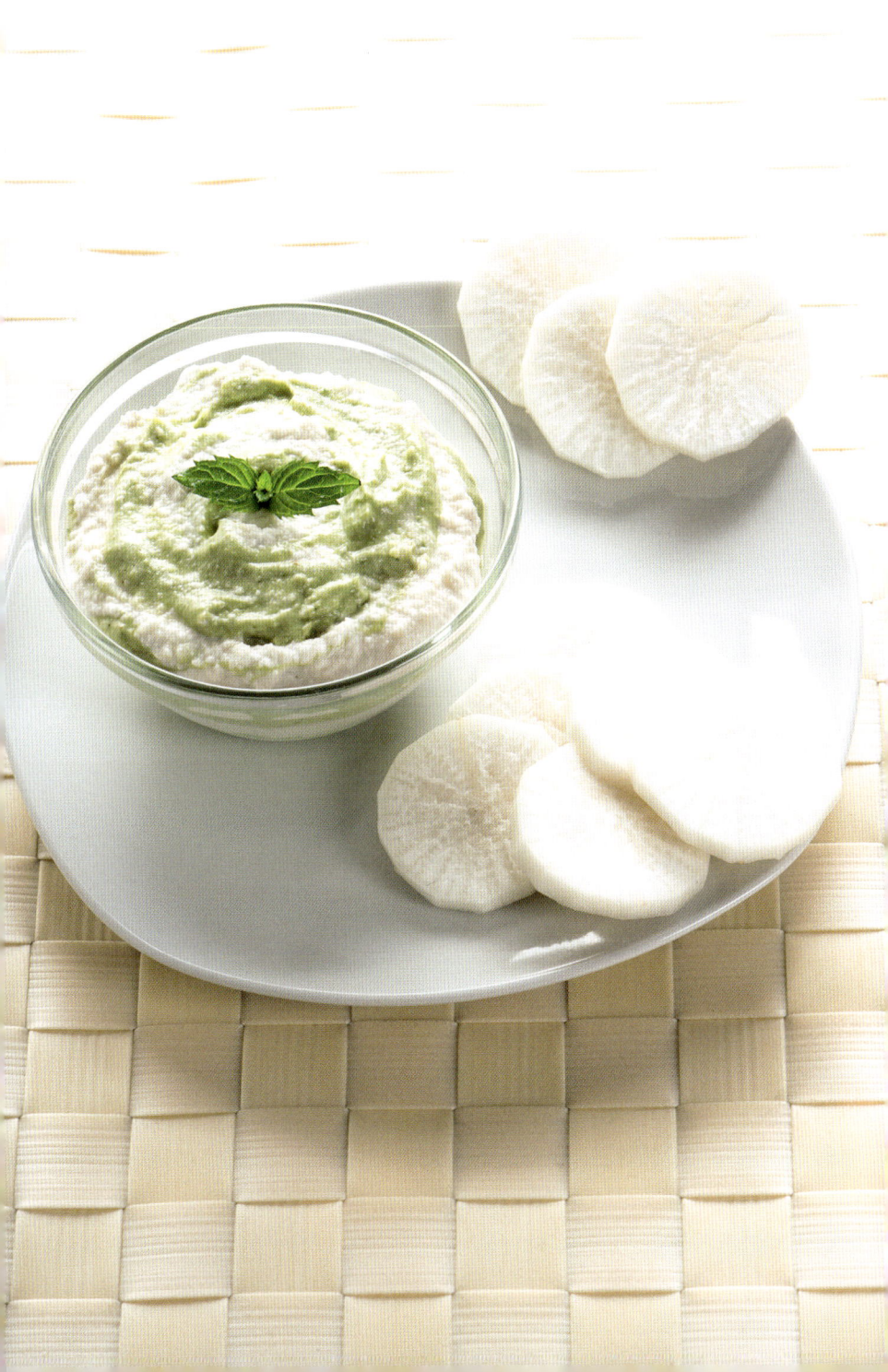

Bananen-Sesam-Müsli

Entspricht Frühstück, 28. Tag

Zutaten

2 reife Bananen
1 EL rohes Mandelmus
100 g Sesam (in Quell-
  wasser eingeweicht
  und gut abgetropft)
6 getrocknete Aprikosen (in
  Quellwasser eingeweicht
  und nicht abgetropft)
4 EL Quellwasser
2 Orangen
1 Zitrone
Sesamsamen zum
  Dekorieren

Zubereitung

Die Bananen schälen und mit einer Gabel zu Brei zerdrücken. Die abgetropften Sesamsamen im Mixer fein vermahlen und mit dem Mandelmus unter den Bananenbrei mischen. Die Orangen und die Zitrone auspressen. Den Fruchtsaft mit den eingeweichten Aprikosen samt Einweichwasser und dem Quellwasser im Mixer zu einer cremigen Soße pürieren. Mit dem Sesam-Bananenbrei vermischen und mit ganzen Sesamsamen bestreut auf den Tisch bringen.

Einweichzeit: über Nacht
Zubereitungszeit: 15 Minuten
Haltbarkeit: 0
Geräte: Mixer

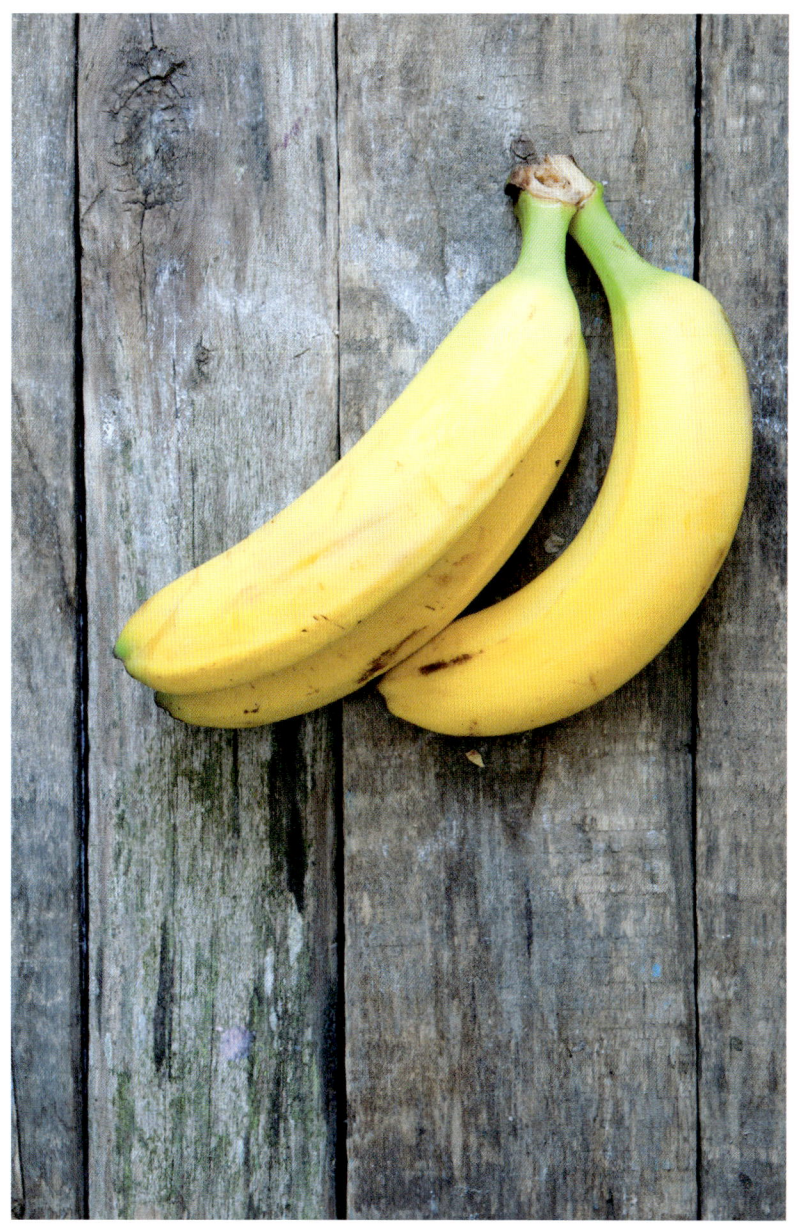

Timbale von Avocado und Tomate

Zutaten

Für die Avocadomousse:

½ **Avocado (die andere
Hälfte gut mit Zitronen-
saft beträufeln und für
das morgige Abendessen
aufbewahren)**
½ **TL Nama Shoyu**
1 **TL rohes Mandelmus**
1 **Msp. Himalajasalz**
1 **TL Zitronensaft**
etwas Quellwasser

Für die Tomatenmousse:

2 **Tomaten**
1 **TL rohes Mandelmus**
2 **EL Olivenöl**
1 **TL Zitronensaft**
1 **Msp. Himalajasalz**
1 **Basilikumzweig zum
Dekorieren**
3 **Scheiben Pizzabrot
(Rezept Seite 17)**

Zubereitung

Avocadomousse: Die Avocado halbieren, entkernen und das Fruchtfleisch einer Hälfte mit einem
Löffel aus der Schale heben. Mit den restlichen
Zutaten in den Mixer geben, gut durchpürieren
und beiseitestellen.

Tomatenmousse: Die Tomaten wie einen Apfel
schälen und die harten Teile entfernen. Mit den
anderen Zutaten in den Mixer geben und gut
durchpürieren.

Die beiden Mousse abwechselnd in ein dekoratives Glas füllen und mit dem Basilikumzweig
dekorieren. Dazu das Pizzabrot genießen.

Vorbereitungszeit: 0
Zubereitungszeit: 20 Minuten
Haltbarkeit: 0
Geräte: Mixer

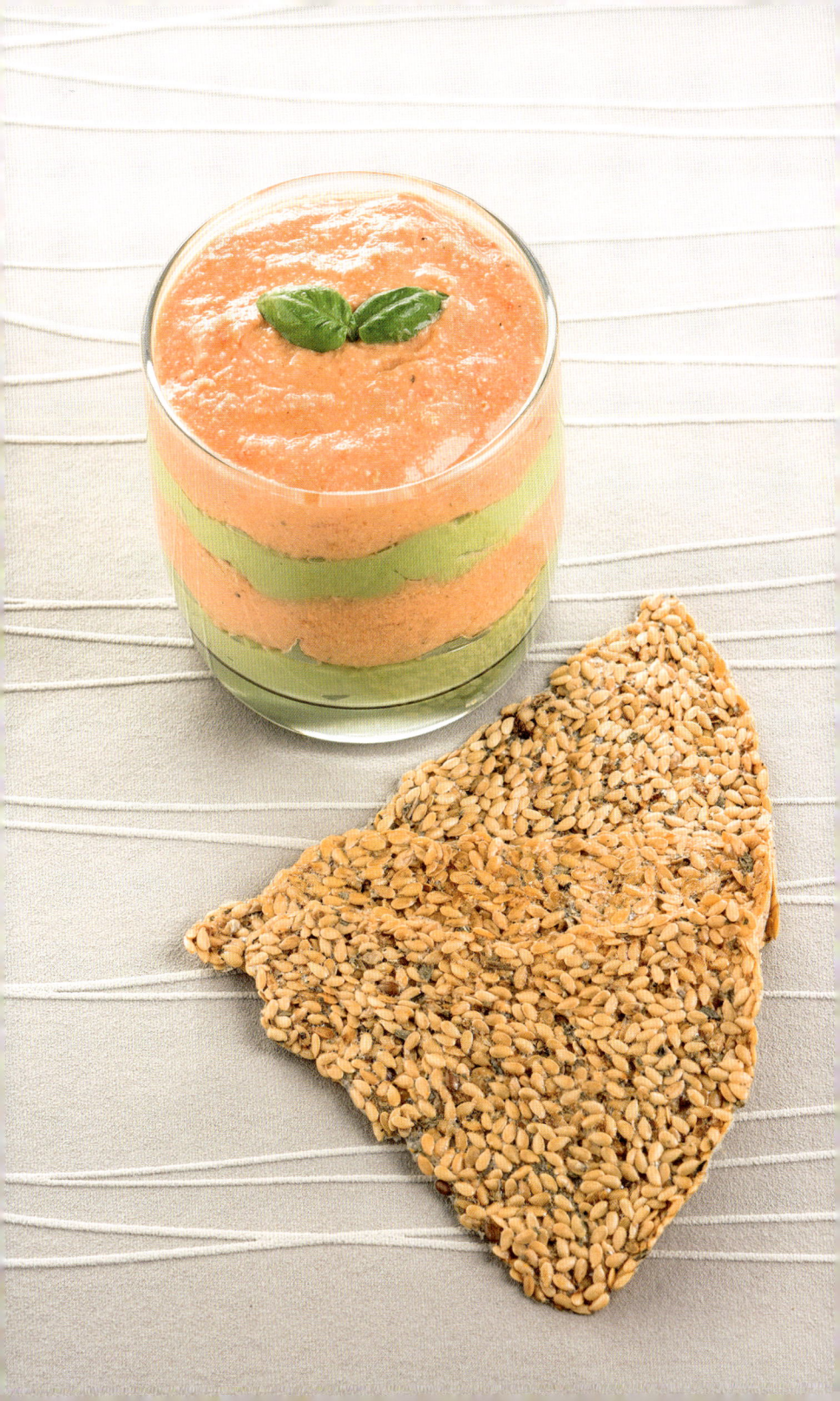

Sellerieschaumsuppe an wilden Salatblüten

Zutaten

¼ **Knollensellerie**
30 g **Walnüsse (in Quellwasser eingeweicht und
   gut abgetropft)**
1 Msp. **Himalajasalz**
2 EL **Leinöl**
⅛ l **Quellwasser**
1 TL **Zitronensaft**
1 **Handvoll frische wilde
   Salatblüten und -blätter,
   alternativ ein paar
   Löwenzahnblätter oder
   andere grüne Blätter von
   frischen Kräutern (zum
   Dekorieren)**

Zubereitung

Den Sellerie schälen und in maschinengerechte Stücke schneiden. Die Walnüsse im Mixer zu einer cremigen Masse verarbeiten. Dann die restlichen Zutaten bis auf die Blüten bzw. Kräuter für die Dekoration dazugeben und zu einer schaumigen Suppe pürieren.

In einen hübschen Teller füllen und mit den Salatblüten und Blättern verzieren.

Vorbereitungszeit: 0
Zubereitungszeit: 15 Minuten
Haltbarkeit: 0
Geräte: Mixer

Für den nächsten Tag vorbereiten: *Frühstück* (Apfelmüsli): 30 Gramm Mandeln und separat 30 Gramm Sonnenblumenkerne in reichlich Quellwasser einweichen. Zudem 1 Handvoll Rosinen in so viel Quellwasser einweichen, dass sie gerade bedeckt sind und sich gut vollsaugen können.

Apfelmüsli

Zutaten

30 g Mandeln (in Quell-
  wasser eingeweicht
  und gut abgetropft)
30 g Sonnenblumenkerne
  (in Quellwasser
  eingeweicht und gut
  abgetropft)
Saft von ½ Zitrone
2 Orangen
1 Banane
1 Apfel
1 Handvoll Rosinen (in
  Quellwasser eingeweicht
  und nicht abgetropft)
1 Handvoll frische oder
  getrocknete Beeren

Zubereitung

Die Mandeln, die Sonnenblumenkerne und die Rosinen samt Einweichwasser mit dem Zitronensaft und dem Saft von 1 ausgepressten Orange im Mixer zu einer feinen Creme verarbeiten. Den Apfel waschen, auf einer Glasreibe fein reiben und direkt in die Müslischale geben. Die Creme darübergießen. Dann die Banane schälen und in zwei Hälften aufteilen. Die eine Hälfte mit der Gabel zu Brei zerdrücken und unter die Creme mischen. Die andere Hälfte in dünne Scheiben schneiden und darauf verteilen. Den Saft der zweiten Orange über die Creme gießen.

Das Müsli mit frischen oder getrockneten Beeren verfeinern und genießen.

Einweichzeit: über Nacht
Zubereitungszeit: 15 Minuten
Haltbarkeit: 0
Geräte: Mixer

Spaghetti von der Roten Bete mit orientalischer Soße

Zutaten

1 Rote Bete

Für die orientalische Soße:

1 reife Banane
1 EL rohes Mandelmus
1 EL Leinöl
1 Orange
1 getrocknete Chilischote
1 Stück frische Ingwerwurzel (je nach Geschmack)

Zubereitung

Die Rote Bete waschen, den Strunk entfernen, halbieren und mit dem Julienne Slicer zu Spaghetti verarbeiten. In einer hübschen Schale anrichten.

Orientalische Soße: Die Banane schälen und mit dem Mandelmus, dem Saft der ausgepressten Orange und dem Leinöl im Mixer zu einer cremigen Soße pürieren. Die Chilischote mit den Fingern fein zerdrücken (*Vorsicht!* Die Finger dabei nicht in die Augen bringen!), in die Soße geben und gut vermischen. Dann den Ingwer, wenn gewünscht, fein wiegen und ebenso unter die Soße rühren.

Die orientalische Soße über die Spaghetti gießen.

Vorbereitungszeit: 0
Zubereitungszeit: 15 Minuten
Haltbarkeit: 0
Geräte: Mixer, Julienne Slicer

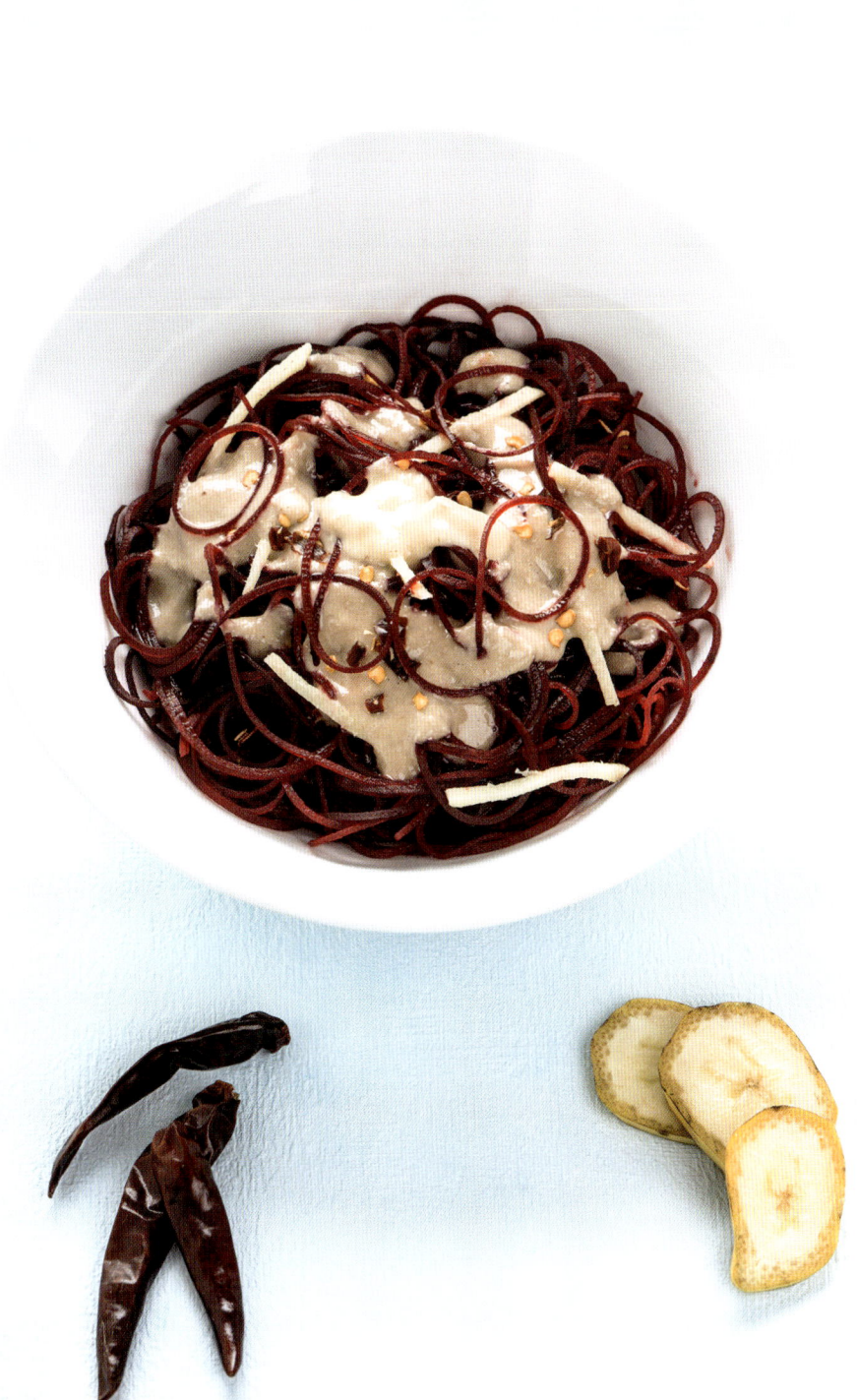

„Pizzabrotburger" mit Mayonnaise

Zutaten

Für die Pizzabrotburger:

8 Scheiben Pizzabrot
(Rezept Seite 17)
½ Avocado
¼ Knollensellerie
1 Tomate
8 Radicchioblätter

Für die Mayonnaise:

2 EL rohes Mandelmus
1 TL Zitronensaft
Saft von ½ Orange (die
andere Hälfte können
Sie als Zwischenmahlzeit
verwenden oder gleich
die doppelte Menge
Mayonnaise zubereiten –
für diese Mahlzeit und
das morgige Mittag-
essen)
⅛ l Quellwasser
3 EL Leinöl
1 EL Edelhefe
2 Msp. Himalajasalz
2 Msp. süßes Paprikapulver
oder Muskatnusspulver

Zubereitung

Pizzabrotburger: Die Salatblätter gut waschen und abtropfen lassen. Das Fruchtfleisch der Avocadohälfte mit dem Löffel aus der Schale heben. Die Tomate wie einen Apfel schälen und die harten Teile entfernen. Den Sellerie waschen, putzen und in sehr dünne Scheiben hobeln. Die Tomate halbieren und das Fruchtfleisch in Scheiben schneiden. Das Avocadofleisch ebenso in Scheiben schneiden.

Mayonnaise: Mandelmus, Zitronen- und Orangensaft sowie einen Teil des Wassers im Mixer zu einer glatten Creme verarbeiten. Dann bei laufendem Motor langsam das Leinöl und das restliche Wasser einlaufen lassen. (Sie können den Motor aber auch kurz abschalten, einen Teil des Leinöls und das Wasser dazugießen und dann erneut den Motor laufen lassen. Auf diese Weise verfahren, bis Sie das gesamte Öl und Wasser eingearbeitet haben. Dabei bestimmt die Menge der Flüssigkeit im Verhältnis zum Öl die Festigkeit der Mayonnaise.) Zum Schluss die Gewürze untermischen. (Die Gewürze immer zum Schluss beimengen, da ansonsten die Bindekraft des Lezithins in dem Mandelmus abgeschwächt wird.)

Die Mayonnaise können Sie auch auf Vorrat herstellen. Sie hält sich in einem luftdicht verschließbaren Glasbehälter etwa 2 Wochen im Kühlschrank.

Auf jedes Pizzabrot ein Salatblatt legen, dann eine Selleriescheibe, eine Scheibe Pizzabrot, ein Salatblatt, eine Tomatenscheibe und zum Abschluss das Avocadofleisch. Die „Burger" auf einen flachen Teller legen. Die Mayonnaise in ein kleines Schälchen füllen und zu dem Pizzabrot genießen.

Vorbereitungszeit: 0
Zubereitungszeit: 10 Minuten
Haltbarkeit: 0
Geräte: Gemüsehobel, Mixer

Für den nächsten Tag vorbereiten: *Mittagessen* (Waldorfsalat mit Mayonnaise): 30 Gramm Walnüsse in reichlich Quellwasser einweichen.

Ihre Einkaufsliste
für die letzten 5 Tage

9 Äpfel
1 Ananas
4 Bananen
2 Birnen
1 rosa Grapefruit
1 Grenadille (süß) oder
    1 Maracuja (sauer)
1 Kiwi
1 Limone
5 Orangen
5 Zitronen
1 Stück frische Ingwerwurzel
3 Avocados
50 g Feldsalat
1 Fleischtomate
13 Karotten mit Grün
1 kleiner Knollensellerie
1 rote Paprika

1 Pastinake (Petersilienwurzel)
1 Salatgurke
3 Tomaten
1 kleine Zucchini
1 Bio-Basilikum im Topf
1 Bund glatte Petersilie
1 Zweig Pfefferminzblätter
1 Bund Majoran
1 Bund Oregano
evtl. 1 Packung Kressesprossen
    in Bio-Qualität (falls Sie Ihre
    Sprossen nicht selbst ziehen
    wollen)
Selbst pflücken: 3 Handvoll
    Löwenzahnblätter oder er-
    satzweise 1 Packung Rucola
    in Bio-Qualität

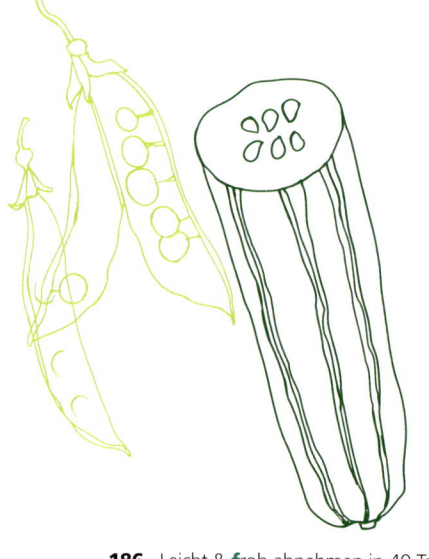
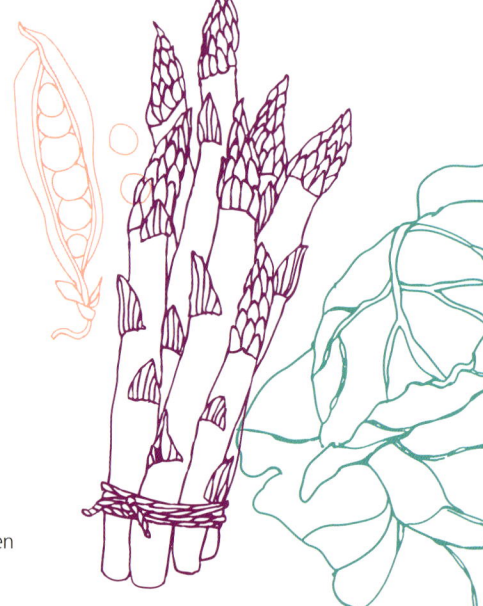

Löwenzahn-Smoothie

Zutaten

3 süße Äpfel
3 Karotten
1 EL rohes Mandelmus
3 Handvoll Löwenzahn-
blätter (am besten frisch
gepflückt! 1 Handvoll
davon für das Mittag-
essen aufbewahren;
alternativ können Sie
auch Spinatblätter ver-
wenden)
1 EL Chiasamen
5 EL Quellwasser

Zubereitung

Die Chiasamen in dem Quellwasser einweichen. In der Zwischenzeit Äpfel, Karotten und Löwenzahnblätter waschen. Die Äpfel entkernen und in grobe Stücke schneiden. Die Karotten von den Enden befreien und ebenso in grobe Stücke schneiden. Dann die Apfel- und Karottenstücke entsaften. Den Saft mit den geputzten Löwenzahnblättern und dem Mandelmus in den Mixer geben und gut durchpürieren. Die eingeweichten Chiasamen dazugeben, gut umrühren (nicht mehr mixen!) und in ein hohes Glas füllen.

Vorbereitungszeit: 0
Zubereitungszeit: 15 Minuten
Haltbarkeit: 0
Geräte: Entsafter, Mixer

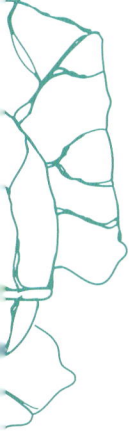

Waldorfsalat mit Mayonnaise

Zutaten

Für den Salat:

30 g Walnüsse (in Quell-
   wasser eingeweicht und
   gut abgetropft)
1 kleiner Knollensellerie
1 süßer Apfel
Saft von ½ Zitrone
1 Handvoll Rosinen
1 Handvoll Löwenzahn-
   blätter

Für die Mayonnaise:

2 EL rohes Mandelmus
1 TL Zitronensaft
Saft von ½ Orange
⅛ l Quellwasser
3 EL Leinöl
1 EL Edelhefe
2 Msp. Himalajasalz
2 Msp. süßes Paprikapulver
   oder Muskatnusspulver

Zubereitung

Mayonnaise: Mandelmus, Zitronen- und Orangensaft sowie einen Teil des Wassers im Mixer
zu einer glatten Creme verarbeiten. Dann bei
laufendem Motor langsam das Leinöl und das
restliche Wasser einlaufen lassen. (Die Menge
der Flüssigkeit im Verhältnis zum Öl bestimmt
die Festigkeit der Mayonnaise.) Zum Schluss die
Gewürze untermischen.

Salat: Die Rosinen klein schneiden. Die abgetropften Walnüsse bis auf 4 Hälften (für die
Dekoration) grob hacken. Den Apfel waschen,
entkernen, je nach Geschmack grob oder fein
reiben und mit Zitronensaft beträufeln. Den
Sellerie gründlich waschen und putzen. Dann je
nach Geschmack ebenso grob oder fein reiben.

Das Apfelfleisch, den fein geriebenen Sellerie,
die feinen Rosinenwürfel und die gehackten
Walnüsse gut mit der Mayonnaise vermischen.
Dekorativ auf einem flachen Teller anrichten und
mit zarten Löwenzahnblättern verziert auf den
Tisch bringen.

Einweichzeit: über Nacht
Zubereitungszeit: 20 Minuten
Haltbarkeit: Salat im Kühlschrank 1 Tag;
Mayonnaise: etwa 2 Wochen im Kühlschrank
Geräte: Mixer, Gemüsereibe

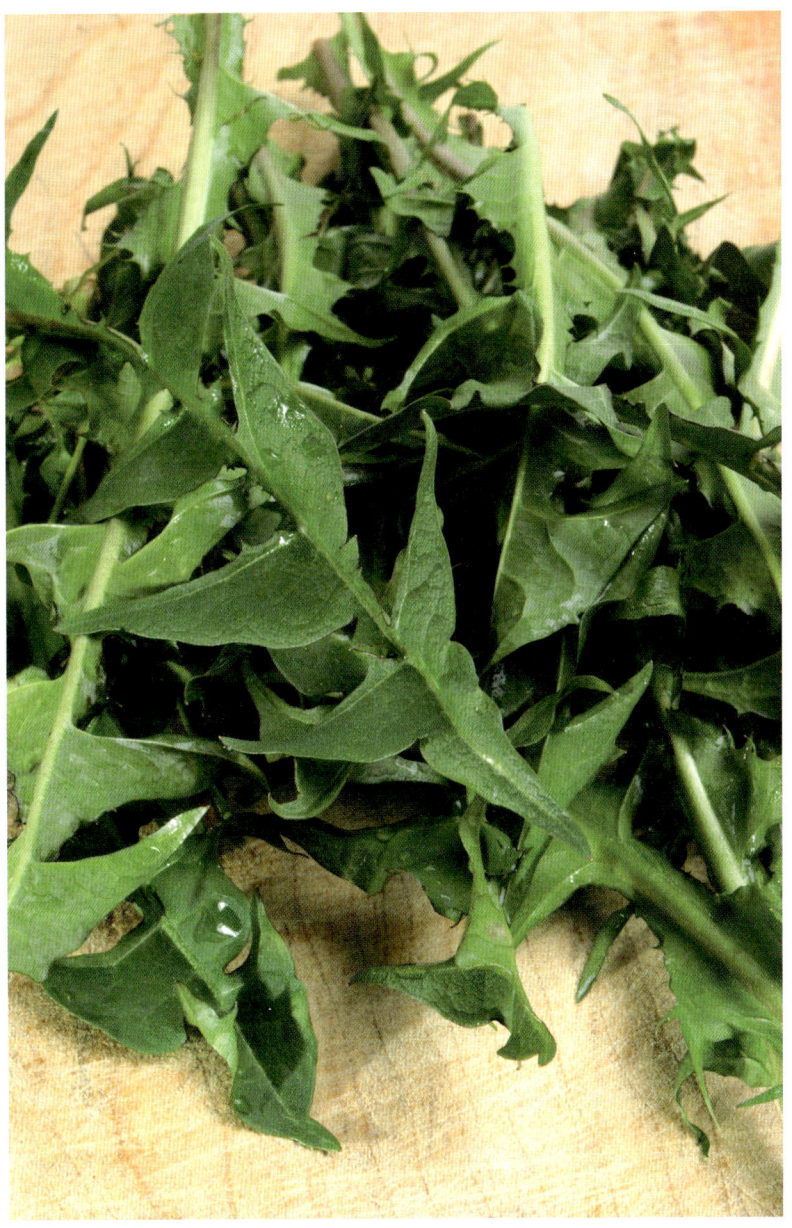

Avocadosuppe mit Orangenstücken

Entspricht Mittagessen, 24. Tag

Zutaten

1 Avocado
1 rosa Grapefruit
2 Orangen

Zubereitung

Die Avocado halbieren, entkernen, das Fruchtfleisch mit dem Löffel aus der Schale heben und im Mixer pürieren. Eine Orange in der Mitte durchschneiden, eine dünne Scheibe abschneiden und zum Dekorieren aufbewahren. Dann die Grapefruit und die Orangen auspressen. Den Zitrussaft zu der Avocadomasse geben und im Mixer zu einer feinen Suppe verarbeiten. Von der Orangenscheibe vorsichtig die Schale abtrennen und die einzelnen Spalten herausschneiden. Die Suppe mit den Orangenstückchen verzieren.

Vorbereitungszeit: 0
Zubereitungszeit: 10 Minuten
Haltbarkeit: 0
Geräte: Mixer

Für den nächsten Tag vorbereiten: *Mittagessen* (Sonnenbällchen auf Feldsalat): Zunächst 30 Gramm Mandeln und separat 30 Gramm Sonnenblumenkerne in reichlich Quellwasser einweichen. Dann 1 zuvor entkernte Dattel in so viel Quellwasser einweichen, dass sie gerade bedeckt ist und sich gut vollsaugen kann. *Abendessen* (MozzaLein): 50 Gramm Mandeln in reichlich Quellwasser einweichen. Zusätzlich 1 Handvoll Rosinen in so viel Quellwasser einweichen, dass sie gerade bedeckt sind und sich gut vollsaugen können.

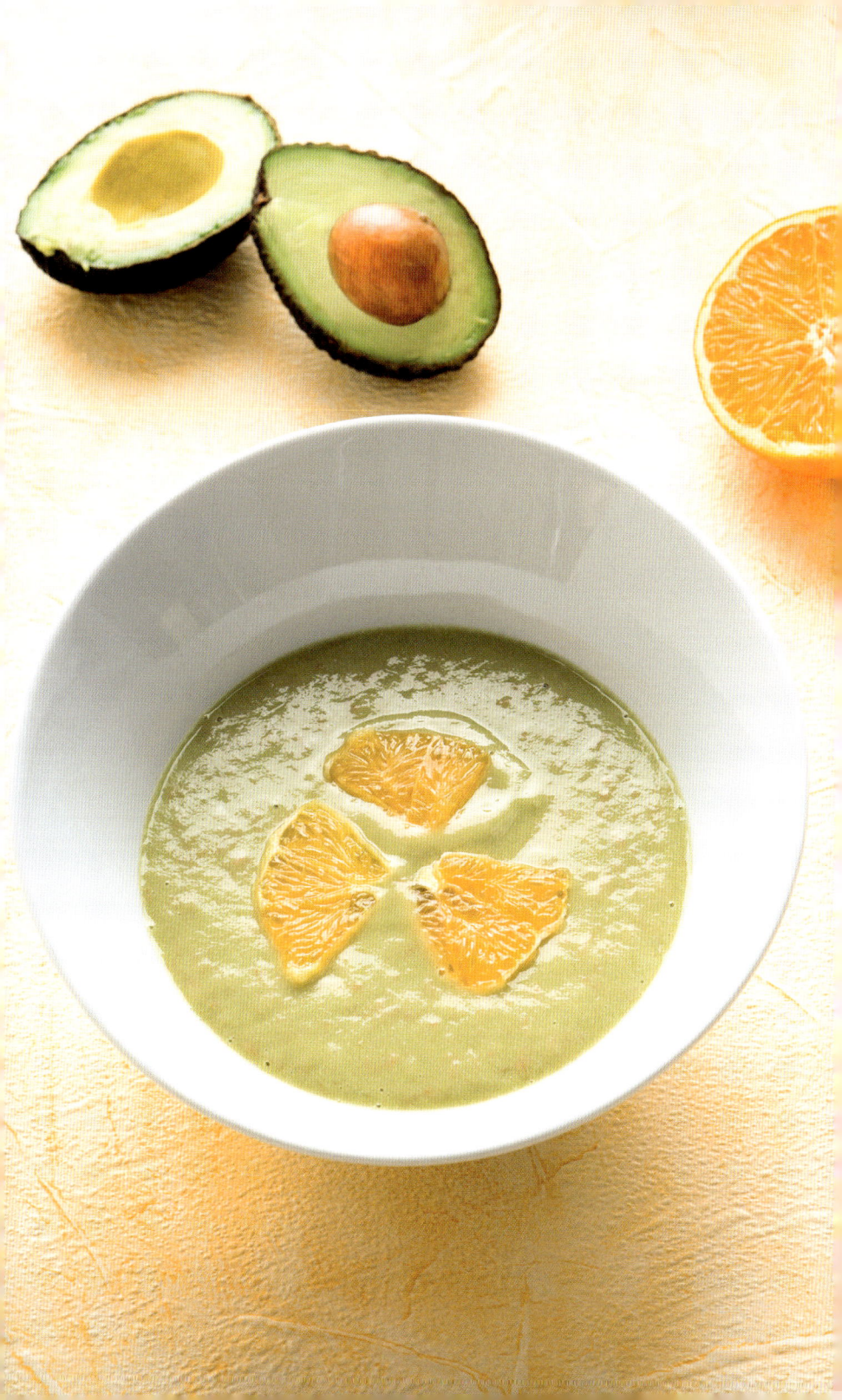

Karottensmoothie

Entspricht Frühstück, 15. Tag

Zutaten

3 süße Äpfel
5 Karotten mit Grün
1 EL Leinöl

Zubereitung

Die Äpfel waschen, entkernen und in grobe Stücke schneiden. Die Karotten waschen, putzen und ebenso in grobe Stücke schneiden. Und auch das Karottengrün gut waschen. Die Stücke und das Karottengrün abwechselnd in den Entsafter geben und entsaften. Das Leinöl unter den Saft mischen und sofort trinken.

Vorbereitungszeit: 0
Zubereitungszeit: 15 Minuten
Haltbarkeit: 0
Geräte: Entsafter

Für später vorbereiten: Für das heutige *Abendessen* benötigen Sie etwas Zeit. Vielleicht haben Sie diese ja jetzt, um den „Teig" für die MozzaLein (Mozzarella aus Leinsamen) zuzubereiten.

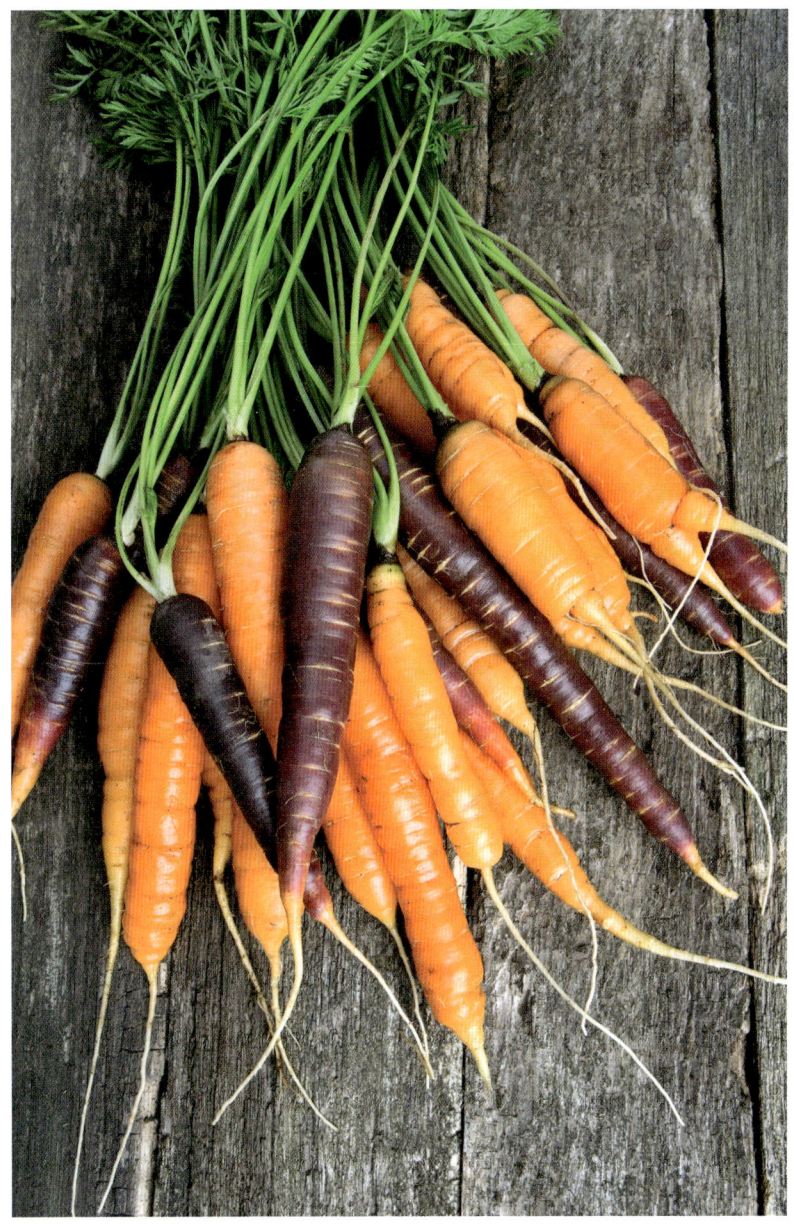

Sonnenbällchen auf Feldsalat

Zutaten

50 g Feldsalat

Für die Bällchen:

30 g Sonnenblumenkerne (in Quellwasser eingeweicht und gut abgetropft)

30 g Mandeln (in Quellwasser eingeweicht und gut abgetropft)

1 Karotte

1 Pastinake

1 TL Nama Shoyu

1 Handvoll glatte Petersilie

Für die Soße:

3 Karotten

1 Birne

1 Dattel (in Quellwasser eingeweicht und nicht abgetropft)

2 EL Leinöl

1 Msp. Himalajasalz

1 Handvoll glatte Petersilie

1 Handvoll getrocknete Buchweizenkörner (siehe 3. Tag, Seite 36 unten)

Zubereitung

Sonnenbällchen: Die Sonnenblumenkerne und die Mandeln in der Küchenmaschine zu einem feinen Pulver verarbeiten. Die Karotte und die Pastinake waschen, putzen, die Endstücke abschneiden und jeweils fein reiben. Petersilie ganz fein wiegen. Dann alle Zutaten in eine große Glasschüssel geben und gut vermischen. Mit Shoyu abschmecken und die teigartige Masse in kleine Kugeln formen.

Soße: Die Karotten waschen, putzen, in grobe Stücke schneiden und entsaften. Die Birne waschen, halbieren, entkernen, in grobe Stücke schneiden und das Fruchtfleisch in den Mixer geben. Den Karottensaft, die Dattel samt Einweichwasser, Leinöl und Salz dazugeben und gut durchpürieren. Die Petersilie fein wiegen und unter die Soße mischen.

Den Feldsalat gut waschen, putzen und einzelne Blätter abzupfen. Diese dekorativ in eine hübsche Schale geben. Die Sonnenbällchen darauf platzieren und mit den knusprigen Buchweizenkörnern bestreuen. Die Soße in ein kleines Schälchen geben und mit dem Salat auf den Tisch bringen.

Einweichzeit: über Nacht
Zubereitungszeit: 20 Minuten
Haltbarkeit: 0
Geräte: Küchenmaschine, Mixer, Entsafter, Gemüsereibe

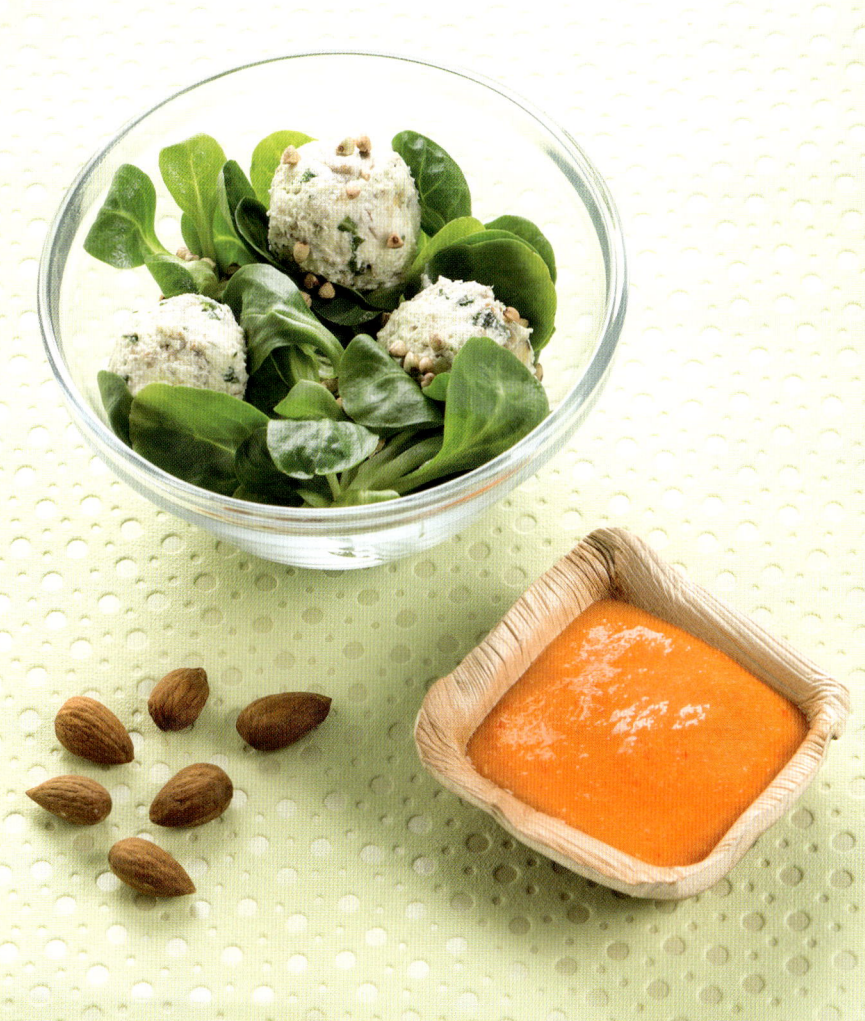

MozzaLein (Mozzarella aus Leinsamen)

Entspricht Abendessen, 18. Tag, und Mittagessen, 19. Tag

Die angegebenen Zutaten reichen für die doppelte Menge. Die zweite Portion ist für das *morgige Mittagessen.*

Zutaten

Für das MozzaLein:

50 g Leinsamen
65 ml Quellwasser
50 g Mandeln (in Quell-
wasser eingeweicht
und gut abgetropft)
½ TL Himalajasalz
1 Orange
etwas Quellwasser
(bei Bedarf)

Für den Balsamico-Ersatz

Saft von ½ Zitrone
1 Handvoll Rosinen (in
Quellwasser eingeweicht
und nicht abgetropft)
4 EL Nama Shoyu
1 Msp. Himalajasalz
etwas Olivenöl
1 Tomate
Basilikumblätter zum
Dekorieren

Zubereitung

MozzaLein: Die Leinsamen im Mixer zu Mehl verarbeiten. Die abgetropften Mandeln häuten und die Orange auspressen. Mandeln und Orangensaft im Mixer sehr fein pürieren. Dann alle Zutaten zu einem dicken Brei verrühren und 2 Stunden quellen lassen. In kleinen Häufchen auf eine Dörrfolie geben und im Dörrgerät bei 40° C etwa 3 Stunden zu Mozzarella-Konsistenz trocknen.

Balsamico-Ersatz: Alle Zutaten in den Mixer geben und gut durchpürieren. Anschließend durch ein feines Sieb streichen (wenn gewünscht).

Die Mozzabällchen dekorativ auf einem Teller anrichten. Die Tomate von den harten Teilen befreien, in dicke Scheiben schneiden und neben den MozzaLein hübsch auf dem Teller arrangieren. Balsamico-Essig und Olivenöl darüberträufeln und mit Basilikumblättern verzieren.

Vorbereitungszeit: 0
Zubereitungszeit: 10 Minuten
Trockenzeit: ca. 3 Stunden
Haltbarkeit: 2 Tage im Kühlschrank
Geräte: Mixer, Dörrgerät

Für den nächsten Tag vorbereiten: *Frühstück* (Avocadomüsli mit geriebenem Apfel): 5 zuvor entkernte Datteln in so viel Quellwasser einweichen, dass sie gerade bedeckt sind und sich gut vollsaugen können.

Avocadomüsli mit geriebenem Apfel

Entspricht Frühstück, 4. und 20. Tag

Zutaten

1 Avocado
1 Limone (Mit Zitronen
schmeckt das Müsli
nicht!)
1 TL rohes Mandelmus
3 EL Quellwasser
5 Datteln (entkernt, in
Quellwasser eingeweicht
und nicht abgetropft)
1 Apfel
1 Dattel, entkernt
(zum Dekorieren)

Zubereitung

Die Avocado halbieren, entkernen und das Fruchtfleisch mit einem Löffel aus der Schale heben. Die Limone auspressen. Dann das Avocadofleisch, die Datteln mit dem Einweichwasser, das Mandelmus, den Limonensaft und das Quellwasser im Mixer zu einer feinen Creme pürieren. Den Apfel waschen und fein reiben.

Das Avocadomüsli in eine hübsche Schale füllen und den Apfel dazu auf den Tisch bringen. Mit Dattelstücken garnieren.

Einweichzeit: über Nacht
Zubereitungszeit: 15 Minuten
Haltbarkeit: 0
Geräte: Mixer, Glasreibe

MozzaLein (Mozzarella aus Leinsamen)

Genießen Sie die zweite Portion der am Vortag zubereiteten MozzaLein (Rezept auf der linken Seite). Foto auf Seite 109.

Zucchinisalat mit Birne

Zutaten

1 kleine Zucchini
1 Birne
1 TL rohes Mandelmus
Saft von ½ Zitrone
1 EL Edelhefe
1 Msp. Himalajasalz
4 EL Leinöl
1 Handvoll glatte Petersilie
1 Zweig Pfefferminzblätter

Zubereitung

Den Zitronensaft, die Edelhefe, Leinöl, Salz und das Mandelmus in eine Glasschüssel geben und mit der Gabel zu einer homogenen Soße verrühren. Dann die Zucchini waschen, von den Enden befreien und mit einer Gemüsereibe reiben. Die Birne waschen, entkernen und in dünne Scheiben schneiden. Die Petersilie und die Minzeblätter fein wiegen.

Den Salat gut durchmischen und mit den Kräutern garnieren. Die Soße in ein kleines Schälchen geben und zu dem Zucchinisalat anrichten.

Vorbereitungszeit: 0
Zubereitungszeit: 15 Minuten
Haltbarkeit: 0
Geräte: Gemüsereibe

Für den nächsten Tag vorbereiten: *Frühstück* (Mandelmüsli): 30 Gramm Mandeln und separat 30 Gramm Sonnenblumenkerne in reichlich Quellwasser einweichen. Zudem 20 Gramm Rosinen in so viel Quellwasser einweichen, dass sie gerade bedeckt sind und sich gut vollsaugen können. *Mittagessen* (Feurige Tomatensuppe mit Kokos-Bananen-Klößchen): 2 zuvor entkernte Datteln in so viel Quellwasser einweichen, dass sie gerade bedeckt sind und sich gut vollsaugen können. *Abendessen* (Frühlingsrolle von der Ananas mit Kokosschaum): 3 zuvor entkernte Datteln in so viel Quellwasser einweichen, dass sie gerade bedeckt sind und sich gut vollsaugen können.

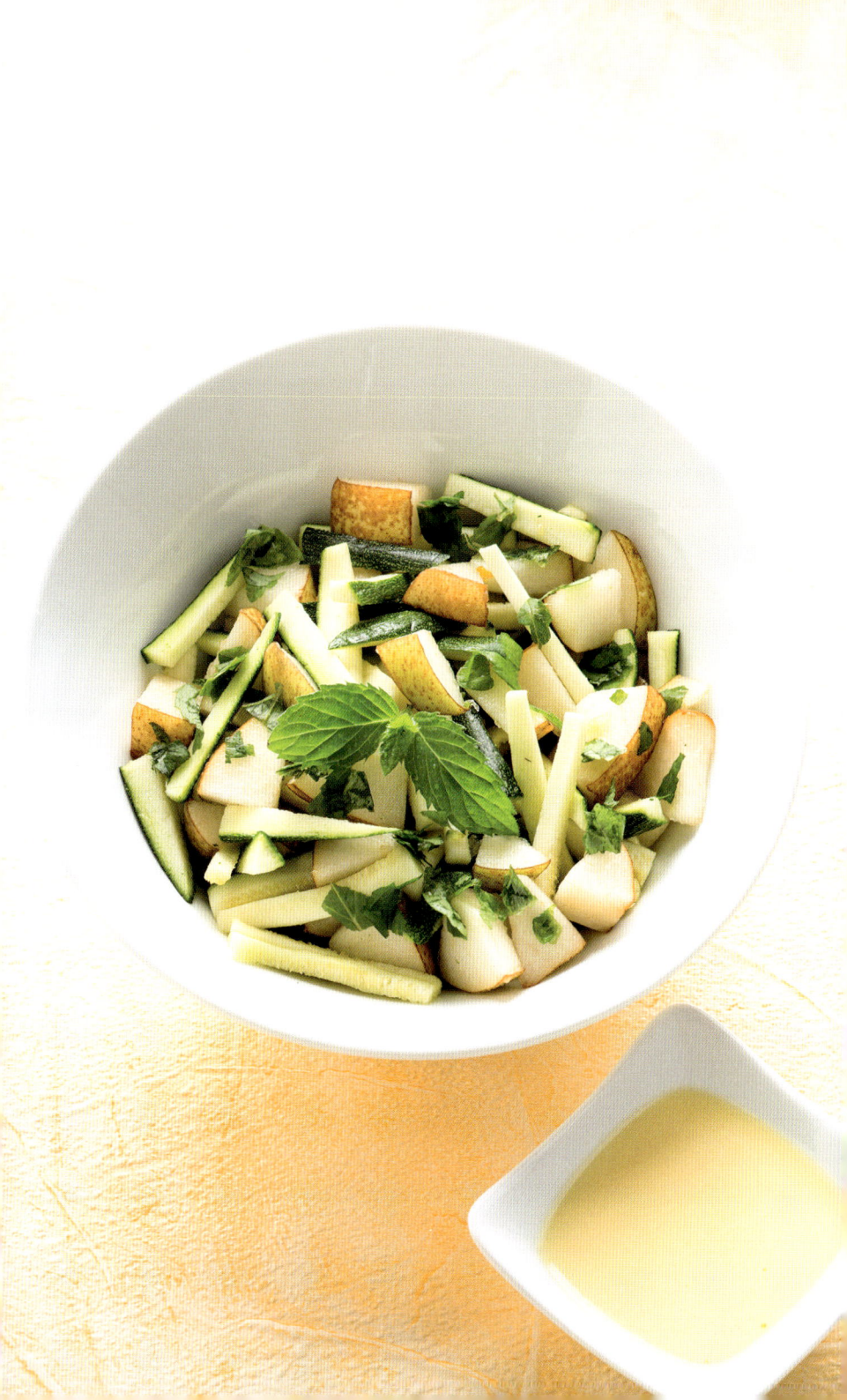

Mandelmüsli

Entspricht Frühstück, 7. und 24. Tag

Zutaten

30 g Mandeln (in Quell-
    wasser eingeweicht
    und gut abgetropft)
30 g Sonnenblumenkerne
    (in Quellwasser
    eingeweicht und gut
    abgetropft)
20 g Rosinen (in Quell-
    wasser eingeweicht
    und nicht abgetropft)
1 Banane
1 Apfel
1 Birne
1 Orange
½ Zitrone
2 EL getrocknete Buch-
    weizenkörner (siehe
    3. Tag, Seite 36 unten)

Zubereitung

Die Banane schälen und in mundgerechte
Stücke schneiden. Den Apfel und die Birne
entkernen und ebenso in mundgerechte Stücke
schneiden. Die Orange und die ½ Zitrone
auspressen. Dann den Orangen- und Zitronensaft mit den Rosinen samt Einweichwasser,
den abgetropften Sonnenblumenkernen und
den abgetropften Walnüssen im Mixer zu einer
cremigen Masse verarbeiten. Die Fruchtstücke in
eine flache Schüssel füllen, die Creme darübergeben, die knusprigen Buchweizenkörner
darüberstreuen und genießen.

Einweichzeit: über Nacht
Zubereitungszeit: 20 Minuten
Haltbarkeit: 0
Geräte: Mixer

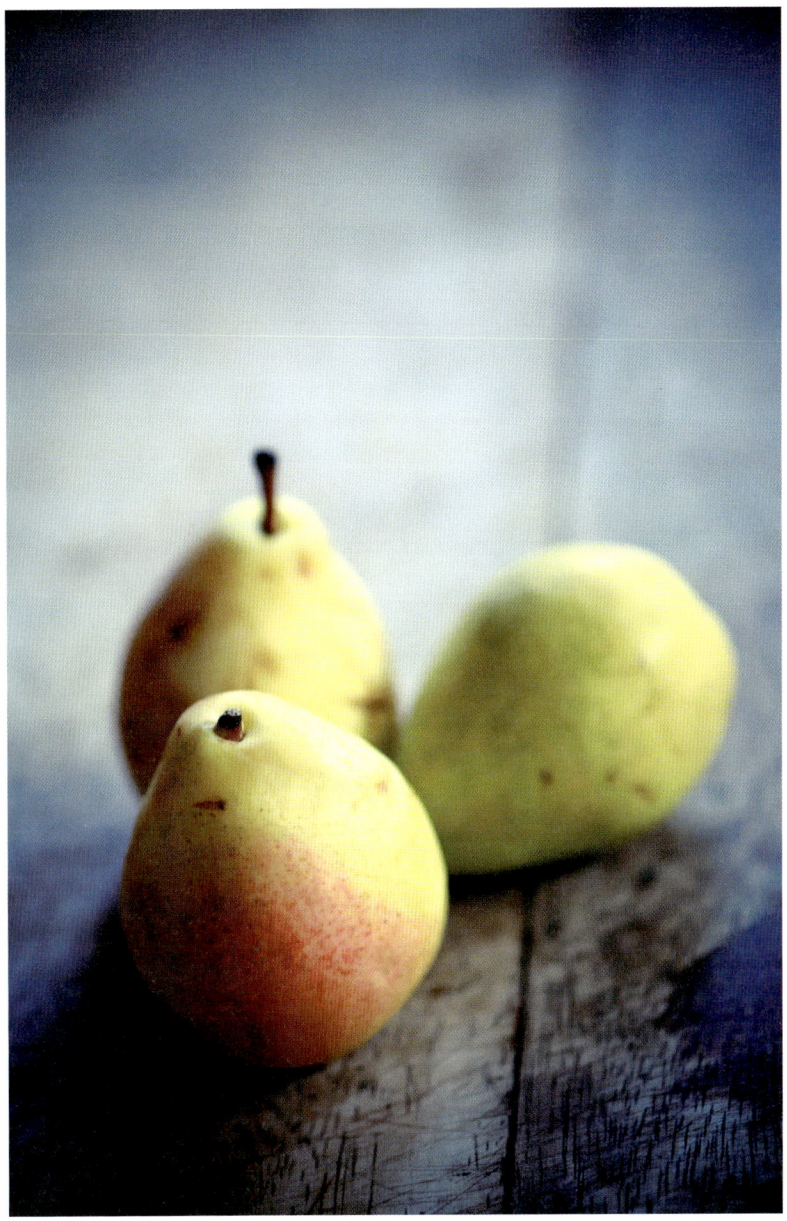

Feurige Tomatensuppe
mit Kokos-Bananen-Klößchen

Zutaten

Für die Kokos-Bananen-
Klößchen:

30 g Leinsamen
1 Banane
2 Datteln (in Quellwasser
eingeweicht und nicht
abgetropft)
1 EL Kokosfett

Für die Tomatensuppe:

2 Tomaten
2 EL Quellwasser
1 EL rohes Mandelmus
1 TL Zitronensaft
1 Msp. Himalajasalz
1 TL Mexi Chili Miso
1 Msp. süßes Paprikapulver
3 EL Leinöl
1 Handvoll glatte Petersilie

Zubereitung

Klößchen: Die Leinsamen im Mixer zu Mehl
verarbeiten. Die Banane schälen und mit einer
Gabel so lange zerdrücken, bis sie saftig wird.
Die Datteln abtropfen lassen und im Mixer zu
einem feinen Mus verarbeiten. Das Einweichwasser der Datteln für die Suppe aufbewahren.
Dann alle Zutaten für die Klößchen in eine
Glasschüssel geben und zu einem glatten Teig
vermengen. Wenn der Teig zu fest sein sollte,
etwas von dem Dattelwasser dazugeben.

Tomatensuppe: Die Tomaten wie einen Apfel
schälen und die harten Teile entfernen. Das
Tomatenfleisch mit den restlichen Zutaten im
Mixer zu einer cremigen Suppe pürieren. Die
Petersilie fein wiegen oder die Blätter abzupfen.

Die Suppe in eine hübsche Schale füllen. Mit
einem Kaffeelöffel kleine Klößchen von der
Kokos-Bananenmasse abstechen und in die
Suppe geben. Die Petersilie darüberstreuen oder
die Suppe mit ganzen Blättchen verzieren.

Einweichzeit: 0
Zubereitungszeit: 20 Minuten
Haltbarkeit: 0
Geräte: Mixer

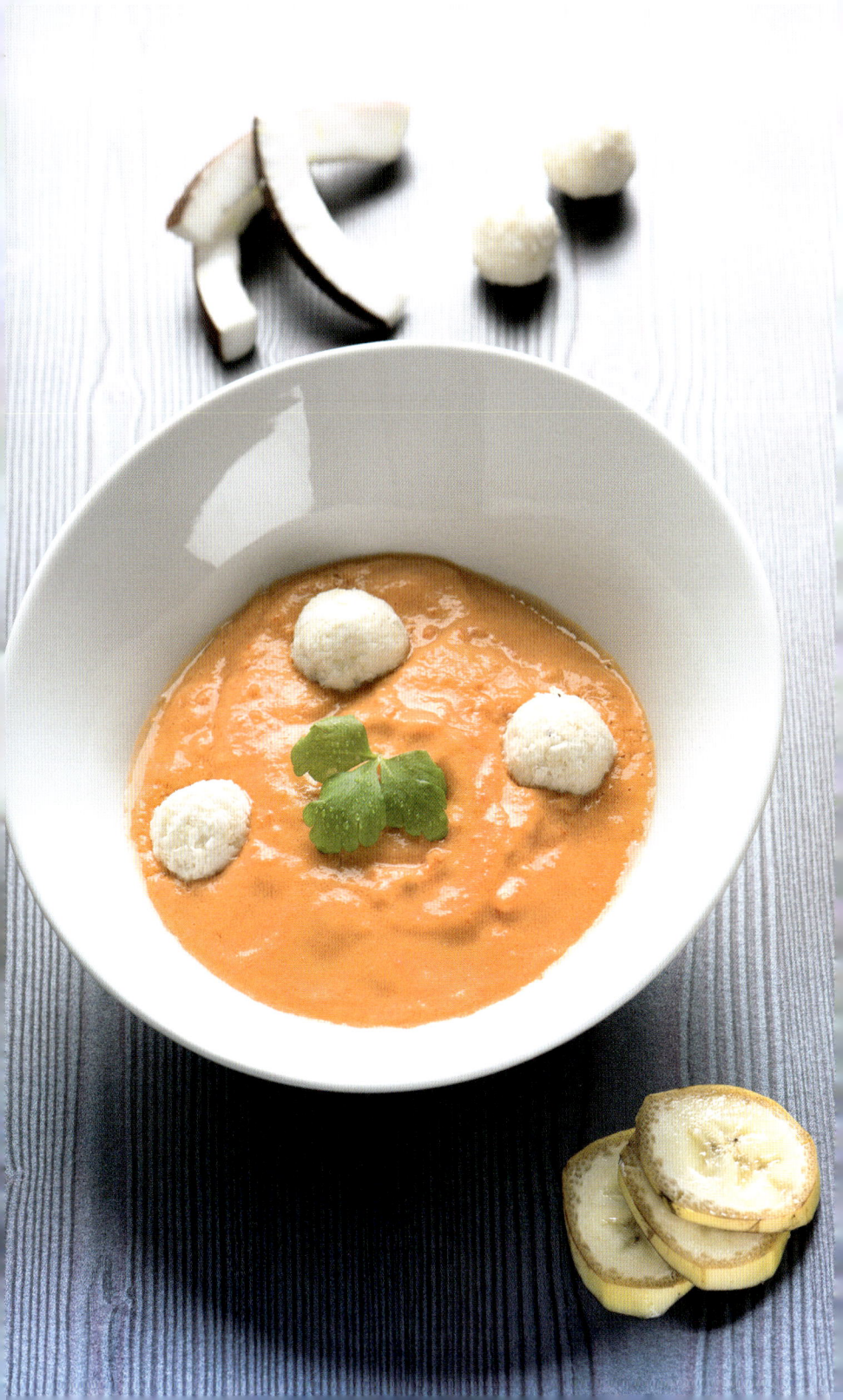

Frühlingsrolle von der Ananas mit Kokosschaum

Zutaten

Für die Frühlingsrolle:

½ Ananas (die andere
    Hälfte für das morgige
    Frühstück aufbewahren)
1 Kiwi
½ Banane
Saft von ½ Zitrone
1 Handvoll getrocknete
    Buchweizenkörner
    (siehe 3. Tag, Seite 36
    unten)
1 Grenadille (süß) oder
    1 Maracuja (sauer)

Für den Kokosschaum:

½ Banane
3 Datteln (in Quellwasser
    eingeweicht und nicht
    abgetropft)
Saft von ½ Zitrone
1 EL Kokosfett

Zubereitung

Frühlingsrolle: Die Ananas halbieren und den Strunk herauslösen. Eine Hälfte schälen und der Länge nach mehrere hauchdünne Scheiben abschneiden. Dann die Kiwi schälen. Das restliche Ananasfleisch, die Kiwi und eine Bananenhälfte in kleine Stücke schneiden und mit Zitronensaft beträufeln. Die knusprigen Buchweizenkörner untermischen. Ananasscheiben auslegen, Obststücke darauf verteilen und die Scheiben zusammenrollen.

Kokosschaum: Die Datteln mit dem Einweichwasser, die übrige Bananenhälfte, Zitronensaft und Kokosfett im Mixer pürieren.

Die Ananasrollen auf einen großen flachen Servierteller legen. Grenadille oder Maracuja halbieren und das Fruchtfleisch dekorativ um die „Frühlingsrolle" verteilen. Mit Kokosschaum-Klecksen verzieren.

Einweichzeit: über Nacht
Zubereitungszeit: 30 Minuten
Haltbarkeit: 0
Geräte: Mixer

Für den nächsten Tag vorbereiten: *Mittagessen* (Gurkenschnitte): 1 Handvoll Rosinen in so viel Quellwasser einweichen, dass sie gerade bedeckt sind. *Abendessen* (Nusskäse mit getrockneten Tomaten und Kräutern in Olivenöl): Zunächst 200 Gramm Mandeln und separat 100 Gramm Sonnenblumenkerne in reichlich Quellwasser einweichen. Dann 4 zuvor entkernte Datteln in so viel Quellwasser einweichen, dass sie gerade bedeckt ist. Zudem 10 halbe getrocknete Tomaten in so viel Quellwasser einweichen, dass sie sich gut vollsaugen können.

Piña Colada

Entspricht Frühstück, 29. Tag

Zutaten

½ **Ananas**
1 **Orange**
1 **Banane**
1 **EL Kokosfett**

Vorbereiten

Für das heutige Abendessen benötigen Sie etwas Zeit (ca. 15 Minuten), um den Nusskäse herzustellen. Vielleicht haben Sie diese ja jetzt oder im Laufe des Tages.

Zubereitung

Die Ananas schälen und in mundgerechte Stücke schneiden. Die Banane schälen, in grobe Stücke schneiden und mit dem Ananasfleisch in den Mixer geben. Die Orange entsaften und mit dem Kokosfett ebenfalls in den Mixer geben. Alle Zutaten gut durchmixen und genießen.

Vorbereitungszeit: 0
Zubereitungszeit: 10 Minuten
Haltbarkeit: 0
Geräte: Mixer

Gurkenschnitte

Entspricht Mittagessen, 6. Tag und 28. Tag

Zutaten

Für die Schnitte:
⅓ **Salatgurke**
1 **Avocado**
1 **Karotte**
1 **Fleischtomate**
½ **rote Paprika**
½ **Packung Kressesprossen**
   in Bio-Qualität
1 **Handvoll getrocknete**
   Haselnussstücke (siehe
   5. Tag, Seite 46 unten)

Für das Dressing:
4 **EL Nama Shoyu**
1 **TL Zitronensaft**
1 **Scheibe frische**
   Ingwerwurzel (je nach
   Geschmack)
1 **Handvoll Rosinen (in**
   Quellwasser eingeweicht
   und nicht abgetropft)
1 **Msp. Himalajasalz**
4 **EL Olivenöl**

Zubereitung

Schnitte: Mit einem Gemüsehobel die Gurke und die gewaschene Karotte der Länge nach in feine Streifen schneiden. Die Tomate wie einen Apfel schälen, die harten Teile entfernen und das Fruchtfleisch in Scheiben schneiden. Die Avocado halbieren, entkernen, das Fruchtfleisch mit einem Löffel aus der Schale heben. Das Avocadofleisch mit der Gabel zerdrücken. Den größten Teil der Haselnussstücke untermischen. Den Rest zum Dekorieren aufbewahren. Die Paprika waschen, halbieren, entkernen und in kleine Würfel schneiden.

Dressing: Alle Zutaten im Mixer zu einer homogenen Masse pürieren.

Die Gurkenschnitte zusammenstellen: Die Karottenstreifen auf einem flachen Teller zu einem Rechteck anordnen. Die Gurkenstreifen darauflegen und anschließend die Tomatenscheiben. Die Avocado-Nussmasse daraufstreichen. Alle Schichten noch einmal wiederholen. Die letzte Schicht sollte die Avocadomasse bilden.

Paprikawürfel, Sprossen und die restlichen Haselnüssen dekorativ um die Gurkenschnitte anrichten und mit Dressing beträufeln.

Einweichzeit: über Nacht
Zubereitungszeit: 25 Minuten
Haltbarkeit: 0
Geräte: Gemüsehobel, Mixer

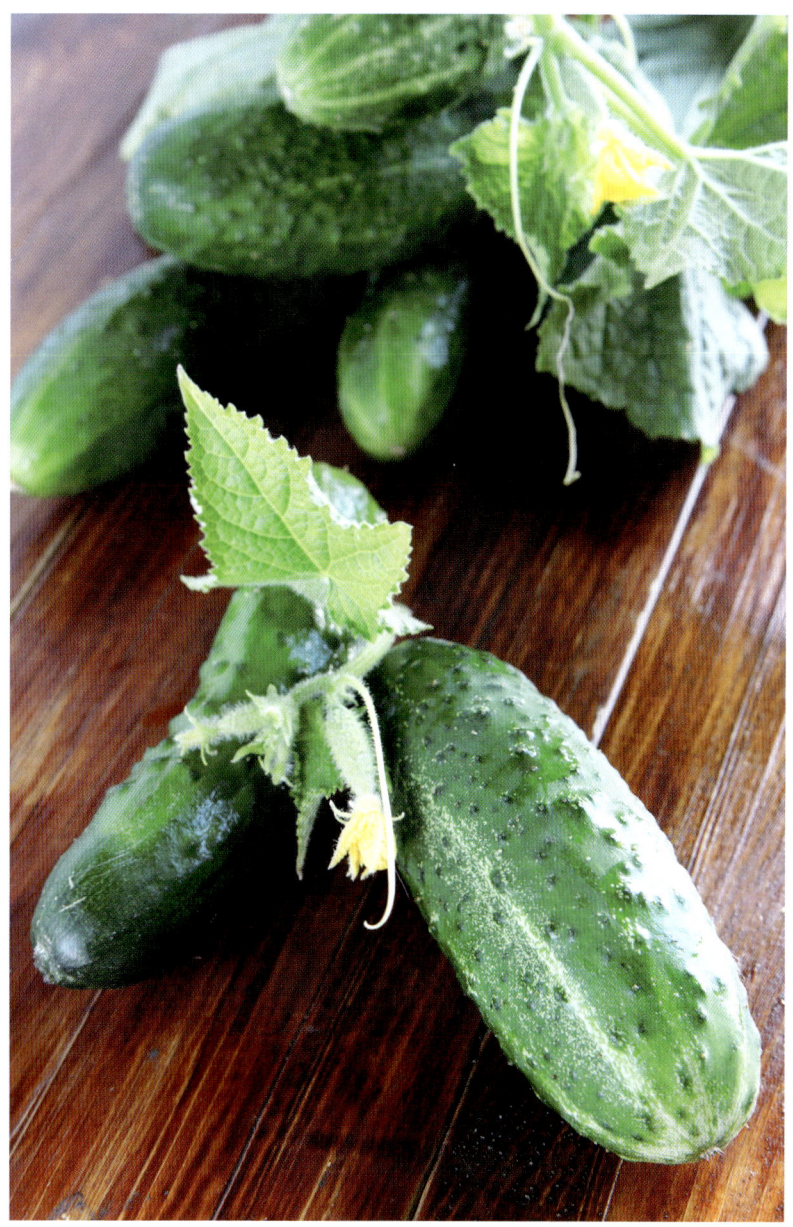

Nusskäse mit getrockneten Tomaten und Kräutern in Olivenöl

Zutaten

Für den Käse:

200 g Mandeln (in Quellwasser eingeweicht und gut abgetropft)
100 g Sonnenblumenkerne (in Quellwasser eingeweicht und gut abgetropft)
4 Datteln (in Quellwasser eingeweicht und nicht abgetropft)
Saft von 1 Zitrone
½ TL Himalajasalz

Zum Einlegen:

etwa 250 ml Olivenöl
10 halbe getrocknete Tomaten (in Quellwasser eingeweicht und gut abgetropft)
10 Basilikumblätter
1 TL Oregano
1 TL Majoran

Zubereitung

Käse: Mandeln und Sonnenblumenkerne mit den Datteln samt Einweichwasser und dem Einweichwasser der Tomaten sowie Zitronensaft und Salz im Mixer zu einer homogenen Masse pürieren. Auf einer Dörrfolie zu einem beliebig breiten und etwa 2 Zentimeter hohen Viereck ausstreichen und im Dörrgerät bei 40° C etwa 3 Stunden trocknen. Die Masse sollte dann fest, aber nicht hart sein. (Schmeckt übrigens auch direkt aus dem Dörrgerät mit frischen Tomaten sehr gut!) Die getrocknete Masse in etwa 1 Zentimeter große Quadrate schneiden. Die Kräuter fein wiegen.

Einlegen: Die eingeweichten Tomaten, die „Käsequadrate" und die Kräuter abwechselnd in ein dekoratives Glas schichten. Dann so viel Olivenöl darübergießen, dass die eingelegten Zutaten gut bedeckt sind.

Als Beilage für den heutigen Abend können Sie die übrige Salatgurke und die halbe Paprika vom Mittagessen verwenden.

Einweichzeit: über Nacht
Zubereitungszeit: 30 Minuten
Trockzeit: ca. 3 Stunden
Haltbarkeit: Käse: luftdicht verschlossen etwa 3 Tage
Geräte: Mixer, Dörrgerät

Tipp: Dieses Rezept ergibt mehrere Portionen. So können Sie auch in den nächsten Tagen noch etwas Rohköstliches essen.

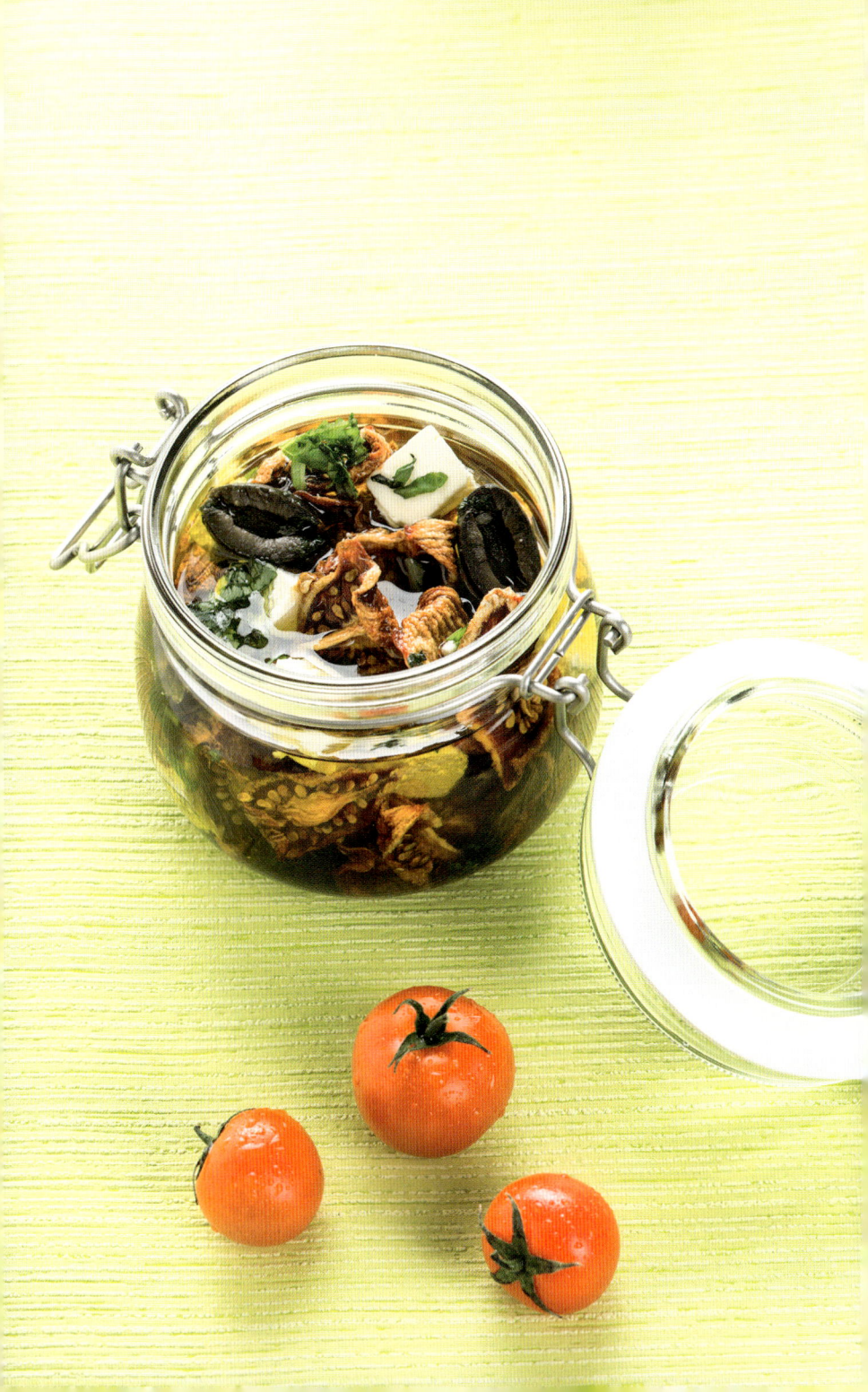

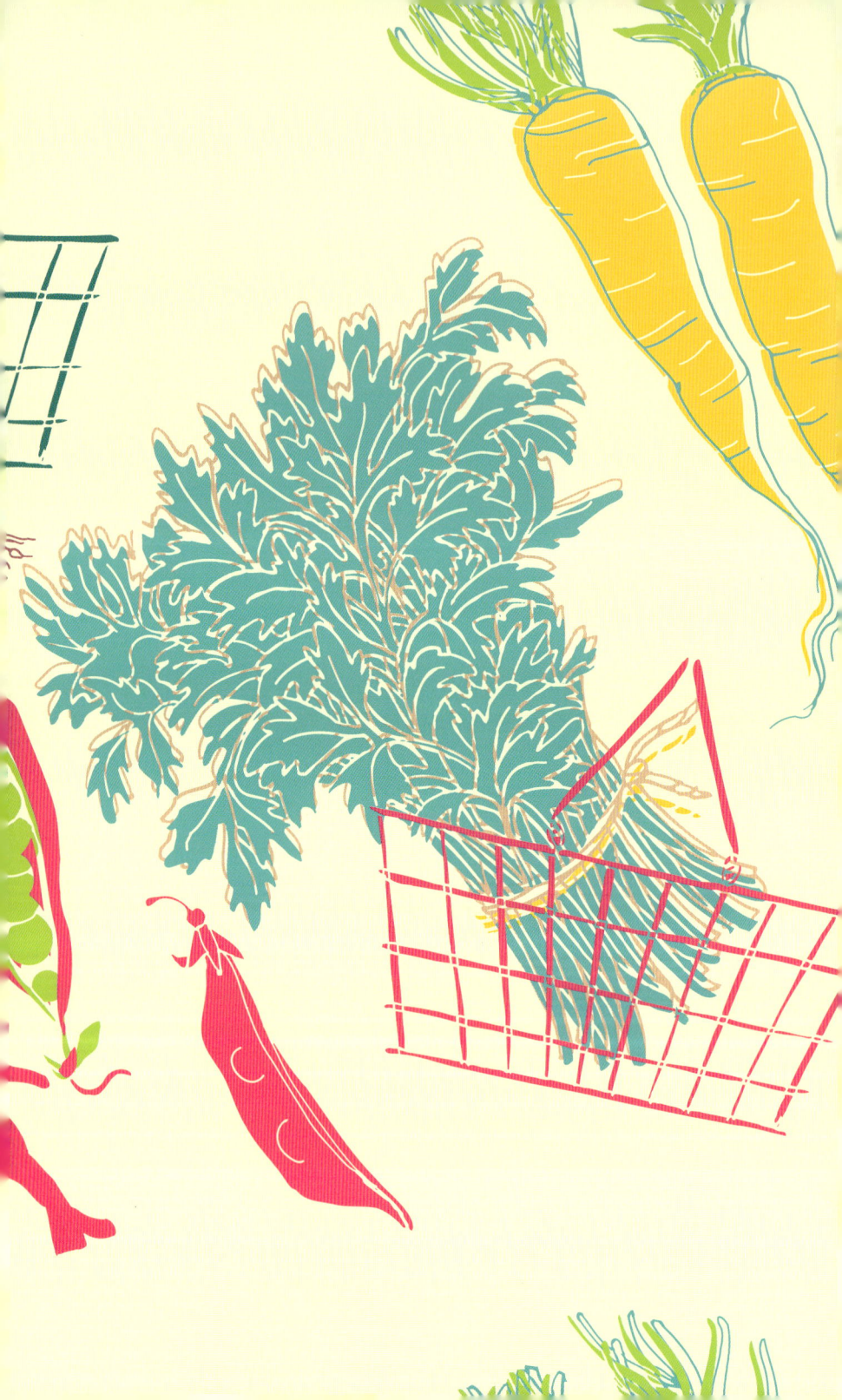

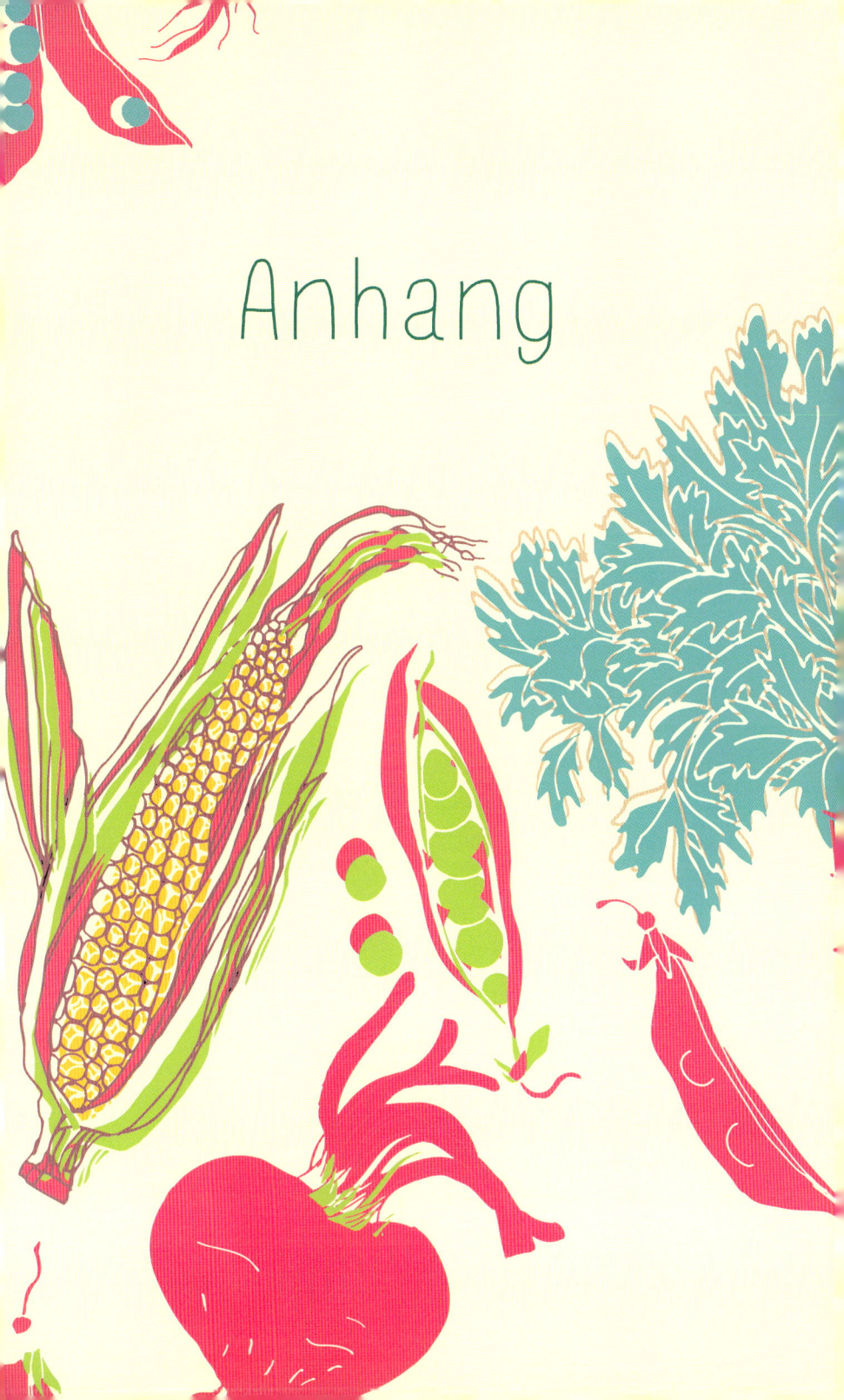

Anhang

Zubereitungsmethoden

Sprossen ziehen

Das Keimen ist die beste Methode, um die Lebenskraft und den Nährstoffgehalt von Samen und Nüssen zu optimieren. Die meisten Samen kann man keimen lassen. Keimnahrung lässt sich mühelos mit einem Zeitaufwand von täglich zwei bis drei Minuten in jedem Raum ziehen. Man erhält eine hochwertige, nicht umweltbelastete Frischzellnahrung, die köstlich schmeckt, für jedermann erschwinglich ist und während des Keimvorgangs zur doppelten bis dreifachen Quantität und Qualität sprießt. Die Keimdauer ist sehr unterschiedlich. Sie hängt von der Wärme im Raum, von der Jahreszeit und vom Keimgut selbst ab. Die Faustregel lautet: Nach 3 bis 6 Tagen sollte das Keimgut verzehrfertig sein. Einige Getreidesorten wie Hafer, Hirse und Buchweizen werden zwar enzymatisch aktiv, doch sie keimen nicht wirklich.

Ich wende gern die folgende bewährte Keimmethode an: Waschen Sie das Keimgut gründlich und lassen Sie es über Nacht in einer Glasschüssel mit der zwei- bis dreifachen Menge Quellwasser vorquellen. Um der Schimmelpilzbildung vorzubeugen, können Sie dem Quellwasser auch Stein- oder Meersalz zugeben (pro Liter Wasser ½ Teelöffel). Dies versorgt das Keimgut zudem mit zusätzlichen Mineralien. Das Keimgut am nächsten Tag mehrmals mit Leitungswasser abspülen und in ein Sprossengerät geben (beispielsweise in ein „BioSnacky"-Keimglas oder in Einmachgläser).

Wenn Sie den „BioSnacky" verwenden: Jeden Tag das Wasser in der Auffangschale ausleeren und das Keimgut mit frischem Quellwasser spülen. Die Keimlinge fangen an zu sprießen. Die Keimzeit richtet sich nach dem Keimgut und der gewünschten Größe der Keimlinge.

Grundsätzlich sollte Folgendes beachtet werden: Die Wurzeln der Keimlinge sollten nicht über die Größe des Samenkorns hinauswachsen, da das Keimgut ansonsten schwer verdaulich wird und sein Nährwert abnimmt.

Bohnen und Getreidekeimlinge schmecken nussartig, wenn die Wurzeln nicht länger als das Saatgut selbst werden. Ansonsten büßen auch sie Geschmack und Nährwert ein. Alfalfa- und Rettichsprossen gedeihen sehr schnell und werden in einer großen Glasschüssel mit reichlich Quellwasser „gebadet" sobald kleine Blättchen sprießen. Dabei trennen sich die Samenhüllen ab und schwimmen an der Wasseroberfläche, wo sie gut abgeschöpft werden können. Auch die Sprossen von anderen Samen sollten Sie vor dem Verzehr gut waschen und in einem Sieb abtropfen lassen.

Keimgut aufbewahren:
Keimlinge wachsen nicht (oder kaum) weiter, wenn man sie dicht gepackt in Gläser verschließt und in den Kühlschrank stellt. Die Sprossen bleiben gekühlt bis zu 6 Tagen frisch und bereichern unsere Mahlzeiten mit einer Extra Portion Frischzellenkost.

Noch ein paar Worte zu fertigen Sprossen:
Sprossen werden heutzutage nicht nur in Naturkostläden und Bio-Supermärkten angeboten. Sie bekommen sie mittlerweile fast überall. Kaufen Sie am besten gleich mehrere Sorten, wenn Sie nicht die Zeit haben, sie selbst zu ziehen. Achten Sie dabei jedoch auf Bio-Qualität!

Nüsse einweichen
Rohe Nüsse, deren rohes Mus oder Püree, Kerne und auch Samen sind die lebensenergie- und vitalstoffreichsten Lebensmittel, die uns die Natur zu bieten hat. Und das gilt übrigens auch für gekeimte Getreidekörner. Sie alle sind in der Rohkostküche wegen ihres großen gesundheitlichen Nutzens einfach unverzichtbar.

Nüsse sind – entgegen der weitverbreiteten Meinung – nicht fettreich, sondern mit einem Eiweißanteil von 14 bis 18 Prozent reich an vollwertigem Eiweiß und damit sogar der Sojabohne überlegen. Man kann sie daher auch als „vegetarisches Fleisch" bezeichnen. Zum Beispiel entspricht der Eiweißgehalt von 500 Gramm Walnusskernen dem von 1,5 Kilogramm magerem Schinken oder 2 Kilogramm eingedickter Sahne oder 2,5 Kilogramm Eiern oder 2,75 Kilogramm Kalbfleisch oder 3 Kilogramm Hühnerfleisch oder 4,75 Litern Milch.

Nüsse sind jedoch Schleim bildend und sollten daher nur in vernünftigen Mengen verzehrt werden: maximal 150 Gramm von ihnen sollten wir pro Tag zu uns nehmen. Nüsse enthalten zudem auch Säure bildende Anteile, die jedoch bei gleichzeitigem Verzehr von Basen bildendem grünem Blattgemüse neutralisiert werden können.

Bei den meisten Nusssorten ist es ratsam, die Nüsse oder Kerne vor dem Verzehr einzuweichen, damit die enthaltenen Enzyminhibitoren deaktiviert bzw. ausgeschwemmt werden. Cashewkerne, Para- und Macadamianüsse bilden hier eine Ausnahme, sie enthalten keine Enzyminhibitoren. Diese Enzymhemmer verhindern das sofortige Keimen, machen die Nüsse für den Menschen jedoch schwer verdaulich, da sie die Bauchspeicheldrüse belasten und schwer im Magen liegen.

Nüsse sollen – so hat es die Natur vorgesehen – einer neuen Pflanze Leben schenken. Wenn wir sie ankeimen lassen, indem wir sie einweichen, erhalten wir eine hochwertige, nicht umweltbelastete Frischzellnahrung, denn Keimlinge enthalten ein Vielfaches mehr an Nährstoffen.

Eingeweichte Nüsse und Samen beginnen sofort zu keimen, wodurch die Enzyminhibitoren abgebaut werden. Die neue Pflanze kann sich entwickeln und Nuss- und Samenproteine können nach dem Ankeimen (nach 8 bis 12 Stunden Quellzeit) zu hundert Prozent vom menschlichen Organismus verwertet werden. Hat der Keimvorgang eingesetzt, haben wir es allerdings mit Gemüse und nicht mehr mit Nüssen oder Samen zu tun. Das Einweichen macht sie verträglicher und für den Menschen besser verdaubar. Zudem lösen eingeweichte Nüsse weniger allergische Reaktionen aus.

Die Nuss ist also kein Naschwerk, sondern ein Nahrungsmittel von besonderer Güte und höchstem Energiegehalt.

Sie sollten aber besonders beim Kauf von Nüssen darauf achten, dass diese tatsächlich roh und unbehandelt sind, denn die im Handel angebotenen und zum Großteil eingeführten Nüsse werden häufig mit nicht gut zu heißenden Methoden (wie beispielsweise dem Schwefeln) haltbar gemacht.

Trocknen und Dörren

Trocknen und Dörren sind alte überlieferte Methoden des Haltbarmachens. Unsere Vorfahren benutzten die Sonne und den Wind zum Trocknen und wir nehmen dafür einen Lebensmitteltrockner oder ein

Dörrgerät, bei dem wir Temperaturen unter 40 °C einstellen können und so sicherstellen, dass die Inhaltsstoffe der Pflanze weitgehend erhalten bleiben. Trotzdem ist es aber nicht auszuschließen, dass durch die Einwirkung von Sauerstoff und Wärme gesundheitsfördernde Nährstoffe verloren gehen.

Äpfel, Birnen, Aprikosen, Mangos, Erdbeeren, Papaya, Zwetschgen, Trauben, Mirabellen etc. können so haltbar gemacht werden und bereiten uns im Winter wahre Gaumenfreuden. Aber auch Gemüse, wie zum Beispiel Zucchini, kann getrocknet werden.

Zunächst werden die Früchte gewaschen und das Kerngehäuse, die Kerne oder der Stein werden entfernt. Vom Schälen der Äpfel, Birnen oder anderen Früchte rate ich Ihnen ab, da Sie damit wertvolle Nährstoffe einfach wegschneiden. Die Früchte in nicht allzu große Stücke schneiden, auf die Dörrgitter des Trockners legen und bei 40 °C trocknen.

Die Trocknungszeit ist von der verwendeten Frucht abhängig. Am besten schauen Sie immer mal wieder nach, ob die Frucht noch kleiner wird. (Sie schrumpft beim Trocknen, weil sie Wasser verliert.) Wenn sich Ihre Form nicht mehr verändert, können Sie das Trocknen beenden.

Die getrockneten Früchte können Sie einige Monate lang in einem luftdicht verschlossenen Glasbehälter gut aufbewahren.

Zutaten

Braunhirse

Braunhirse ist die Wildform der Hirse, die eine der ältesten Kulturpflanzen und die mineralstoffreichste Getreideart ist. Ungeschälte Braunhirse hat einen kräftig herben Geschmack und wird als fein gemahlenes Mehl oder als Flocken angeboten. Neben ihrem hohen Vitalstoffgehalt und sekundären Pflanzenstoffen liefert Ihnen die Braunhirse auch wertvolle Ballaststoffe.

Chiasamen

Chiasamen sind ein seit dem Altertum genutztes Superlebensmittel, das von den Mayas, Azteken und Inkas verwendet wurde und bereits seit 5500 Jahren bekannt ist. Chiasamen wurden einst als Medizin angesehen und sollen sogar teurer als Gold gehandelt worden sein – aufgrund ihrer unglaublich gesundheitsfördernden Eigenschaften. Eine der besonderen Eigenschaften der Chiasamen ist ihr sehr hoher Gehalt an Omega-3-Fettsäuren sowie ihr ideales Verhältnis von Omega-3- zu Omega-6 Fettsäuren. Chiasamen sind für eine kalorienbewusste Ernährungsweise geeignet, cholesterinfrei, bestens geeignet für Sportler und Menschen, die auf ihren Blutzuckerspiegel achten müssen; sie fördern die Verdauung, sind gluten- und gentechnikfrei. Mit nur 2 Esslöffeln Chiasamen pro Tag nimmt man 7 Gramm Nahrungsfasern, 4 Gramm Protein, 200 Milligramm Kalzium und erstaunliche 5 Gramm Omega-3-Fettsäuren zu sich. Chiasamen enthalten starke Antioxidantien (bekannt als wirksame Radikalfänger), die die Samen auf natürliche Weise frisch halten und sie vor dem Ranzigwerden schützen. Die in Chiasamen enthaltenen Omega-3-Fettsäuren können die mentale Klarheit verbessern, die Konzentration fördern und die Stimmung anheben. Darüber hinaus vermindern Chiasamen das Verlangen nach Süßigkeiten und Junkfood – der hohe Gehalt der in ihnen enthaltenen löslichen Ballaststoffe gibt über längere Zeit nicht raffinierte Kohlenhydrate ins Blut ab. Chiasamen wirken darmreinigend und ermöglichen dem Körper so, mehr Schlacken loszuwerden und wieder mehr Nährstoffe aufzunehmen. Sie reduzieren zudem Verdauungsprobleme und Sodbrennen, ohne unerwünschte Nebenwirkungen. Sie sind dank ihrer den Blutzucker ausgleichenden Wirkung auch besonders für Diabetiker geeignet. Und Chiasamen können eine Gewichtsreduzierung unterstützen: In Wasser eingeweicht, machen sie ein Gericht sättigender, da sie Kohlenhydrate sehr langsam abgeben – ohne den Geschmack der Speise zu verändern.

Edelhefe

Seit Jahrhunderten nutzen die Menschen besondere Hefestämme als wertvolle Ergänzung zu ihrer Nahrung. Grundlage der *Naturhefe* auf Melasse-Basis ist ein hochwertiger, ausschließlich für die Ernährung gezüchteter Hefestamm, der in einem Nährboden aus Rohrzuckermelasse gedeiht. Nach der Ernte und Reinigung werden die Hefezellen durch schonende Trocknung in ihrer Gärwirkung inaktiviert. Das ist besonders wichtig, da der Körper die Inhaltsstoffe aus der inaktivierten Hefe wesentlich besser aufnehmen kann als die aus der gärfähigen Hefezelle. Naturhefe auf Melasse-Basis zeichnet sich durch ihren Reichtum an Proteinen (mehr als 45 Prozent, die alle acht essenziellen Aminosäuren enthalten) und den hohen Gehalt an B-Vitaminen und Mineralstoffen (wie Kalzium, Kalium, Magnesium, Phosphor und Schwefel) aus. Naturhefe auf Melasse-Basis ist ein rein pflanzliches, glutenfreies Lebensmittel mit einem sehr geringen Natriumgehalt. Ihr angenehm milder Geschmack macht sie zu einem wohlschmeckenden Nahrungsergänzungsmittel für die ganze Familie.

Edelkastanien

Die Edelkastanie enthält wertvolle pflanzliche Fette und Öle, Stärke, Zucker, vor allem Vitamin B und Vitamin C sowie Mineralstoffe, aber keinerlei Gluten. Aus diesem Grund und wegen ihrer zahlreichen pflanzlichen Fette wird die Frucht gern von Menschen verzehrt, die an Zöliakie leiden. Edelkastanien sind aber auch für kalorienbewusste Menschen eine Alternative, da sie im Vergleich mit anderen Nussarten einen verhältnismäßig geringen Ölanteil hat. Die Kastanie hat gegenüber dem Getreide den Vorzug basenüberschüssig zu sein, was für Rheuma- und Gichtkranke ebenso vorteilhaft ist wie ihr geringer Natriumgehalt (2 Milligramm auf 100 Gramm) und ihr hoher Kaliumanteil (410 Milligramm auf 100 Gramm).

Durch Rösten und Kochen werden Kastanien weich, mehlig, schmackhaft und sehr bekömmlich. Das Mehl der Kastanie, das sich aufgrund seiner leichten Verdaulichkeit besonders als Kost für Kranke, Kinder und Erschöpfte empfiehlt, ist ein wichtiger Bestandteil der Rohkostküche. Die eigene Herstellung ist schwierig. Es gibt aber einige Anbieter, die Kastanienmehl verkaufen. Dieses Mehl hat jedoch in den meisten Fällen nichts mit Rohkost zu tun. Die Gesundheits- und Ernährungsberaterin Ursula Schaller hat mit einem Verfahren, das es ermöglicht, Kastanien unter Rohkostbedingungen zu mahlen, das Edelkastanien-Rohkost-Pulver entwickelt.

Erdmandeln

Diese Knollenfrucht enthält wie die Sojabohne ein einzigartiges Nährstoffkonzentrat mit einem der Muttermilch ähnlichen, optimalen Verhältnis von Fett und Kohlenhydraten. Erdmandeln bestehen zu mehr als 25 Prozent aus Fett, aus etwa 30 Prozent Stärke und zu 7 Prozent aus Eiweiß. Erdmandeln enthalten viele ungesättigte Fettsäuren wie Linolsäure, Vitamin H und Rutin sowie viele Mineralstoffe. Sie sind „natursüße" Ballaststoffe mit einem sehr angenehmen Geschmack und einem hohen Anteil an biologisch verfügbaren Wirkstoffen. Regelmäßig verzehrt haben sie eine regenerierende Wirkung auf unsere Gesundheit. Sie sind nicht nur für rohköstliche Gourmets, sondern für alle Altersgruppen eine wahre Bereicherung. Inzwischen sind Erdmandeln neben der ganzen Frucht auch als Flocken und Mehl erhältlich und zudem in zahlreichen rohköstlichen Produkten enthalten.

Haselnüsse

Haselnüsse sind sehr kalorienreich. Die in ihnen enthaltenen Fette und Öle enthalten bis zu etwa sechzig Prozent ungesättigte Fettsäuren, was den Verzehr von Haselnüssen nur in Maßen gesund macht. Haselnüsse enthalten aber auch hochwertiges Eiweiß, Kohlenhydrate, die Vitamine A, B, C und E sowie Mineralstoffe wie Phosphor, Magnesium, Kalium und Eisen. Sie kurbeln den Fettstoffwechsel an, helfen nachweislich, den Cholesterinspiegel im Blut zu senken. Die Haselnuss wird nicht umsonst als „Nervennahrung" bezeichnet und kann zur Stärkung der Nerven einen großen Beitrag leisten. Wenn Haselnüsse gründlich gekaut werden, eignen sie sich für den Frischverzehr sehr gut. Aufgrund ihres hohen Eiweiß- und Fettgehalts reichen schon 15 bis 20 Nüsse für eine Mahlzeit aus.

Himalajasalz oder Kristallsalz

Das Salz aus dem Bergmassiv des Himalaja ist 250 Millionen Jahre alt. Es wird von Hand abgebaut, selektiert, gewaschen und getrocknet. Himalajasalz wird nicht industriell bearbeitet und ist von höchster Qualität. Während unser raffiniertes Speise- oder Kochsalz nur noch aus Natrium und Chlorid besteht, enthält dieses hochwertige Salz 84 Elemente (die auch in unseren Körperflüssigkeiten enthalten sind). Ungefähr 95 Prozent des raffinierten Salzes werden in der Industrie verwendet. Hier wird Natriumchlorid (und kein Kristallsalz) benötigt, um chemische Abläufe zu steuern. Der Rest, also etwa 5 Prozent, landet im Lebensmittelhandel. Das angebotene Speisesalz ist zudem meist noch jodiert, obwohl mittlerweile wissenschaftlich nachgewiesen ist, dass die schädlichen Nebenwirkungen diese Jodierung längst nicht mehr rechtfertigen. (So sind etwa die durch Jod hervorgerufenen Allergien in den letzten Jahren sprunghaft angestiegen.)

Meersalz, das die lebenswichtigen 84 Elemente – im Gegensatz zu Kochsalz – ebenfalls enthält, ist heute oft schadstoffbelastet (besonders mit Schwermetallen wie Blei). Kristallsalz hingegen, Jahrmillionen unter Druck im Berg „herangereift", ist frei von solchen Verunreinigungen. Im Vergleich zu Steinsalz ist Kristallsalz die hochwertigere Form von Natursalz mit einem heterogenen Gemisch von Mineralien und Spurenelementen. Es war in früheren Zeiten unter der Bezeichnung „Königssalz" bekannt und nur für den Adel bestimmt. Bis heute zeugen Wortwendungen wie „das Salz des Lebens" oder „das weiße Gold" davon (und von der einstigen Wertschätzung für das Salz). Im Kristallsalz hat sich die Energie im Laufe der Zeit in einer ganz bestimmten kristallinen Struktur aufgebaut, und vergleicht man es mit Steinsalz, dann ist es, als würde man einen Kristall mit einem Stein vergleichen. Alle 84 Elemente liegen im Kristallsalz kolloidal, das heißt in organischer Form (so klein, dass sie die Zellmembran noch passieren können) vor.

Von einem Natursalz kann man nie zu viel zu sich nehmen, weil sich jeder natürliche Prozess von selbst reguliert. Es hat immer eine ausgleichende und regulierende Wirkung! Zu viel Kristallsalz kann niemals zu Bluthochdruck führen – im Gegenteil: Durch seine ausgleichende Wirkung wird ein zu hoher Blutdruck sogar reguliert. Bei Übersäuerung, Zahnfleischbluten, Zahnstein, Zahnfleischschwund, Mundgeruch usw. ist es am besten, die Zähne mit einer Salzsole zu putzen. Die positive Wirkung wird innerhalb von wenigen Tagen sichtbar. Kristallsalz löst außerdem Kalk auf, das heißt, es beseitigt Zahnstein. Alte Natriumchlorid-Gifte, die sich über Jahre hinweg in kristalliner Form an Gelenken abgelagert haben, löst man am einfachsten mit einer Soletrinkkur auf, indem man über einige Wochen hinweg jeden Morgen einen Teelöffel Salz-Sole (26-prozentige Salzlösung) zu sich nimmt. Das beeinflusst auch den Elektrolythaushalt des Körpers positiv. Kristallsalz ist vielseitig einsetzbar: etwa für ein Solebad (bei Hauterkrankungen wie Neurodermitis, Akne oder bei Rheuma und Gelenkerkrankungen), eine Soleinhalation (wirkt gegen Asthma und Bronchitis) oder eine Soletrinkkur.

Leinöl

Leinsamen enthalten etwa 40 Prozent Fett, das zu Leinöl gepresst werden kann. Die mehrfach ungesättigte Omega-3-Fettsäure Alpha-Linolensäure hat darin einen Anteil von etwa 50 Prozent. Das ist eine der höchsten Konzentrationen von Omega-3-Fettsäuren aller bekannten Pflanzenöle. Leinöl ist das einzige Öl, das mehr Omega-3- als Omega-6-Fettsäuren enthält (56 bis 71 Prozent). Es versorgt uns somit bestens mit Omega-3-Fettsäuren und ist ein wahrer Zellatmungsbooster. Von allen Ölsaaten hat Leinöl sicherlich den höchsten gesundheitlichen Wert. Forscher haben die krebshemmende Wirkung von Leinöl mehrfach bestätigt.

Leinsamen

Als Leinsamen wird der Samen des Flachses bezeichnet, der zur Gruppe des Allgemeinen Leins gehört. Leinsamen werden schon seit Jahrtausenden vor allem in Indien, aber auch in Afrika angebaut und genutzt. Leinsamen haben einen hohen gesundheitlichen Wert. Sie sind in zwei verschiedenen Sorten erhältlich. Eine davon hat eine gelbe Schale, die andere eine braune. Leinsamen schmecken leicht nussig und lassen sich in der Rohkostküche vielseitig einsetzen. Sie kommen in unterschiedlichen Qualitäten in den Handel. Die biologisch angebauten Sorten sind hochwertig und sondern viel mehr Schleim ab als Sorten von geringer Qualität. Leinsamenschleim nimmt sofort den Hungerschmerz und eignet sich hervorragend zum Bekömmlichmachen roher Frucht- und Gemüsesäfte. Weitere wichtige Inhaltsstoffe im Leinsamen sind die Schleimstoffe, Linamarin, Eiweiß, Lezithin, Sterine, die Vitamine B_1, B_2, B_6, E sowie Nikotin-, Folsäure und Pantothensäure. Die Schleimstoffe im Leinsamen haben sich als natürliches Abführmittel bewährt. Um das zu erreichen, muss der Samen jedoch geschrotet und dann zu Mehl vermahlen werden. Oder er muss zumindest aufgebrochen werden. Vor dem Verzehr wird dieses Mehl oder der aufgebrochene Leinsamen in Wasser eingeweicht. So entsteht der Leinsamenschleim. Die abführende Wirkung beruht darauf, dass in der Schale des Leinsamens Schleime enthalten sind, die durch Wasseraufnahme quellen können. Leinsamenschleim hat bei Gastritis eine schützende Wirkung auf die Magenschleimhaut. Darüber hinaus gibt es Hinweise darauf, dass Leinsamenschleim gegen Prostatakrebs vorbeugen kann.

Macadamianüsse
Diese ursprünglich aus Australien stammende Steinfrucht wird auch als „Königin der Nüsse" bezeichnet. Macadamianüsse sind mit einem Fettgehalt von 75 Prozent unglaublich nahrhaft. Selbst die Weltgesundheitsorganisation empfiehlt diese Nussart, denn sie enthält über 80 Prozent ungesättigte Fettsäuren. Weltweit durchgeführte Studien haben bestätigt, dass Macadamianüsse sehr positive Auswirkungen auf zahlreiche Stoffwechselvorgänge haben und ihr Verzehr sogar vor Herz-Kreislauf-Erkrankungen schützen kann. Sie enthalten außerdem viel Vitamin A, B_1 und B_2, Niacin und Mineralstoffe wie Kalzium, Magnesium, Kalium, Eisen und Phosphor. Die Macadamianuss ist die fetthaltigste und eiweißärmste aller Nussarten. Da Macadamianüsse Schleim bildend wirken können, sollten sie mit einer ausreichend großen Menge an rohem grünen Gemüse verzehrt werden. Rohe Macadamianüsse schmecken außerordentlich gut und verleihen Gerichten eine cremige Note.

Mandeln

Man unterscheidet zwischen süßen und bitteren Mandeln. Die sogenannte *Dürkheimer Krachmandel* ist eine bekannte deutsche Süßman-
delsorte. Zum Verzehr sind nur die Kerne der süßen Mandel geeignet.
Bittere Mandeln enthalten das Glykosid Amygdalin, aus dem im menschlichen Verdauungstrakt Blausäure, ein bereits in geringer Dosis tödli-
ches Gift, abgespalten wird. **Schon der Verzehr von sechzig rohen
bitteren Mandeln kann tödlich sein!** Da manchmal auch ein- und
derselbe Baum süße und bittere Mandeln tragen kann, lässt sich ein,
wenn auch geringer, Anteil bitterer Kerne im „süßen" Erntegut nie ganz
ausschließen. Bis zu einem Anteil von fünf Prozent bitterer Mandeln
kann sich in einer Tüte süßer Mandeln befinden. Eine Ernte von hundert Prozent süßen Mandeln können nur die Erzeugerländer Spanien
und USA (Kalifornien) garantieren. In allen anderen Ländern werden
die auch äußerlich kaum zu unterscheidenden bitteren Mandelkerne bei
der Ernte nicht aussortiert.

Mandelkerne enthalten durchschnittlich 18 Prozent Eiweiß, 16 Prozent Kohlehydrate und 54 Prozent Fett, ferner viele Mineralstoffe und
Vitamine, vor allem aus der B-Gruppe. Der Verzehr von 60 Gramm Mandeln (oder Mandelmus) kann nach aktuellen Studien bereits vor Diabetes,
Herz-Kreislauf-Erkrankungen und einem erhöhten Cholesterinspiegel
schützen und zu einer Verbesserung der Knochendichte führen – und
zwar ohne dass es dabei zu einer Gewichtszunahme kommt. Neben den
bereits erwähnten ganzen Mandeln aus kontrolliert biologischem Anbau
wird im Naturkostsortiment natürlich vor allem auch das Mandelmus
nachgefragt. Rohes Mandelmus oder Mandelpüree wurde von Urs Hochstrasser entwickelt.

Olivenöl

Auch wenn bis heute immer wieder neue und widersprüchliche Erkenntnisse auf dem Gebiet der Cholesterinforschung bekannt werden, gilt es
inzwischen als gesichert, dass Olivenöl in der täglichen Ernährung für
Menschen mit erhöhten Cholesterinwerten von Vorteil ist. Wer in einem
Mittelmeerland lebt, hat trotz einer meist kalorien- und fettreichen Ernährung ein geringeres Herzinfarktrisiko und niedrigere Cholesterinwerte als

ein Nordeuropäer. Dass Erstere viele Oliven und Olivenöl auf ihrem Speiseplan haben, hat einen günstigen Einfluss auf ihren Gesamtcholesterinspiegel. Olivenöl ist das einzige Speiseöl, das den LDL-Cholesterinwert senkt und gleichzeitig den HDL-Cholesterinwert erhöht. Ganz anders wirken Pflanzenöle mit einem hohen Anteil an mehrfach ungesättigten Fettsäuren, wie zum Beispiel Distel- und Sonnenblumenöl. Sie senken den Gesamtcholesterinspiegel – also auch das wertvolle HDL. Hochwertiges Olivenöl ist aufgrund seiner Zusammensetzung besonders leicht emulgierbar und dadurch auch leicht verdaulich. Es wird vom Körper fast vollständig „genutzt". Außerdem enthält dieses Öl nur wenig Vitamin A, aber besonders viel Vitamin E, das Thrombosen verhindert, die Leistung der Schilddrüse und die Sauerstoffversorgung des Körpergewebes verbessert. Olivenöl regt den Gallenfluss an. Menschen mit Magenproblemen ist es deshalb besonders zu empfehlen.

Das Öl macht außerdem die Zellmembran stabiler, d. h. weniger anfällig für freie Radikale, und es wirkt somit als natürliches Antioxidans. Im Norden Europas ist die Krebsrate generell höher als in den Mittelmeerländern. Verschiedene Studien deuten darauf hin, dass der regelmäßige Verzehr von Oliven bzw. Olivenöl auch verschiedene Krebserkrankungen hemmt. Das Öl ist nach heutigen Erkenntnissen zur Verhütung und Heilung von Herz-Kreislauf-Erkrankungen, speziell von Arteriosklerose, zur Behandlung von Leber-Galle-Leiden, Darmträgheit und gegen zahlreiche Stoffwechselstörungen einsetzbar. Wichtig ist allerdings, dass Sie ein Olivenöl aus erster Pressung ein („Jungfernöl") verwenden. Solche Öle sind immer kalt gepresst und unraffiniert. Hochwertige Olivenöle haben natürlich ihren Preis.

Quellwasser
Von allen Lebensmitteln am wichtigsten für uns ist Wasser. Es wäre ideal, wenn die zugeführte Nahrung so viel Wasser enthielte, dass wir kein Wasser zusätzlich zu uns nehmen müssten. Welches nun aber das „richtige" Wasser ist, darüber sind Naturkundler geteilter Meinung: Der eine wirbt für Umkehrosmose, der andere für destilliertes Wasser. Meinen Erfahrungen zufolge ist unser Organismus für natürliches Quellwasser am dankbarsten. Es gibt vielerorts Quellen, an denen sich natürlich „gereiftes"

Wasser abfüllen lässt. (Doch es ist Vorsicht geboten: Das Wasser könnte verunreinigt sein.)

Quellwasser
- enthält organische Mineralien,
- ist lebendiges Wasser, da es natürlich gereift ist;
- enthält keine Bakterien,
- versorgt unseren Organismus perfekt und
- es kostet nichts.

Wir können sehr gutes Quellwasser auch kaufen oder es, so gut es uns möglich ist, selbst herstellen. Jedoch vermag keine künstliche Wasserbelebung die natürliche unterirdische Energetisierung und Strukturierung zu ersetzen, sondern kann sie nur nachahmen!

Wasser hat viele Aufgaben in unserem Körper zu erfüllen, die wichtigste darunter ist die Erhaltung des erforderlichen osmotischen Drucks unserer Zellen und die Aufrechterhaltung des gesamten Stoffwechsels. Wasser gewährleistet den Transport von Nährstoffen sowie den Abtransport der vom Körper nicht verwertbaren Schlacken und Schadstoffe. Wasser hat jedoch nicht die Aufgabe, den Körper mit Mineralien und Spurenelementen zu versorgen, und zwar aus folgendem Grund: Salze und Spurenelemente liegen im Wasser in einer Form vor, in der sie polarisiertes Licht nicht drehen können. Ohne diese Eigenschaft können sie die Zellmembran nicht (oder nur in geringem Maße) durchdringen, und es entsteht ein erhöhter osmotischer Druck außerhalb der Zellmembran, was im Zellinneren zu einem verminderten Druck und zu Wassermangel führt. Wenn dieses Zellgleichgewicht gestört ist, kommt es zu einer Vielzahl von Folgeerkrankungen, zu denen auch Krebs und Herz-Kreislauf-Krankheiten gehören.

Schon Louis Pasteur stellte fest: Wir trinken 90 Prozent unserer Krankheiten! In rund der Hälfte von 240 untersuchten Flaschenwassern wurden beispielsweise giftige Schadstoffe und erhöhte Nitratgehalte festgestellt. Im Handel erhältliches Quellwasser hat seinen Ursprung in unterirdischen Wasservorkommen und wird am Quellort abgefüllt. Die Quellen müssen aber weder amtlich anerkannt, noch von ursprünglicher Reinheit sein.

Quellwasser muss jedoch die chemischen Anforderungen von Trinkwasser erfüllen.

Dass Mineralwasser mit reichlich Mineralien sowie kalkhaltiges Trinkwasser für unsere Gesundheit vorteilhaft sein soll, hat sich als eine Irrlehre erwiesen. Der Hydrologe Professor Louis-Claude Vincent und seine Schüler haben nachweisen können, dass weiches, mineralarmes Wasser für unsere Gesundheit wesentlich besser ist.

Sesam
Sesamsamen sind die Früchte einer der ältesten Kulturpflanzen der Welt. Ihre Verwendung reicht bis weit in die Menschheitsgeschichte zurück. 100 Gramm Sesam enthalten 780 Milligramm Kalzium! Das ist fast so viel wie in einem Liter Kuhmilch. Sesam ist ein wichtiger Helfer in der Diätetik. Er enthält 50 bis 60 Prozent Öl, etwa 20 Prozent Eiweiß und 16 Prozent Kohlehydrate. In der ayurvedischen Heilkunde wird das Öl des Sesamsamens eingesetzt, um giftige Schwermetalle oder organische Lösungsmittel aus der Haut herauszulösen.

Shoyu
Shoyu ist ein Würzmittel, das vor etwa 5000 Jahren in China entwickelt wurde. Durch seine Fermentation hat Shoyu einen hohen gesundheitlichen Nutzen und wird daher auch von Rohköstlern als Würzmittel eingesetzt, obwohl es ein erhitztes Produkt ist.

Nama Shoyu, das auch als „Champagner" unter den Sojasoßen bezeichnet wird, ist sehr mild und in seinem weichen, aromatischen Geschmack unübertroffen.

Sonnenblumenkerne
Die Sonnenblume stammt ursprünglich aus Nordamerika und wurde durch die spanischen Eroberer nach Europa gebracht. 100 Gramm Sonnenblumenkerne enthalten etwa 24 Gramm Eiweiß, 20 Gramm Kohlenhydrate und 47 Gramm Fett und haben 524 kcal. In den Kernen steckt eine erstaunlich vielfältige Anzahl von Vitaminen: Vitamin A, Vitamin B, Vitamin D, Vitamin E und Vitamin K. Zusätzlich enthalten die Kerne Kalzium, Magnesium, Eisen und Selen. Reife Sonnenblumenkerne

sehen tiefschwarz aus. Luftgetrocknete Sonnenblumensamen enthalten 28 Prozent Öl, während sich aus enthülsten Sonnenblumenkernen 42 bis 63 Prozent Öl gewinnen lässt.

Walnüsse

Der bis zu 30 Meter hoch werdende Walnussbaum *Nux Juglandis regia* ist einer der ältesten Bäume der Welt. Vermutlich stammt er aus der Eiszeit. Die Walnuss gilt als vollwertiges Nahrungsmittel. Ihr wird nachgesagt, dass sie das seelische Gleichgewicht stabilisiert und die natürliche Schönheit fördert. Verantwortlich dafür sind die in ihr enthaltenen B-Vitamine, die unsere Nerven und Psyche kräftigen und auch dazu beitragen, dass Haut und Haare vital bleiben. Der Gesamtnährwert der Walnuss übertrifft den Nährwert von Rindfleisch bei Weitem! Es ist erwiesen, dass der tägliche Verzehr von etwa 50 Gramm Walnüssen das Risiko von Herzerkrankungen senken kann! Darüber hinaus sind Walnüsse eine natürliche Melatonin-Quelle.

Küchengeräte und Utensilien

Bezugsquellen für die unten genannten Geräte und Utensilien finden Sie auf Seite 228 ff.

Champion-Entsafter

Dieser von Dr. Norman Walker entwickelte Entsafter verarbeitet die Fasern des Obstes und Gemüses zu einem Brei und drückt erst dann den Saft aus ihm heraus. Auf diese Weise enthält der Saft ein Maximum an Vitaminen, Enzymen und Mineralien. Dank seines rotierenden Schneidewerks, das bei 1400 Umdrehungen pro Minute arbeitet, entsaftet der „Champion" sehr schonend bei geringfügiger Erwärmung und niedriger Sauerstoffzufuhr (sodass die Vitalstoffe erhalten bleiben). Das Gerät wird seit 1955 ohne wesentliche Veränderungen gebaut und Sie können mit ihm auch Nussmus, Feigenmus, Apfelmus und Karottenmus herstellen.

Dörrgerät oder Lebensmitteltrockner

Getrocknete Rohkostlebensmittel – hier darf bei höchstens 40° C getrocknet werden – behalten ihren Nährwert fast vollständig und der natürliche Eigengeschmack, das Aroma, nimmt durch den Wasserentzug eher noch zu. Ein Dörrgerät oder Lebensmitteltrockner trocknet alle Arten von Obst, Gemüse, Pilzen und Kräutern. Dörrobst und -gemüse sorgen auch in der Rohkostküche für eine herrliche Abwechslung.

Gemüsehobel

Ein breiter Gemüsehobel – wie etwa der *Gourmethobel* von Rösle –, bei dem Sie die Dicke der gehobelten Scheiben einstellen können, erleichtert Ihnen das Schneiden von Obst und Gemüse.

Glasreibe

Mit einer Glasreibe können Sie viele Obst- und Gemüsesorten fein zerkleinern. Doch zum Reiben von Äpfeln ist eine Glasreibe einfach unentbehrlich: In der Haus- und Naturmedizin wird der Apfel bei Verdauungsstörungen empfohlen. Werden Äpfel auf einer gewöhnlichen

Reibe zerkleinert, ist ihre Wirkung aufgrund der groben Aufschließung der Zellfasern eher abführend. Reibt man sie hingegen auf einer feinen Glasreibe, so werden die Zellfasern des Fruchtfleischs feiner aufgeschlossen, was eine eher stopfende Wirkung hat.

Julienne Slicer, Legumette oder „Chef Cutter"
Dieses Handgerät ermöglicht es Ihnen, alle festen Gemüse hauchdünn oder in Spaghetti zu schneiden. Sie können zum Beispiel aus Karotten, Roter Bete oder Kohlrabi spaghettiähnliche Fäden herstellen, aber auch breite Streifen, die wie Locken aussehen. Die Legumette ist auch zum kreativen Garnieren mit Früchten hervorragend geeignet.

Keimgerät
Mit einem Keimgerät können Sie einfach und schnell Sprossen und Keimlinge selbst ziehen – und schon nach wenigen Tagen ernten. Ich selbst habe die besten Erfahrungen mit einem Keimgerät gemacht, in dem man verschiedene Samensorten zur gleichen Zeit keimen lassen kann. Das Gerät sollte allerdings in keinem Fall aus Plastik sein, sondern aus Glas, einem für Lebensmittel geeigneten Acrylglas oder Ton bzw. Terrakotta und es sollte am besten ein Bewässerungssystem haben, das das mühsame Wechseln des Wassers überflüssig macht.

Messer
Messer von guter Qualität sind das A und O in jeder Küche. In der Rohkostküche sind sie unentbehrlich, denn je besser das Messer, desto feiner die Rohkost! Was Sie für mehrere Messer in unterschiedlichen Größen investieren, erleichtert Ihnen Tag für Tag die Arbeit. Rohköstler verwenden gern Keramikmesser, weil sie das Schneidgut im Gegensatz zu Metallklingen nicht oxidieren lassen. Leider brechen diese sehr scharfen Messer aber leicht und sind daher für hartes und faseriges Schneidgut nicht geeignet.

Mixer
Für viele der in diesem Buch enthaltenen Rezepte ist ein Mixer unabdingbar. Wenn Sie öfter Rohkost zubereiten wollen, lohnt es sich, ein Gerät

wie etwa den *Vitamix TNC 5200* zu kaufen, das dank seines leistungsstarken Motors mit sehr hoher Geschwindigkeit arbeitet. Der *Vitamix* spaltet die Zellwände von Gemüse, Obst oder Kräutern ohne Hitzeschädigung auf und setzt so die in ihnen enthaltenen Vitamine, Mineralstoffe und Aromen frei. Mit ihm können Sie nicht nur die cremigsten Smoothies, die himmlischsten Suppen und die zartesten Eiscremes zubereiten, sondern auch herzhafte Aufstriche, fruchtige Desserts, Cocktails u.v.m.

Für die Rezepte in diesem Buch ist ein preiswerter Mixer wie etwa der *Personal Blender PB 200* (ein „Handmixgerät") ausreichend. Dieser ist mit einem Mahl- und mit einem Mixwerk ausgestattet, ist klein und handlich, aber durch seinen starken Motor dennoch kraftvoll und robust.

Wasserfilter

Unser Leitungswasser ist mehr oder weniger mit Chlor, Nitrat, Medikamentenrückständen und anderen Schadstoffen belastet. Um diese Schadstoffe weitgehend zu eliminieren, werden im Handel zahlreiche Wasserfilter angeboten. Eine gesunde und zudem günstige Alternative zu in Flaschen abgefüllten Wassern ist der *Acala*-Wasserfilter, der die wesentlichen Schadstoffe des Leitungswassers herausfiltert und Ihnen einwandfreies und wohlschmeckendes Trinkwasser bietet, das selbst hohen Ansprüchen gerecht wird.

Wasser-Wiederbeleber

Denn Wasser ist nicht gleich Wasser: Wenn wir für die Zubereitung unserer Speisen Leitungswasser verwenden, haben wir den Nachteil, dass dieses Wasser im Grunde tot ist, denn durch den Druck, mit welchem es in unsere Leitungen gepumpt wird, ist seine natürliche Quellwasserstruktur verloren gegangen. Wir können diese Struktur jedoch wieder herstellen, indem wir ein Wiederbelebungsgerät an unsere Wasserleitung anbringen. Wasser-Wiederbeleber werden von zahlreichen Firmen angeboten. Ich verwende den Wasser-Wiederbeleber von Grander.

Bezugsquellen

Basenbäder wie z. B. *MeineBase* Körperpflegesalz von P. Jentschura: Reformhäuser und zahlreiche Internetshops, *www.keimling.de*; Informationen zu
Bürstenmassagen in Ausleitungsrichtung finden Sie beispielsweise in dem
von Peter Jentschura und Josef Lohkämper veröffentlichten Buch *zivilisa-
toselos leben – frei von den Zivilisationskrankheiten unserer Zeit* (siehe
Literaturverzeichnis, Seite 230 f.) oder unter dem Stichwort „Bürsten
in Ausscheidungsrichtung" im Internet.
Braunhirsemehl: Reformhäuser, Naturkostläden, Bio-Supermärkte, *www.
topfruits.de*
Buchweizen: in Reformhäusern, Naturkostläden, Bio-Supermärkten und zahlrei-
chen Internetshops erhältlich
Champion-Entsafter: *www.rohkostclub.de*
Chiasamen, weiß oder schwarz: *www.puravita.de*, *www.tigernuss.de*
Chilischoten, getrocknete: in gut sortierten Naturkostläden, Bio-Supermärkten
und Internetshops erhältlich
Chufa-Chia-Konfekt in Bio-Qualität: *www.govinda-natur.de*, *www.tigernuss.de*,
www.veggiesweets.de
Datteln: Reformhäuser, Naturkostläden, Bio-Supermärkte, *www.oekolo-
gisch-gut.de*, *www.orkos.de*, *www.waltraud-weber.de*
Dörrgerät oder Lebensmitteltrockner: *www.keimling.de*, *www.rohkostclub.de*
oder in gut sortierten Haushaltswarengeschäften
Dulsealgen: *www.orkos.com*
Edelhefe (Naturhefe auf Melasse-Basis): *www.biogenial.de*
Edelkastanien-Rohkost-Pulver, Maronimehl: *www.natur-gaben.de*, *www.
topfruits.de*
Erdmandelmehl: *www.tigernuss.de*
Erdmandeln: *www.tigernuss.de*
Erdmandeln, gemahlene: Naturkostläden, Bio-Supermärkte,
www.puravita.de
Essener-Brot: in gut sortierten Naturkostläden, Bio-Supermärkten und Internet-
shops wie *www.keimling.de* oder *www.veggiesdelight.de* erhältlich
Früchte, frische: in Naturkostläden, Bio-Supermärkten oder je nach Jahreszeit
auf regionalen Bauernmärkten erhältlich; *www.orkos.com*, *www.oekolo-
gisch-gut.de*
Früchte, getrocknete: *www.oekologisch-gut.de*, *www.orkos.com*, *www.
waltraud-weber.de*
Gemüse, frisches: in Naturkostläden, Bio-Supermärkten oder je nach Jahreszeit
auf regionalen Bauernmärkten erhältlich; *www.orkos.com*
Gemüsehobel, z. B. Gourmethobel von Rösle: in Ihrem Haushaltswarengeschäft
und in zahlreichen Internetshops erhältlich
Glasreibe: in Ihrem Haushaltswarengeschäft und in zahlreichen Internetshops
erhältlich

Haselnüsse, rohe: *www.keimling.de, www.oekologisch-gut.de, www.orkos.com, www.topfruits.de, www.waltraud-weber.de*

Himalajasalz: Reformhäuser, Naturkostläden und Bio-Supermärkte, *www. amansi.de, www.kristallsalz.de, www.firmahurtig.de*

Julienne Slicer, *Vegetable Julienne Slicer* von MIU France, *Legumette* oder *Chef Cutter*: in gut sortierten Haushaltswarengeschäften und in Internetshops erhältlich

Keimgeräte für Sprossen wie z. B. *BioSnacky:* in gut sortierten Reformhäusern, Naturkostläden und Bio-Supermärkten erhältlich, *www.keimling.de; Hawos Sprossen-Toni: www.getreidemuehlen.de*; Terrakotta-Keimapparat/Keimgerät *„GEO TERRA"* von Gavicci: *www.sprossen-keimlinge.de*

Kokosfett: *www.kanow-muehle.de, www.puravita.de*

Kokosöl, geschmacksneutrales: *www.drgoerg.com*

Kokosöl in Rohkostqualität: *www.drgoerg.com*

Kräuter, frische: *www.herbathek.com* oder je nach Jahreszeit bei Ihrem Bio-Gärtner oder auf dem Markt erhältlich

Kürbiskernöl: Reformhäuser, Naturkostläden, Bio-Supermärkte, *www.kanow-muehle.de*

Leinöl: Reformhäuser, Naturkostläden, Bio-Supermärkte, *www.kanow-muehle. de, www.leinoel.com, www.rapunzel.de*

Leinsamen: in Reformhäusern, Naturkostläden und Bio-Supermärkten erhältlich

Macadamianüsse in Rohkostqualität: *www.keimling.de, www.oekologisch-gut. de, www.orkos.com, www.waltraud-weber.de*

Mandeln: *www.oekologisch-gut.de, www.orkos.com*

Mandelmus (oder Mandelpüree), rohes: *www.keimling.de, www.puravita.de*

Messer: In jedem guten Fachgeschäft erhalten Sie die für Ihre Verwendung erforderlichen Messer. Vorsicht, hochwertige Messer sind sehr scharf!

Mexi Chili Miso: *www.schwarzwald-miso.de*

Mixer: *Personal Blender PB 200* und andere Profimixer – *www.rohkostclub.de, www.gruenesmoothies.de*

Mondkalender: in Ihrer Buchhandlung oder in Internetshops erhältlich, z. B. bei *www.der-mondkalender.de*

Muskatnuss: in Reformhäusern, Naturkostläden und Bio-Supermärkten erhältlich

Nama Shoyu: *www.rohkoestlich-shop.de, www.roh-kostbar.de*

Nelkenpulver: in Reformhäusern, Naturkostläden und Bio-Supermärkten erhältlich

Noriblätter, nicht geröstete: *www.lifefood.de*

Oliven, roh und gesalzen: *www.veggiesdelight.de*

Olivenöl, kalt gepresstes: Reformhäuser, Naturkostläden, Bio-Supermärkte, *www.olidivini.de, www.kanow-muehle.de*

Paprikapulver, süßes: in Reformhäusern, Naturkostläden und Bio-Supermärkten erhältlich

Pürierstab: in gut sortierten Haushaltswarengeschäften und zahlreichen Internetshops erhältlich

Quellwasser: Reformhäuser, Naturkostläden, Bio-Supermärkte
Rohkostbrot: in gut sortierten Naturkostläden, Bio-Supermärkten und Internet-
shops wie *www.keimling.de* oder *www.veggiesdelight.de* erhältlich
Rotalgenflocken in Bio-Qualität: *www.lifefood.de*
Schabzigerklee: in gut sortierten Naturkostläden und Bio-Supermärkten
erhältlich
Seiden-Carobpulver, rohes: *www.veggiesdelight.de, www.vitakeim.de*
Sesam, ungeschälter: in gut sortierten Naturkostläden und Bio-Supermärkten
erhältlich, *www.bioinsel-shop.de*
Sonnenblumenkerne: Reformhäuser, Naturkostläden, Bio-Supermärkte, *www.*
oekologisch-gut.de, www.orkos.com
Tomaten, getrocknete: Reformhäuser, Naturkostläden, Bio-Supermärkte, *www.*
oekologisch-gut.de, www.orkos.com
Vitamix TNC 5200: *www. amrita.de, www.gruenesmoothies.de,*
www.keimling.de, www.rohkostclub.de
Walnüsse: *www.oekologisch-gut.de, www.orkos.com, www.passion4fruit.de,*
www.topfruit.de, www.vega-ek.de, www.waltraud-weber.de
Wasserfilter: *www.acalawasserfilter.de, www.amrita.de, www.rohkostclub.de*
Wasser-Wiederbeleber: *www.grander.com*
Zimt, gemahlener: in Reformhäusern, Naturkostläden und Bio-Supermärkten
erhältlich

Literaturverzeichnis

Batmanghelidj, Fereydoon: *Wasser, die gesunde Lösung. Ein Umlernbuch.*
Kirchzarten: VAK Verlag 2012
Boutenko, Victoria: *Grüne Smoothies: lecker, gesund & schnell zubereitet.*
Emmendingen: Hans-Nietsch-Verlag 2010
Boutenko, Victoria: *Green for Live.* Emmendingen: Hans-Nietsch-Verlag 2009
Bräutigam, Gabriele Leonie: *Wilde Grüne Smoothies. 50 Wildkräuter –*
50 Rezepte. Emmendingen: Hans-Nietsch-Verlag 2014
Budwig, Johanna: *Öl-Eiweiß-Kost.* Kernen. Sensai Verlag 2010
Calabrese, Karyn: *Das Detox-Programm zur Harmonisierung und Regeneration*
von Körper und Geist. Emmendingen: Hans-Nietsch-Verlag 2012
Cousens, Gabriel: *Die Kunst der Zubereitung lebendiger Nahrung.* Emmen-
dingen: Hans-Nietsch-Verlag 2012
Emoto Masaru: *Die Botschaft des Wassers. Sensationelle Bilder von gefrorenen*
Wasserkristallen. Burgrain: Koha Verlag 2010
Ferreira, Peter und Hendel, Barbara: *Wasser und Salz, Urquell des Lebens. Über*
die heilenden Kräfte der Natur. Bielefeld: Ina Verlag 2004
Galchus, Rita: *Sprossen at Home. Das ganze Jahr zu Hause Sprossen, Keim-*
pflanzen, Gräser, Mini-Blattgemüse sowie Grünkraut ernten und genießen.
Hans-Nietsch-Verlag 2014

Grimm, Hans-Ulrich und Ubbenhorst, Bernhard: *Leinöl macht glücklich. Das blaue Ernährungswunder.* München: MensSana 2012

Hartmann, Milan: *Superfood-Smoothies. Power-Drinks mit den besten Zutaten für einen gesunden Energiekick.* Emmendingen: Hans-Nietsch-Verlag 2013

Hill, Fiona: *Kraftquelle Keimpflanzen: Selbst gezogen köstlich zubereitet.* Graz: Leopold Stocker Verlag 2010

Jentschura, Peter und Lohkämper, Josef: *Gesundheit durch Entschlackung.* Münster: Verlag Peter Jentschura 1998

Jentschura, Peter und Lohkämper, Josef: *Zivilisatoselos leben – frei von den Zivilisationskrankheiten unserer Zeit.* Münster: Verlag Peter Jentschura 2009

Kremer, Bruno P.: *Essbare und giftige Wildpflanzen. Über 200 Kräuter, Beeren und Nüsse.* Stuttgart: Verlag Eugen Ulmer 2010

Kirk, Mimi: *Rohköstlich leben. Eine praktische Einführung in die Rohkost-Küche mit 120 leckeren Rezepten für Gesundheit und zeitlose Schönheit.* Emmendingen: Hans-Nietsch-Verlag 2012

Mauz, Gabriele: *Rohköstlichkeiten für Genießer. Eine kulinarische Reise durch die Rohkostküche.* Emmendingen: Hans-Nietsch-Verlag 2005

Mauz, Gabriele: *Rohköstlichkeiten mit Nüssen & Samen. 60 leckere Rezepte von Süß bis Herzhaft.* Emmendingen: Hans-Nietsch-Verlag 2013

Mauz, Gabriele: *Rohköstlichkeiten zum Frühstück.* Emmendingen: Hans-Nietsch-Verlag 2008

Neumann, Halima: *Stopp der Azidose, Allergien und Haarausfall. Ursachen. Vorbeugung. Hilfe.* Starnberg: Führhoff Verlag 1994

Nöcker, Rose-Marie: *Das große Buch der Sprossen und Keime: Mit vielen Rezepten.* München: Heyne Verlag 1992

Schaller, Ursula: *Edelkastanien für Leib & Seele.* Norderstedt: BoD 2005

Schwarz, Gabriela: *Gesund mit Nüssen: Immunstärkend – Darmregulierend – Demenzvorbeugend.* München: Herbig Verlag 2012

Walker, Norman: *Frische Frucht- und Gemüsesäfte. Vitalstoffreiche Drinks für Fitness und Gesundheit.* München: Goldmann Verlag 1995

Wandmaker, Helmut: *Willst Du gesund sein? Vergiss den Kochtopf!* München: Goldmann Verlag 1992

Wignall, Judita: *Going Raw – Wie Sie Ihre Ernährung erfolgreich auf Rohkost umstellen und damit Ihr Leben bereichern.* Emmendingen: Hans-Nietsch-Verlag 2012

Wignall, Judita: *Raw & Simple. Pfiffige Rohkostgerichte – einfach & schnell zubereitet und dabei unglaublich lecker.* Emmendingen: Hans-Nietsch-Verlag 2013

Wroblewski, Doris: *Basische Kost: Gesundheit aus der Küche der Natur.* Norderstedt: BoD 2009

Alle Rezepte auf einen Blick

1. Tag Rote-Bete-Smoothie 26
Fenchel-Pfefferminzsalat mit frischen Feigen 28
SowieLe mit Pizzabrot 30

2. Tag Müsli „Birne Helene" 31
Tomatensuppe mit Chufa-Chia-Konfekt 32
Gemischter Salat mit Sprossen 34

3. Tag Erdmandel-Smoothie 35
Paprika mit Nusskäse und Buchweizen 36
Obstsalat 38

4. Tag Avocadomüsli mit geriebenem Apfel 39
Mangosalat mit Tomaten und Chili 40
Warmer Kastanienbrei mit Früchtesoße 42

5. Tag Leinsamen-Orangen-Müsli 43
Kürbiscremesuppe mit frisch geriebenem Meerrettich 44
Carpaccio von der Roten Bete mit Ingwerapfel 46

6. Tag Mangomüsli 48
Gurkenschnitte 49
Kürbissalat mit Chufa-Chia-Konfekt 51

7. Tag Mandelmüsli 52
Zucchini mit Walnussfüllung und Soße vom Butternutkürbis 55
Gazpacho 56

8. Tag Smoothie mit Stangensellerie 59
Gemüsesticks mit Ketchup und Mayonnaise 60
Guacamole nach Art des Hauses 62

9. Tag Rote Grütze mit Vanillesoße 63
Rucolasalat mit Zuckermais 64
Gemüse-Apfel Ratatouille 66

10. Tag Avocado-Carob-Creme 67
„Thuna" von der Sonnenblume mit gemischtem Salat 68
Karottensalat mit Keimlingen 70

11. Tag Mandelmüsli 71
Kohlrabispaghetti mit Avocadosoße 72
Maissuppe mit Borretschblüten 74

12. Tag Spinatsmoothie 75
Gurkensuppe mit Essener-Brot 76
Kohlrabispaghetti mit Steinpilzragout 78

13. Tag Chiamüsli à la Dr. Budwig 79
Sushi 80
Bananenbrei 83

14. Tag Erdmandelmüsli 84
Prinzenrolle von der Gurke mit Avocadocreme 87
Spinatsalat 88

15. Tag Karottensmoothie 92
Kaiserschmarrn mit Apfelmus 94
Tomatensalat mit Löwenzahn 95

16. Tag Gelbe Grütze mit Vanillesoße 96
Buntes Gemüsehaschee an Kohlrabiwürfeln und Avocadoschaum 98
Gemüsesticks mit Ketchup und Mayonnaise 100

17. Tag Leinsamen-Orangen-Müsli 101
SowieLe mit Pizzabrot 102
Chicoréesalat 103

18. Tag Karotten-Bananen-Smoothie 105
Millefeuille vom Kohlrabi 106
MozzaLein 108

19. Tag Müsli „Birne Helene" 111
MozzaLein 111
Mandelkäse mit Tomaten 112

20. Tag Avocadomüsli mit geriebenem Apfel 114
Karottensuppe mit Buchweizenkörnern und Linsensprossen 116
Carpaccio vom Kohlrabi 117

21. Tag Ananassmoothie 118
Tomaten-Linsensprossen-Salat 119
Meerrettichaufstrich mit Pizzabrot 120

22. Tag Trauben-Mango-Smoothie 123
Sushi 124
Kiwi-Bananen-Creme 126

23. Tag Avocadoparfait an Spalten von der rosaroten Grapefruit 128
Frühlingsrolle von der Gurke mit Paprikasoße 129
Avocadococktail mit Rotalgenflocken 130

24. Tag Mandelmüsli 132
Avocadosuppe mit Orangenstücken 134
Gemischter Salat mit Sprossen 135

25. Tag Carobsmoothie 136
Gefüllte Süßpaprika auf Gurkenbrunoise und Kressesprossen 137
Zucchini mit Karotten und Tomaten an Kürbiskernöl-Vinaigrette 138

26. Tag Warmer Kastanienbrei mit Früchtesoße 140
Paprikaschaumsuppe mit Kräuterklößchen 142
Gefüllte Tomaten auf Rettichcarpaccio 144

27. Tag Aprikosensmoothie 145
Gemüse mit Ketchup und Mayonnaise 146
Ananas mit Vanillepudding 148

28. Tag Bananen-Sesam-Müsli 150
Gurkenschnitte 151
Hummus mit Pepperoni-Coulis 152

29. Tag Piña Colada 155
Spinatmaultaschen 156
Spinatsmoothie 158

30. Tag Sportler-Frühstück nach David Wolfe 159
Paprika-Apfel-Sellerie-Salat 160
Pizzabrot mit Avocadoaufstrich und Tomaten 162

31. Tag Haselnussmüsli 163
Carpaccio von der Roten Bete mit Ingwerapfel 164
„Bibiliskäs" (angemachter Quark auf badische Art) 167

32. Tag Avocadosmoothie 168
Paprika mit Nusskäse und Buchweizen 169
Chartreuse vom weißen Rettich an Tomaten-Chilisoße 170

33. Tag Müsli „Birne Helene" 173
Chartreuse vom weißen Rettich an Tomaten-Chilisoße 173
Rettichtaler an marmorierter Avocadocreme 174

34. Tag Bananen-Sesam-Müsli 176
Timbale von Avocado und Tomate 178
Sellerieschaumsuppe an wilden Salatblüten 180

35. Tag Apfelmüsli 181
Spaghetti von der Roten Bete mit orientalischer Soße 182
„Pizzabrotburger" mit Mayonnaise 184

36. Tag Löwenzahn-Smoothie 187
Waldorfsalat mit Mayonnaise 188
Avocadosuppe mit Orangenstücken 190

37. Tag Karottensmoothie 192
Sonnenbällchen auf Feldsalat 194
MozzaLein 196

38. Tag Avocadomüsli mit geriebenem Apfel 197
MozzaLein 197
Zucchinisalat mit Birne 198

39. Tag Mandelmüsli 200
Feurige Tomatensuppe mit Kokos-Bananen-Klößchen 202
Frühlingsrolle von der Ananas mit Kokosschaum 204

40. Tag Piña Colada 205
Gurkenschnitte 206
Nusskäse mit getrockneten Tomaten und Kräutern in Olivenöl 208

Über die Autorin

Gabriele Mauz wurde im Januar 1954 in Sigmaringen geboren, ist Mutter von drei Kindern und war nach absolviertem Ingenieurstudium in der Modebranche tätig. Neben ihren beruflichen Herausforderungen als Leiterin einer Mode-Entwurfsabteilung bekochte sie (im herkömmlichen Sinn) ihre große Familie mit Leidenschaft. Als ihr Mann 1994 an Krebs starb, widmete sie sich mit stetig wachsendem Interesse der Aufgabe, herauszufinden, wie man den Treibstoff, den wir „Lebensmittel" nennen, gesund und dennoch schmackhaft zubereiten kann. So experimentierte sie zum Beispiel mit Gekochtem ohne Fett, mit Trennkost und Makrobiotik. Aber keine dieser Ernährungsformen war befriedigend und brachte den gewünschten Effekt.

In ihrem Studium zur Dipl.-Ernährungsberaterin und Dipl.-Gesundheitstherapeutin gewann Gabriele Mauz die Erkenntnis, dass Lebensmittel, die über 40° C erhitzt werden, unserer Gesundheit schaden. Das Buch *Willst Du gesund sein? Vergiss den Kochtopf!* von Helmut Wandmaker gab ihr den Schlüssel in die Hand, der ihr die Tür zur Rohkost öffnete. Bei dieser Form der Ernährung ist sie seither auch geblieben. Inzwischen befindet sie sich in bester Gesellschaft, denn Donna Karan, Madonna, Demi Moore, Sting und Nena schwören ebenfalls auf diese Form der Ernährung.

Die Autorin entwickelte sich zur führenden Spezialistin auf dem Gebiet der Rohkosternährung und schreibt Rezeptbücher, die auf höchstem kulinarischen Niveau rangieren wie zum Beispiel *Rohköstlichkeiten für Genießer* (2005) und *Rohköstlichkeiten zum Frühstück* (2008).

In ihrem Heimatort Burladingen auf der Schwäbischen Alb gibt sie Seminare über die Zubereitung von Rohkostgerichten für gehobene Ansprüche oder für den Alltag. Auch das Fernsehen wurde auf Gabriele Mauz aufmerksam. Ihr Auftritt in der Sendung „Wer zeigt's wem" war ein großer Erfolg.

Detaillierte Informationen inklusive Filme, die die Zubereitung von Rohköstlichkeiten demonstrieren, zeigt sie auch in ihrem virtuellen Rohkostclub. Dieser wurde zu einer beliebten Plattform, auf der sich alle, die sich für Rohkost begeistern und interessieren, nach Herzenslust tummeln können.

www.rohkostclub.de

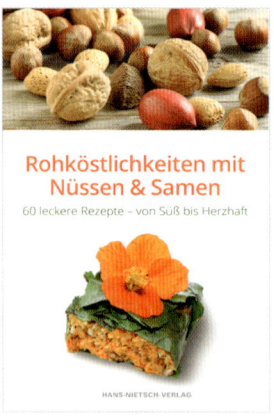

Gabriele Mauz

Rohköstlichkeiten mit Nüssen und Samen

60 leckere Rezepte –
von Süß bis Herzhaft

157 Seiten, Broschur
ISBN: 978-3-86264-231-1
€ 14,90

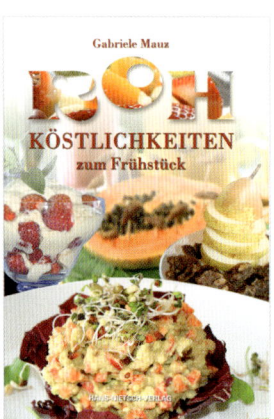

Gabriele Mauz

Rohköstlichkeiten zum Frühstück

Mit mehr als 100 Rezepten für leckere
Rohköstlichkeiten zum Frühstück und
vielen praktischen Tipps rund um das
Thema Rohkostküche.

144 Seiten, Broschur
ISBN: 978-3-939570-39-4
€ 16,90

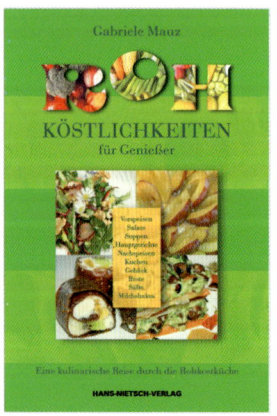

Gabriele Mauz

Rohköstlichkeiten für Geniesser

Eine kulinarische Reise durch die
Rohkostküche

144 Seiten, gebunden
ISBN: 978-3-934647-76-3
€ 16,90

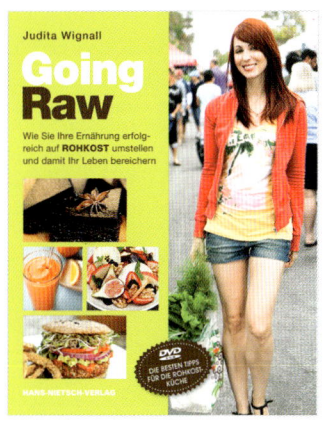

Judita Wignall

Going Raw

Wie Sie Ihre Ernährung erfolgreich
auf Rohkost umstellen und damit Ihr
Leben bereichern

192 Seiten, Klappenbroschur; mit DVD
ISBN: 978-3-86264-214-4
€ 22,90

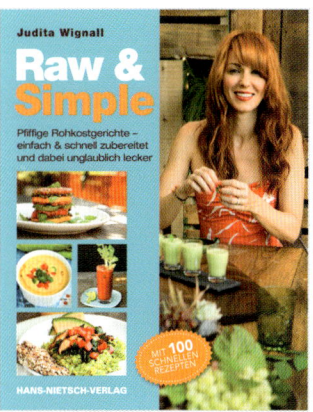

Judita Wignall

Raw & Simple

Pfiffige Rohkostgerichte – einfach &
schnell zubereitet und dabei unglaublich lecker. Mit 100 schnellen Rezepten

176 Seiten, Broschur
ISBN: 978-3-86264-240-3
€ 22,90

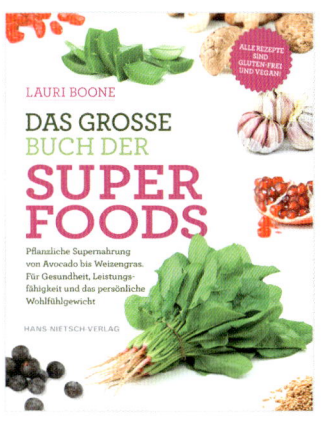

Laurie Boone

Das große Buch der Superfoods

Pflanzliche Supernahrung von
Avocado bis Weizengras. Für
Gesundheit, Leistungsfähigkeit und
das persönliche Wohlfühlgewicht

223 Seiten, Broschur
ISBN: 978-3-86264-241-0
€ 22,90

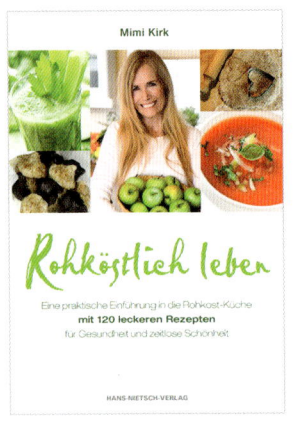

Mimi Kirk

Rohköstlich leben

Eine praktische Einführung in die Rohkost-Küche mit 120 leckeren Rezepten
für Gesundheit und zeitlose Schönheit

318 Seiten, Broschur
ISBN: 978-3-86264-205-2
€ 22,90

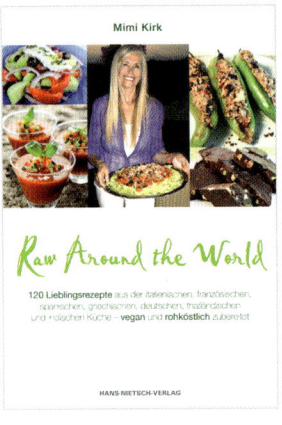

Mimi Kirk

Raw around the World

120 Lieblingsrezepte aus der italieni-
schen, französischen, spanischen, grie-
chischen, deutschen, thailändischen
und indischen Küche – vegan und
rohköstlich zubereitet

ca. 320 Seiten, Broschur
ISBN: 978-3-86264-257-1
€ 22,90
Erscheint Frühjar 2014

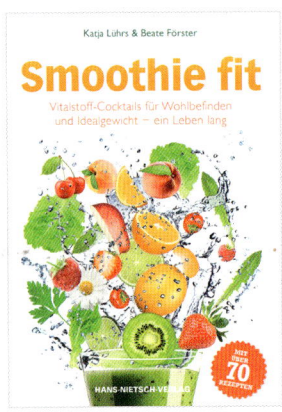

Katja Lührs & Beate Förster

Smoothie fit

Vitalstoff-Cocktails für Wohlbefinden
und Idealgewicht – ein Leben lang

188 Seiten, Broschur
ISBN: 978-3-86264-243-4
€ 14,90